CALL OF BEAUTY

Paola Maria

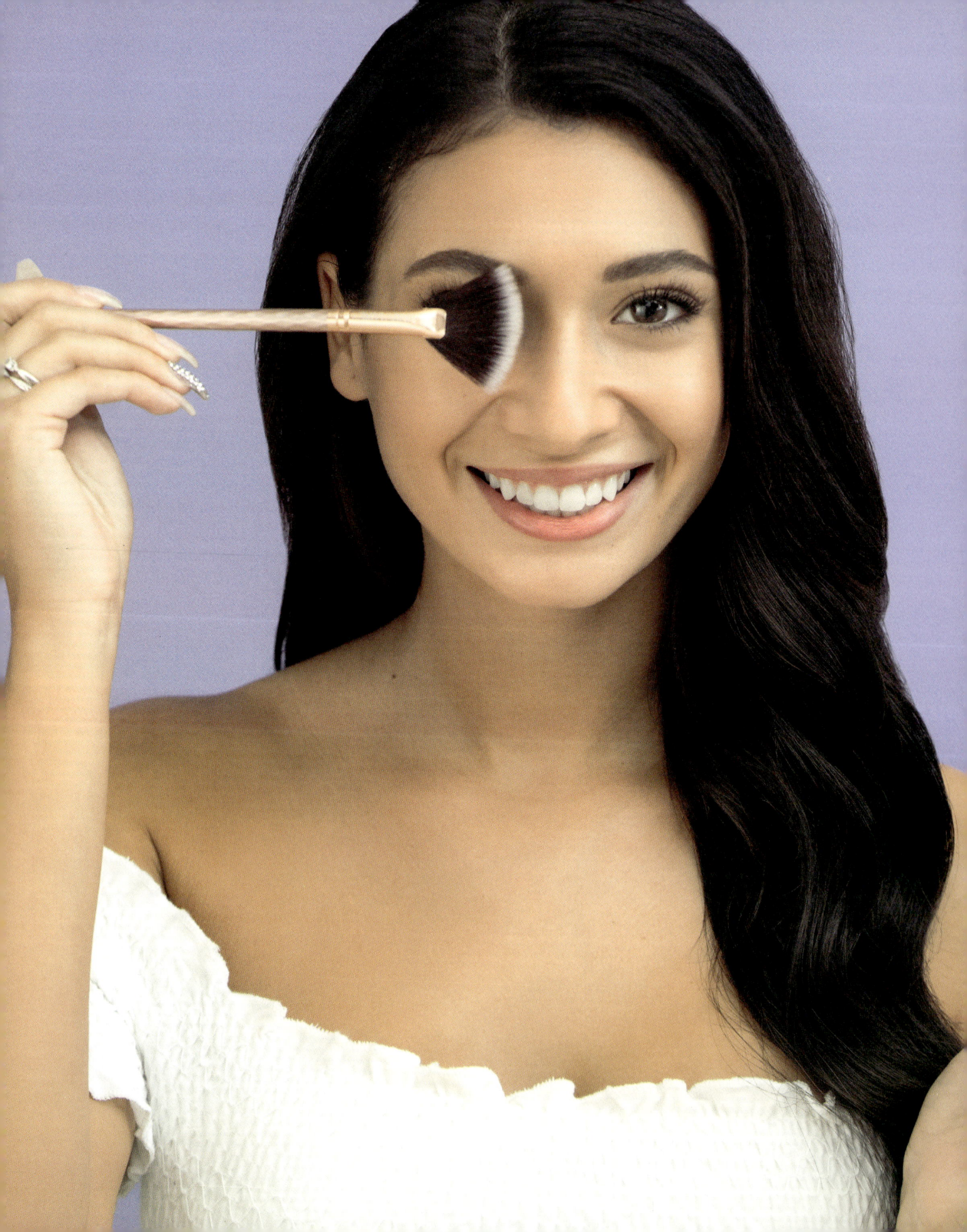

Paola Maria

CALL OF BEAUTY

DEINE MAKE-UP BASICS

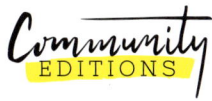

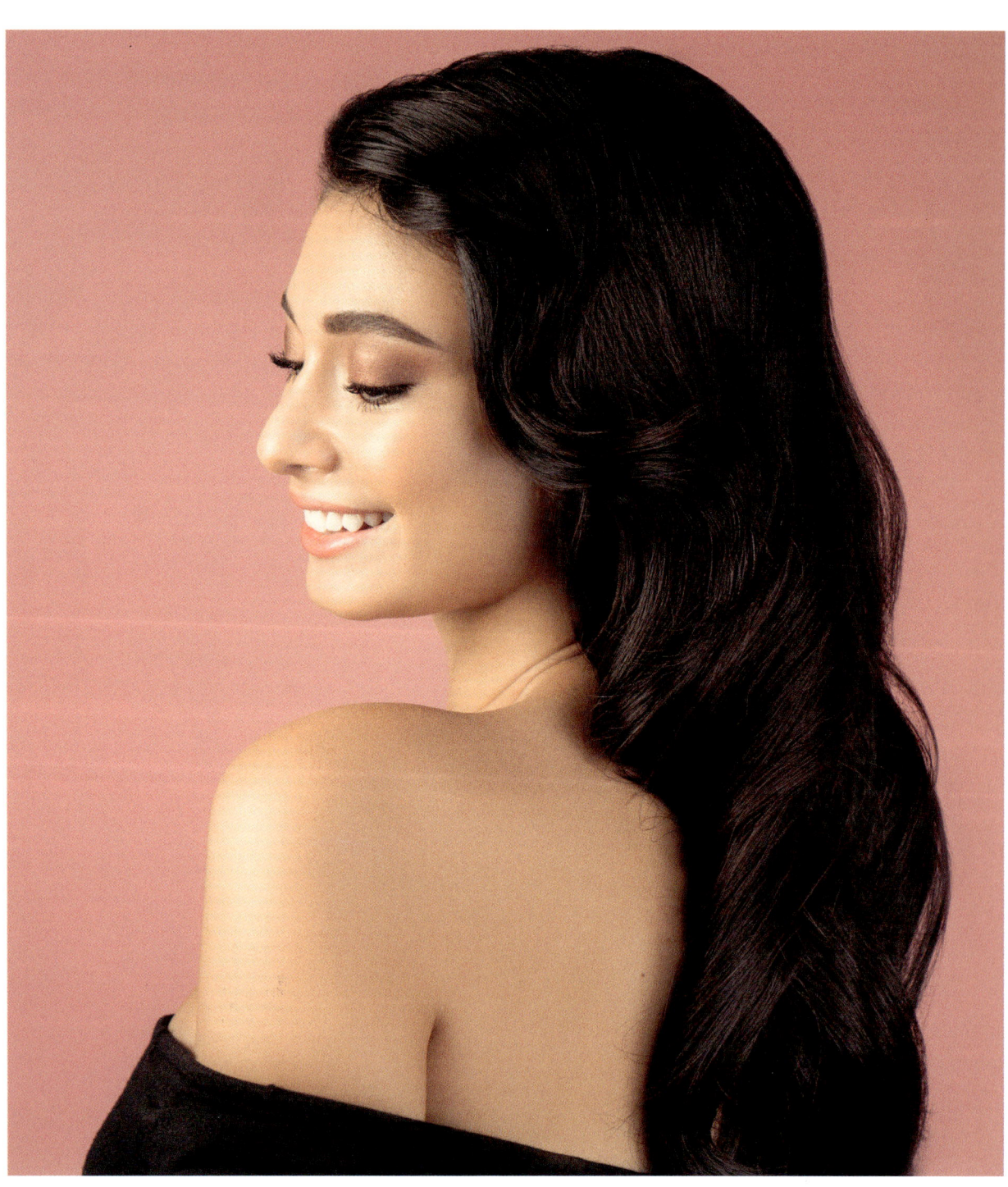

Hallo meine Lieben,

endlich ist es so weit und ich darf euch ganz stolz mein erstes Buch vorstellen. In den letzten Wochen und Monaten ist mein ganzes Herzblut und Beauty-Wissen in diese Seiten geflossen. Ich wollte für euch ein Buch schreiben, in dem ihr alle Infos zu den Themen Haut, Haare, Schminken, Beauty-Hacks und vor allem auch viele persönliche Erfahrungen von mir findet. Ein Beauty-Buch, das alle Fragen schnell und einfach beantwortet.

Dieses Buch war ein großes, aber vor allem schönes Projekt für mich. Ich habe bei der Recherche und dem Schreiben immerzu an euch gedacht. Denn ihr seid der Grund, warum ich mir die ganze Arbeit überhaupt gemacht habe. Ich wollte, dass ihr etwas in den Händen halten könnt, etwas zum Greifen und Anfassen, das uns miteinander verbindet.

Ich habe dieses Buch für meine Community, aber auch für meine kleine Schwester geschrieben. Sie fängt, wie viele von euch, auch gerade an, sich richtig für Make-up zu interessieren, und hat so viele Fragen an mich. Mein Beauty-Buch soll all diese Fragen beantworten. In einfachen Steps für Anfänger führe ich euch durch die verschiedenen Beauty-Themen von der richtigen Hautpflege über Make-up-Basics und Hairstyling bis hin zu coolen Looks zum Nachschminken. Am Ende des Buches findet ihr übrigens ein Glossar, in dem noch einmal alle wichtigen Begriffe erklärt sind.

Auch wenn mir die Arbeit an diesem Buch super viel Spaß gemacht hat, bin ich jetzt mega glücklich, dass es endlich fertig ist und ich es mit euch teilen kann.

Ich wünsche euch ganz viel Spaß beim Lesen und bleibt so schön, wie ihr seid!

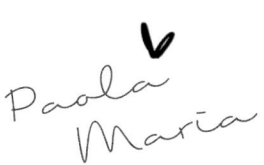

INHALT

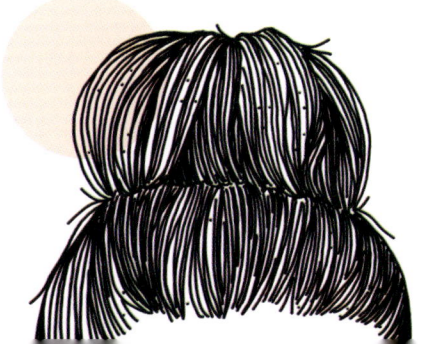

Aller Anfang IST SCHWER

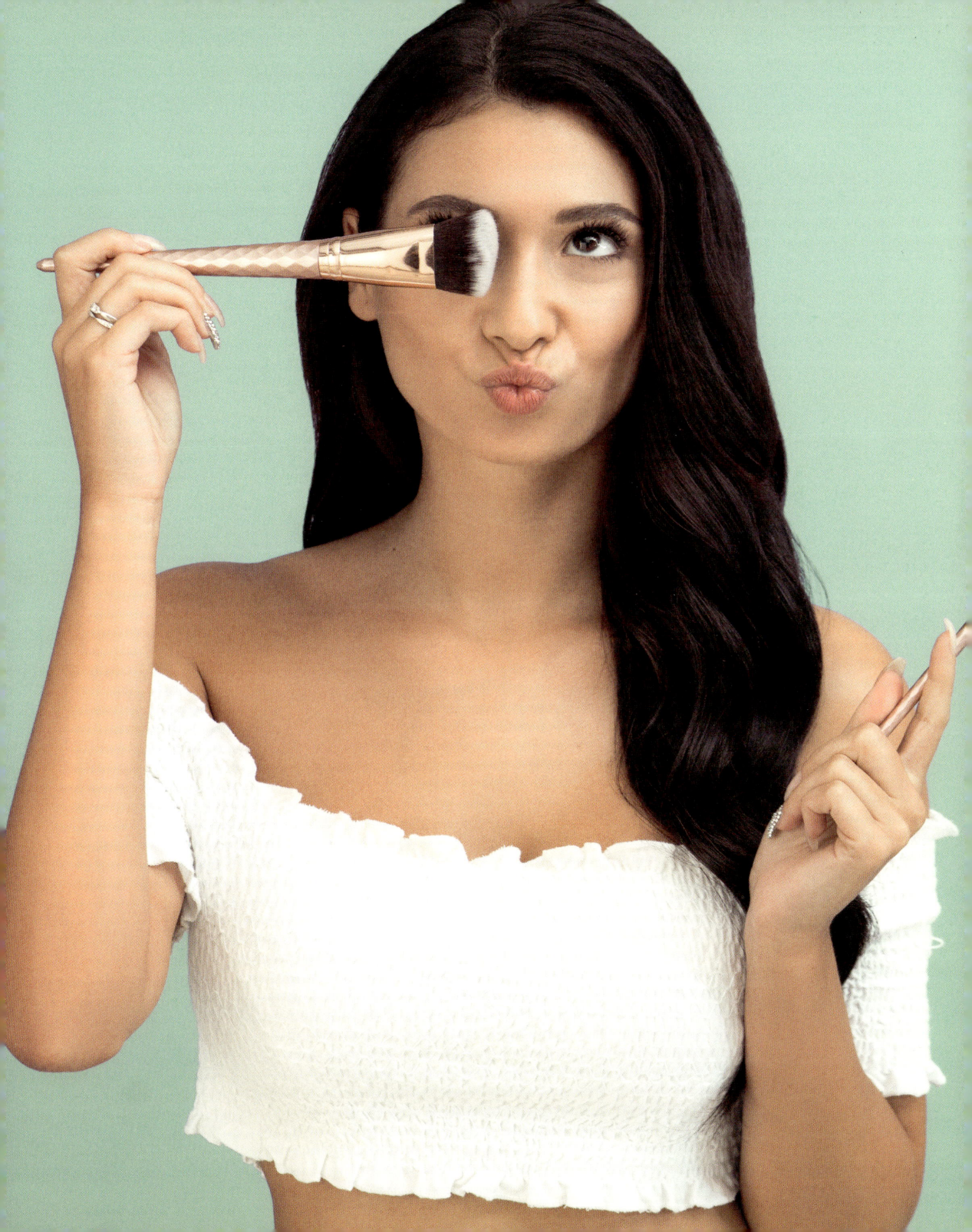

MEINE SCHMINKANFÄNGE

My bitter sweet 16

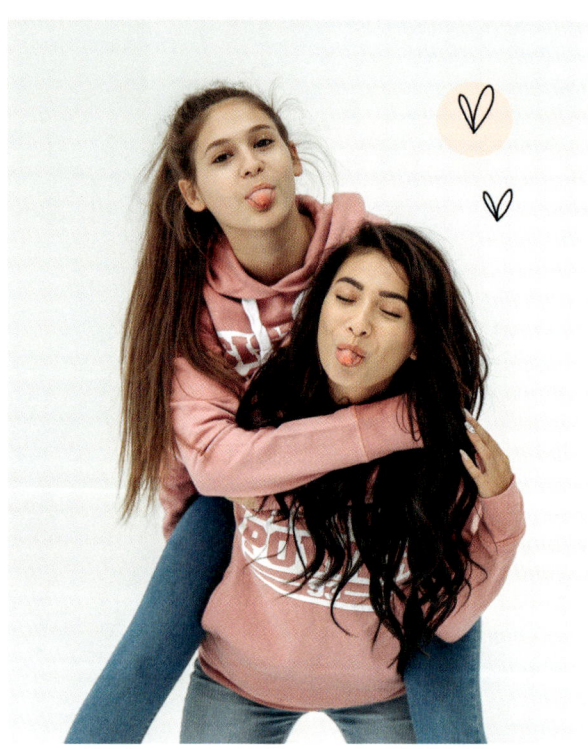

Meine ersten Schminkversuche habe ich mit 16 Jahren gemacht. Ich fand es damals einfach faszinierend, wie schön Menschen mit Make-up aussehen können. Das war für mich fast schon eine Art von Kunst. Und tatsächlich finde ich auch heute noch, dass Beauty und Schminken ganz viel mit Kreativität und der eigenen Ausdrucksform zu tun haben. Und nichts anderes ist Kunst, oder?

Mein Ziel war es damals, mich durch Make-up verändern zu können und mir mehr Selbstbewusstsein zu geben. Heute weiß ich, dass man sich Selbstbewusstsein nicht mit dem Pinsel auftragen kann. Aber Make-up hilft durchaus, es zu stärken.

Damals habe ich vieles ausprobiert und getestet, das meiste zu Hause in meinem Zimmer, wenn mich niemand sah. Und das war bei meinen ersten Schminkversuchen bestimmt auch besser so. Aber irgendwann habe ich dann meine eigene Beauty-Routine – die sich total von meiner heutigen unterscheidet – entwickelt und bin eigentlich ab 16 immer geschminkt zur Schule gegangen.

Schul-Make-up vs. Freizeit-Look
Schon damals habe ich deutlich zwischen meinem Look für die Schule und meinem Look für besondere Anlässe wie Partys oder Dates unterschieden. Für den Unterricht durfte es ruhig etwas dezenter sein, wobei Eyeliner und Mascara immer ein Muss für mich waren. Aber insgesamt habe ich deutlich weniger Produkte verwendet als in meiner Freizeit.

Geschminkt zur Schule

Viele Mädchen fangen schon früh an, teilweise schon mit 12 oder 13, sich zu schminken – auch für die Schule. Das finde ich in Maßen in Ordnung. Vermutlich hätte ich das damals auch schon gemacht, wenn ich gedurft hätte. Es kommt aber immer auf das Wie an. Etwas Concealer zum Abdecken von Unreinheiten und Puder, um fettigem Glanz vorzubeugen, sind super. Auch Wimperntusche und Eyeliner, um deine Augen zu betonen, gehen in Ordnung. Knallige Lippenstifte und bunte Lidschatten sind hingegen No-Gos für die Schule. Damit kannst du in deiner Freizeit experimentieren. Lass dich nicht von deinem Umfeld beeinflussen, es geht darum, dass du dich wohlfühlst.

Auch heute trage ich tagsüber ein schlichtes Make-up. Ein einfaches Basis-Make-up hat außerdem den großen Vorteil, dass es schneller aufgetragen ist und du morgens länger schlafen kannst.

Lipgloss-Time

Für mich gehörten Lippenstift oder Lipgloss – ich bin bis heute Lipgloss-Fan und verwende nur sehr selten richtigen Lippenstift – nicht zu meinem Basis-Style für die Schule. Auch Bronzer und Blush habe ich nur am Nachmittag, Abend oder Wochenende aufgetragen. So ein Schultag fängt ja auch ganz schön früh an: Da habe ich mich lieber noch einmal umgedreht und 20 Minuten länger geschlafen, statt mich aufwendig zu schminken.

WENN ICH HEUTE ALTE FOTOS VON MIR SEHE, DENKE ICH OFT: WAS HABE ICH MIR NUR DABEI GEDACHT?

Blick zurück

Diese Augenbrauen, der Lidstrich, meine Schminktechnik – wie konnte ich nur? Zum Beispiel ging es in meinem allerersten Video darum, wie man seine Augenbrauen richtig schminkt. Dabei hatte ich selbst fürchterliche Augenbrauen – das weiß ich heute.

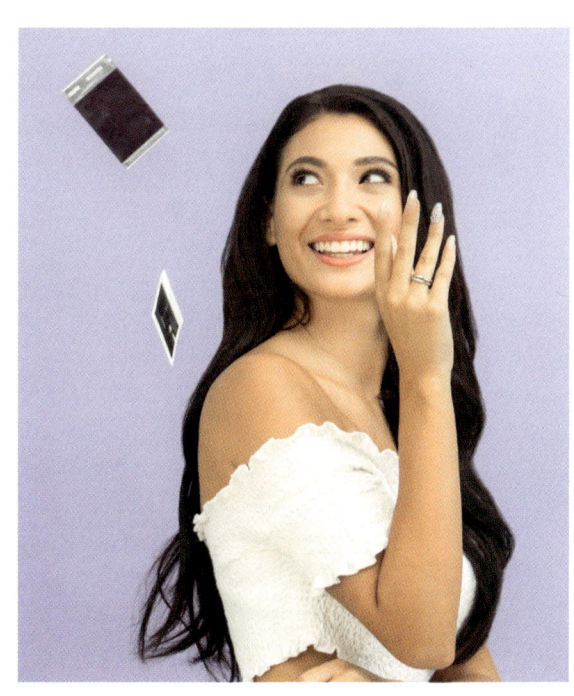

PRODUKTE
Meine Make-up-Routine mit 16

Eigentlich habe ich damals schon ziemlich viel richtig gemacht. Und genauso viel falsch. So habe ich meine BB-Cream, die ich als Make-up benutzt habe, immer mit einem Pinsel aufgetragen. Richtig! Allerdings habe ich denselben Pinsel auch benutzt, um meinen Concealer zu verblenden. Großer Fehler! Man sollte für jedes Produkt immer einen eigenen Pinsel oder ein eigenes Schwämmchen benutzen. Das ist deshalb so wichtig, weil deine Utensilien sonst schnell schmutzig und unhygienisch werden. Außerdem ist nicht jeder Pinsel für jedes Produkt geeignet. Manche Dinge lassen sich übrigens auch prima mit den Fingern einarbeiten.

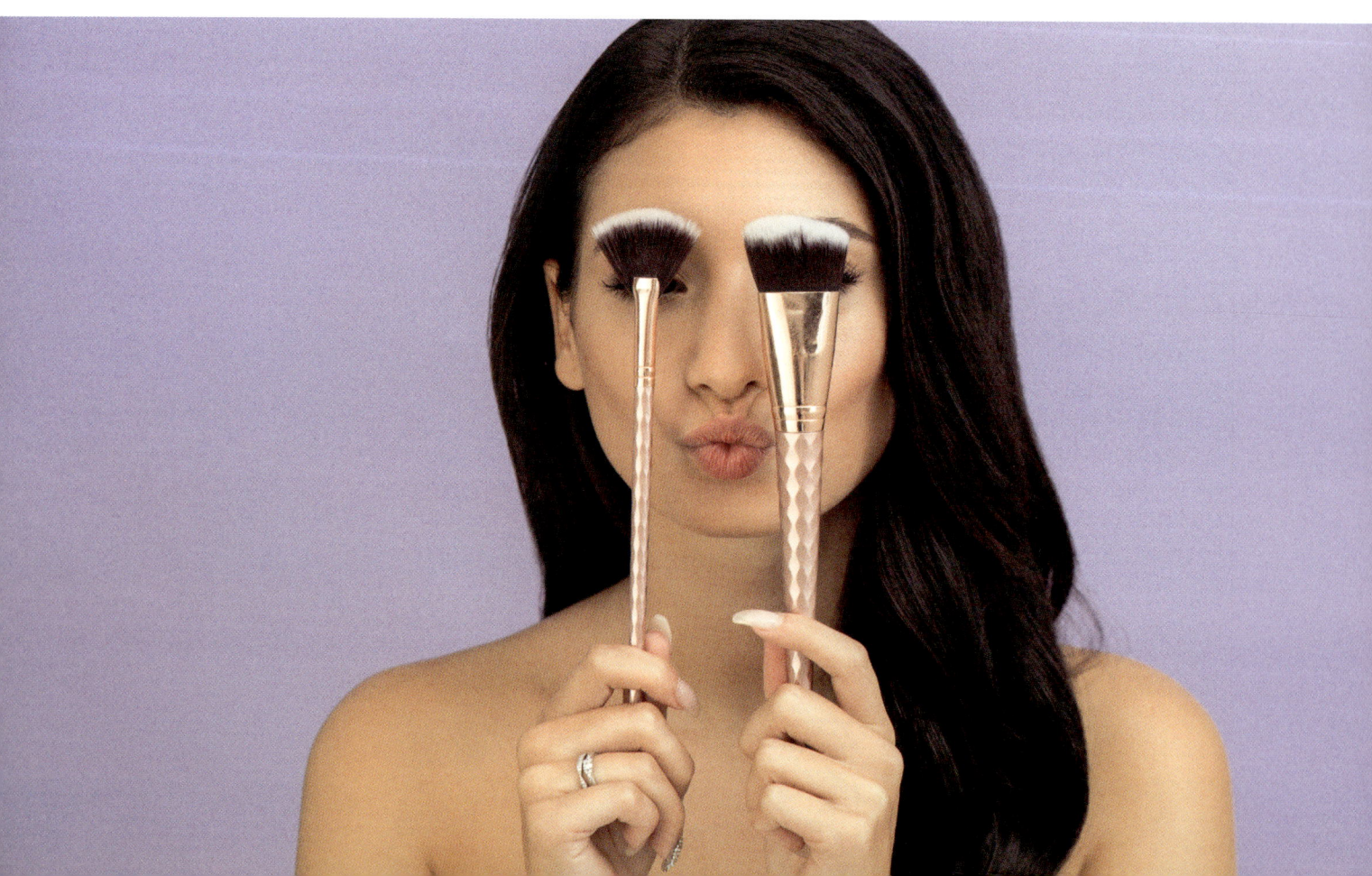

Schmink-Steps mit 16

1 Vor dem Schminken habe ich mein Gesicht gründlich gereinigt und eingecremt. Das mache ich auch heute noch so.

2 Als Erstes habe ich dann eine BB-Creme mit dem Pinsel aufgetragen.

3 Als Nächstes kam Concealer unter die Augen. Das Ganze habe ich dann mit demselben Pinsel verteilt wie die BB-Creme. Das muss ganz schön mühsam gewesen sein, denn ein Make-up-Pinsel ist dafür nicht wirklich geeignet.

4 Manchmal habe ich anschließend noch Puder benutzt, aber eher selten.

5 Um den Bronzer aufzutragen, habe ich extra eine lustige Schnute gezogen. Irgendwie dachte ich damals, dass man beim Auftragen ein komisches Gesicht machen muss. Heute müsste ich dabei jedes Mal loslachen, sodass ich gar nicht zum Schminken käme.

6 Hin und wieder kam oben drauf, direkt auf dieselben Stellen wie der Bronzer, ein knalliger Blush. Direkt unter die Wangenknochen! Heute weiß ich: Da gehört er nicht hin!

7 Dann waren die Augenbrauen dran. Ich habe einfach wild drauflos gemalt – ohne eine besondere Technik. Trotzdem war ich damals mit dem Ergebnis zufrieden.

8 Mit 16 war ich die absolute Eyeliner-Queen. Mein Motto: „Nicht ohne meinen Eyeliner." Die Linie am oberen Wimpernrand habe ich Freestyle mit der Hand gezogen, immer richtig fett. Die Linie war natürlich schief und krumm. Aber das habe ich mit einem mit Wasser oder Make-up-Entferner getränkten Wattestäbchen ausgebessert. Das war mein geheimer Beauty-Trick. Heute weiß ich: Den Trick kennt eigentlich jeder und viel cooler ist, wenn man lernt, wie man den Eyeliner gleich sauber aufträgt.

9 Nun wurden die Wimpern kräftig getuscht.

10 An besonderen Tagen abschließend noch etwas Lipgloss oder Lippenbalm aufgelegt. Fertig!

Bei dem beschriebenen Look handelt es sich übrigens um meinen Freizeit-Look. Für die Schule habe ich deutlich weniger Produkte benutzt, eigentlich nur Foundation, Eyeliner und Mascara.

Ein großes Ausprobieren

Die ersten Schminkversuche sind ein einziges großes Ausprobieren. Es gibt so unendlich viele verschiedene Produkte, Marken und Tools. So viele Looks und Trends. Und so viele individuelle Schönheiten. Jedes Mädchen ist besonders und muss deshalb für sich selbst herausfinden, was zu ihm passt und ihm steht. Das war bei mir nicht anders. Ich hatte unglaublich viel Spaß dabei, durch Make-up meine verschiedenen Seiten zu entdecken – was sich verändern lässt, was ich besser nicht mache und was mir wirklich steht. Das Allerwichtigste in dieser Phase ist, dass du dich selbst und das Thema Schminken nicht zu ernst nimmst.

ES WIRD NICHT IMMER ALLES KLAPPEN UND ES WIRD NICHT IMMER ALLES GUT AUSSEHEN – ABER JEDER VERSUCH WIRD DICH WEITERBRINGEN!

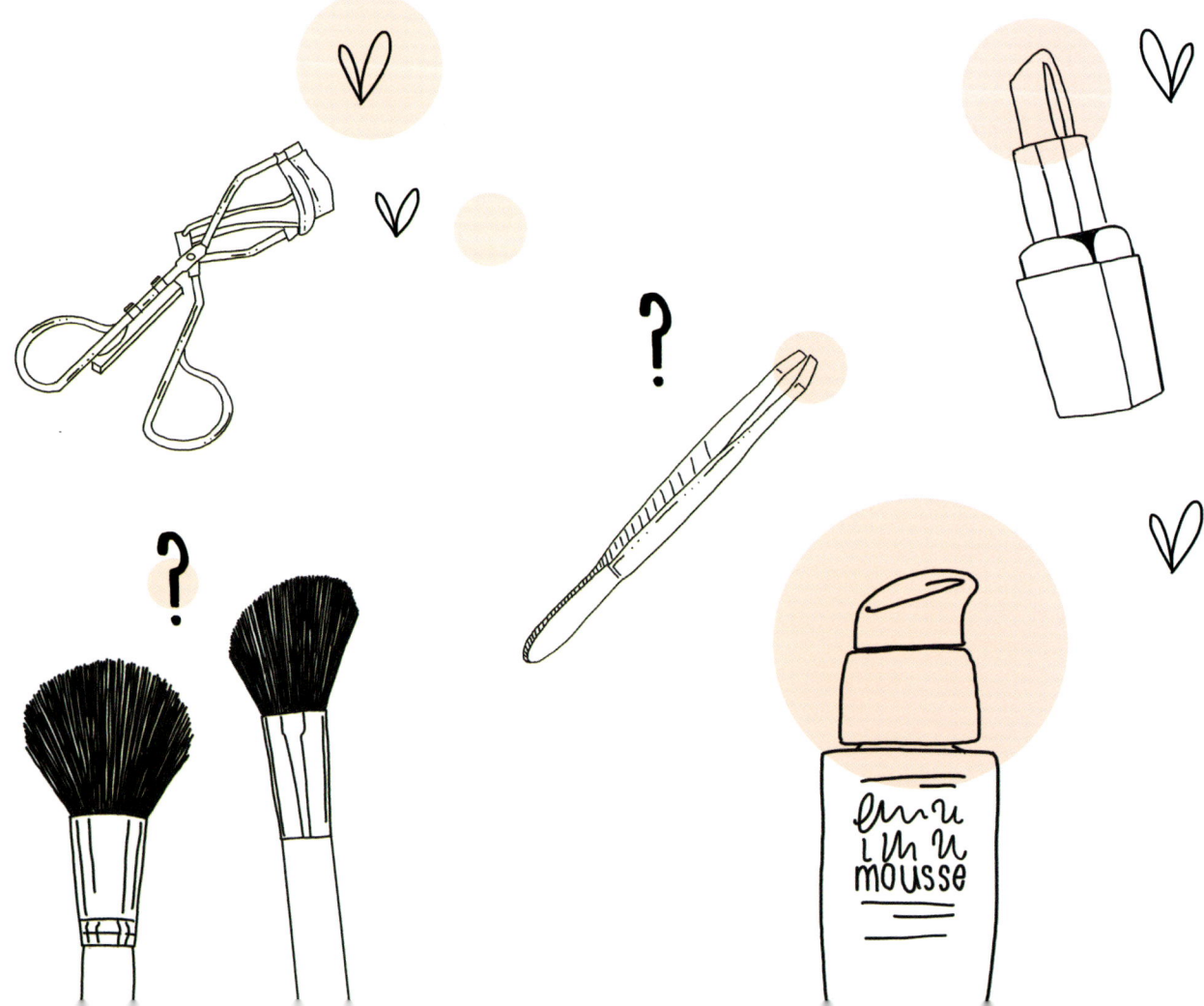

VORBILDER
Natürlicher Glow

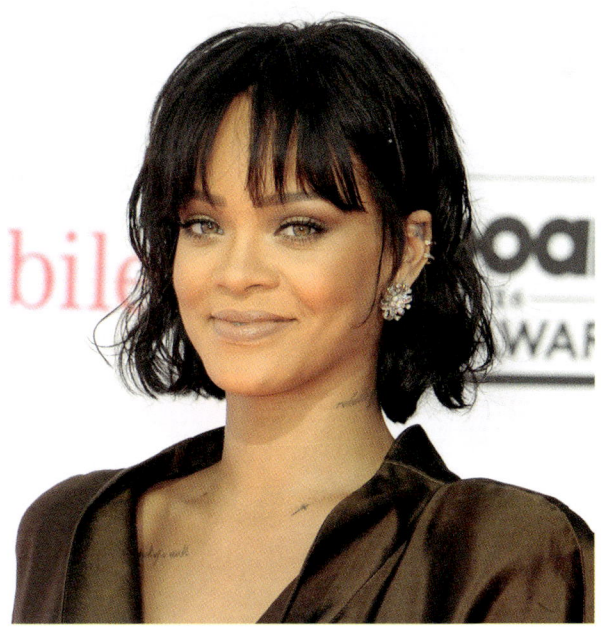

Natürlich habe ich mich auch an Beauty-Trends aus Zeitschriften orientiert. Aber meistens haben sich die dort gezeigten Looks als nicht wirklich alltagstauglich herausgestellt. Deshalb waren meine Vorbilder auch eher Stars, die einen natürlichen Look haben. Den strahlenden Latino-Look mit jeder Menge dezentem Glow, wie ihn Rihanna, Eva Longoria und Jessica Alba trugen und tragen, fand ich großartig. Und diesen Style mag ich eigentlich auch heute noch.

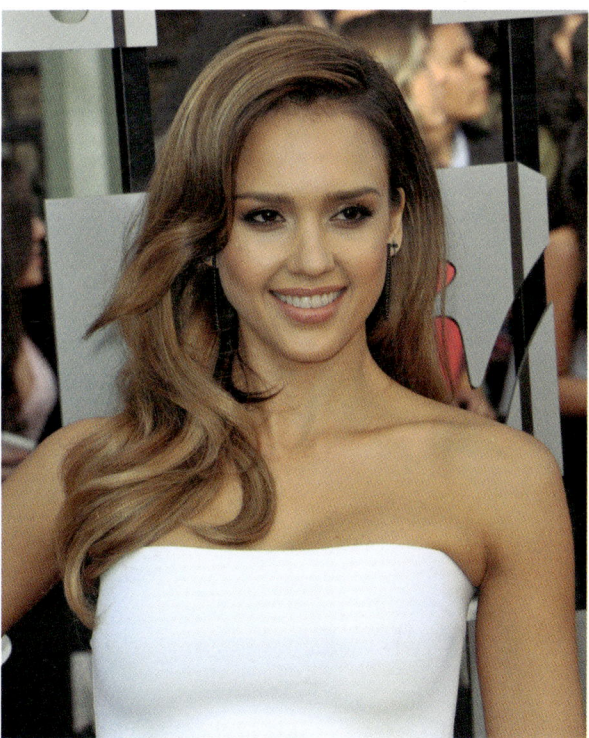

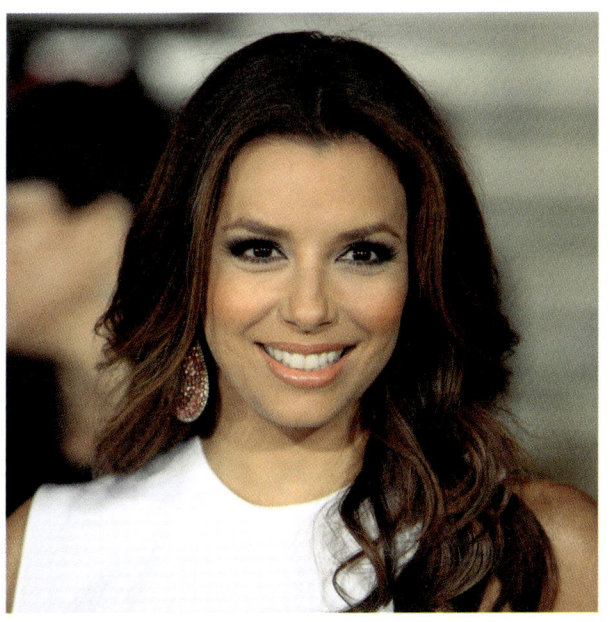

MAKE-UP-FAILS
Aus Fehlern lernt man

GOTT, WIE SEHE ICH DENN DA AUS?, DENKE ICH OFT, WENN ICH FOTOS VON FRÜHER BETRACHTE.

Aber das kennt ihr bestimmt auch. Seit ich mit 16 angefangen habe, mich zu schminken, gab es so manchen unschönen Make-up-Trend, den ich mitgemacht habe. Natürlich merkt man während der Trendphase nicht, dass der Look so gar nicht geht. Kein Wunder: Alle um dich herum schminken sich ja genauso. Bei folgenden Trends hoffe ich, dass sie wirklich nie wiederkommen:

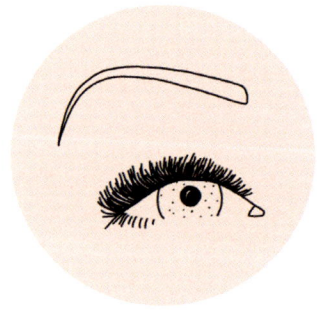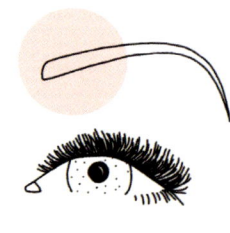

1. Megadünne Augenbrauen
Bei diesem Trend konnten die Augenbrauen gar nicht dünn genug sein. Es wurde gezupft, bis nur noch eine feine Linie übrig war. Das habe ich leider auch gemacht. Andere gingen sogar noch weiter und haben sich die Brauen gleich ganz abrasiert. Anschließend wurde dann anstelle der Brauen einfach jeweils eine dünne Linie gemalt. Total gruselig!

2. Smokey Eyes extrem

Smokey Eyes – eigentlich ein schöner Look. Aber es gab einmal eine Trendvariante, die war zum Fürchten. Damals habe ich den Lidschatten einfach megafett aufgetragen, ohne ihn zu verblenden. Fertig. Das Ergebnis: einfach nur schlimm.

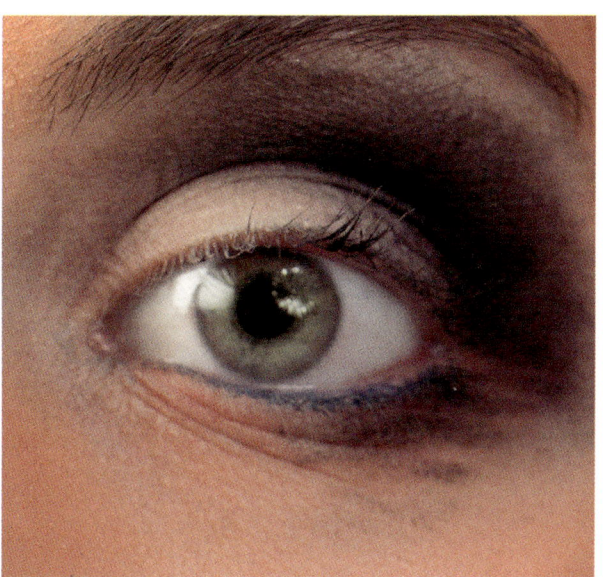

3. Lidstrich bis zum Ohr

Diesen Trend habe ich als ehemalige Eyeliner-Queen natürlich auch getragen: einen dicken Lidstrich – und zwar vom äußeren Augenwinkel fast bis zum Ohr. Was das sollte? Vermutlich gut aussehen. Hat nicht geklappt.

4. Zu dunkles Make-up

Es war tatsächlich einmal eine Zeit lang in, Make-up zu tragen, das viele Nuancen dunkler war als der eigene Hautton. Vermutlich wollte man sich durch das dunkle Make-up falsche Sonnenbräune ins Gesicht zaubern. Sehr strange!

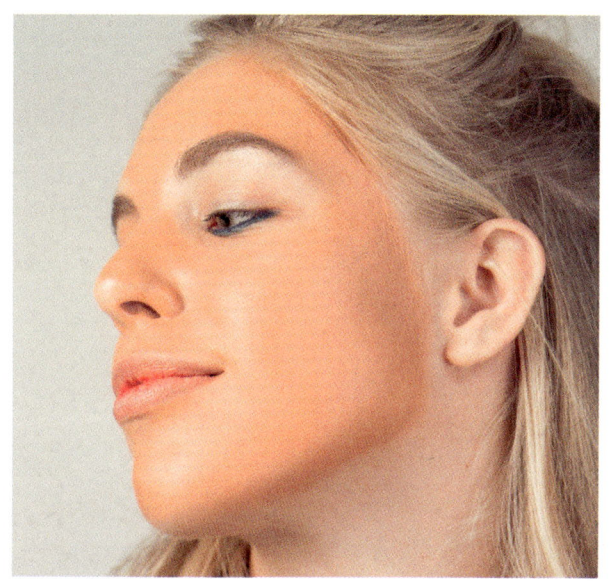

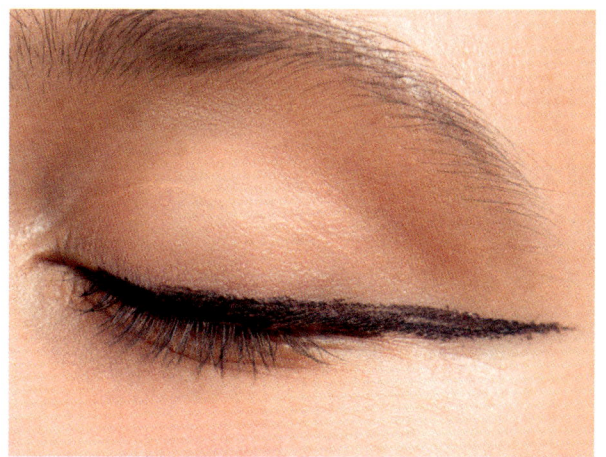

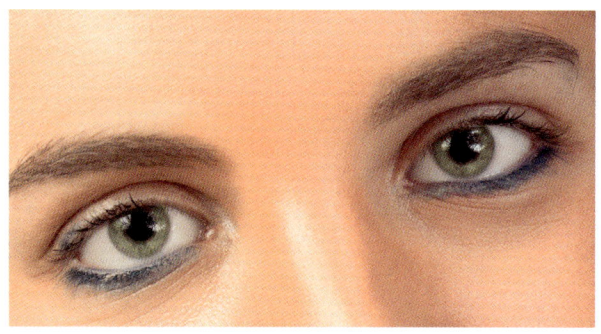

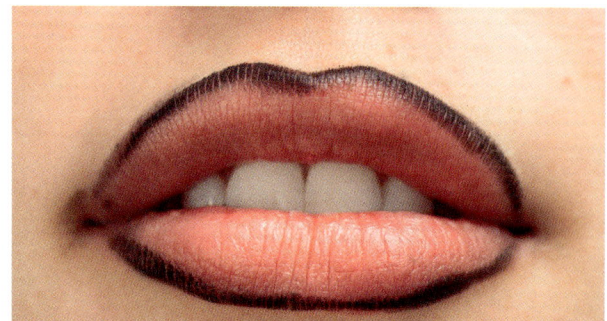

5. Kajal pur

Es war auch einmal angesagt, einfach nur schwarzen Kajal zu tragen und sonst nichts – keine Mascara, keinen Eyeliner, keinen Lidschatten. Einfach nur dick Kajal unter dem Auge. Ich gebe zu, es gibt schlimmere Make-up-Fails, aber wirklich schön war dieser Trend auch nicht.

6. Bunter Kajal

Eine Variante des „Kajal pur"-Trends war das Schminken mit buntem Kajal. Ich trug fette blaue oder grüne Linien unter meinen Augen spazieren und sah dabei aus wie ein Clown.

7. Schwarzer Lipliner

Dieser Trend ist mir bis heute ein Rätsel. Es gab eine Zeit, da trugen viele Mädchen statt Lippenstift oder Lipgloss einfach nur eine schwarze Linie um die Lippen. Teilweise wurde die Lippenkontur einfach mit einem schwarzen Kajal nachgemalt. Warum? Ich habe keine Ahnung.

8. Blaue Augen, rote Lippen

Dieser Fail stammt aus einer fernen Vergangenheit, als ich noch gar nicht geboren war. Aber da bekanntlich alles wiederkommt, will ich euch trotzdem davor warnen, damit wir nicht die gleichen Fehler wie unsere Mütter machen. Schon in den 1960ern und 1970ern trugen die Frauen gerne blauen Lidschatten zu knallroten Lippen. Eine furchtbare Kombi, bei der man gar nicht wusste, wo man zuerst hin- beziehungsweise wegschauen sollte.

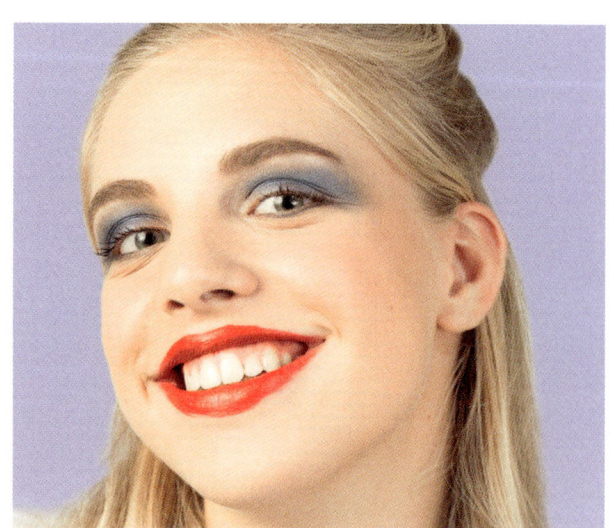

9. Schwarz-weiß-Contouring

Contouring ist auch jetzt gerade total trendy. Früher gab es diese Technik aber auch schon, nur etwas anders. Ich nenne es „Contouring des Todes". Damals benutzten wir zum Highlighten das hellste Make-up, das wir finden konnten, und zum Schattieren die dunkelste Nuance der Schminkpalette. Verblendet wurde kaum. Wie das aussah? Als hätte man sich dunkle Balken auf die Wangen gemalt.

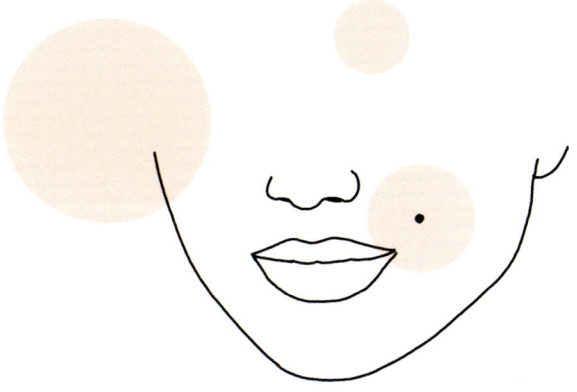

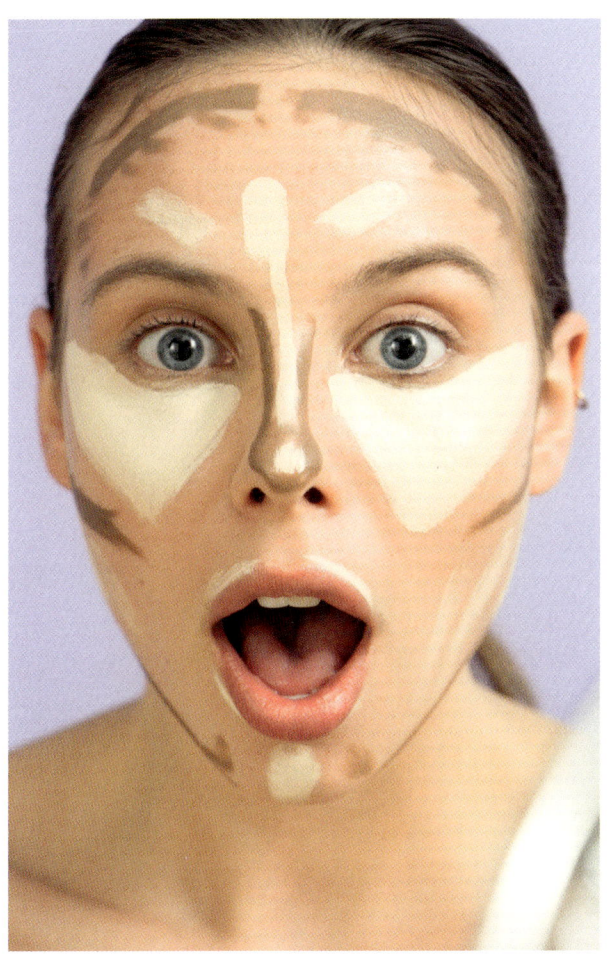

10. Fake-Schönheitsfleck

Marilyn Monroe trug ihn und auch Cindy Crawford ist für ihn bekannt – die Rede ist vom Schönheitsfleck. Der sieht bei den beiden sinnlich und frech zugleich aus – so wollte ich auch wirken. Da ich aber von Natur aus keinen Leberfleck an der richtigen Stelle habe, wurde er kurzerhand mit Kajal aufgemalt. Gerne ist der Fake-Fleck im Laufe des Tages auch einmal verwischt. Megapeinlich!

Viele frühere Trends sind aus heutiger Sicht einfach nur albern.

ABER VORSICHT: MAN WEISS NIE, WAS MIT DER NÄCHSTEN RETROWELLE WIEDERKOMMT. ALSO SAG NIEMALS NIE.

Ich hoffe trotzdem, dass diese Horror-Looks der Vergangenheit angehören.

PERSÖNLICHE ERFAHRUNGEN

Ratschläge und Tipps für meine kleine Schwester

Wie gerne hätte ich mit 16 eine große Schwester gehabt, um mir Schminktricks abzuschauen. Dann hätte ich mir sicher den einen oder anderen peinlichen Fail erspart. So musste ich mich ganz alleine durch den Beauty-Dschungel kämpfen und aus meinen eigenen Fehlern lernen. Nicht schlimm, nur etwas mühsamer.

Heute bin ich selbst große Schwester und lege meiner kleinen Schwester gerne einige Schminktipps ans Herz. Trotzdem muss sie natürlich ihren eigenen Weg und Style finden – aber etwas Starthilfe schadet nie.

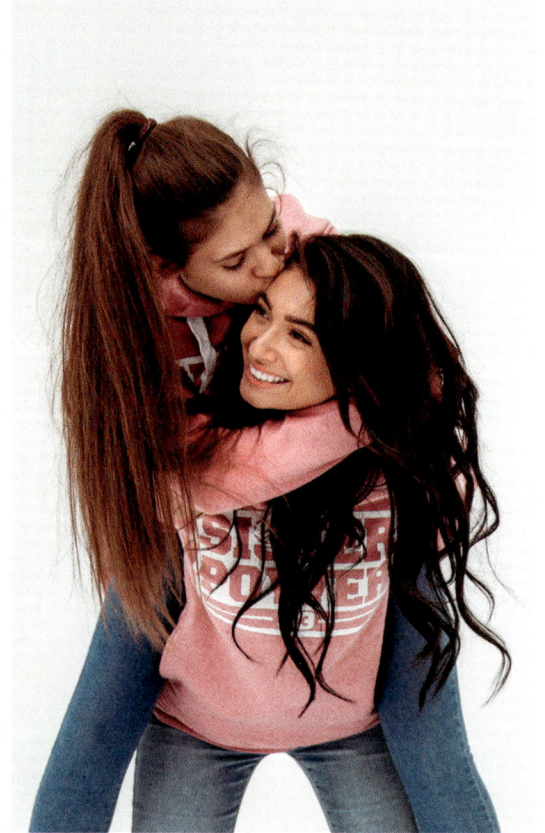

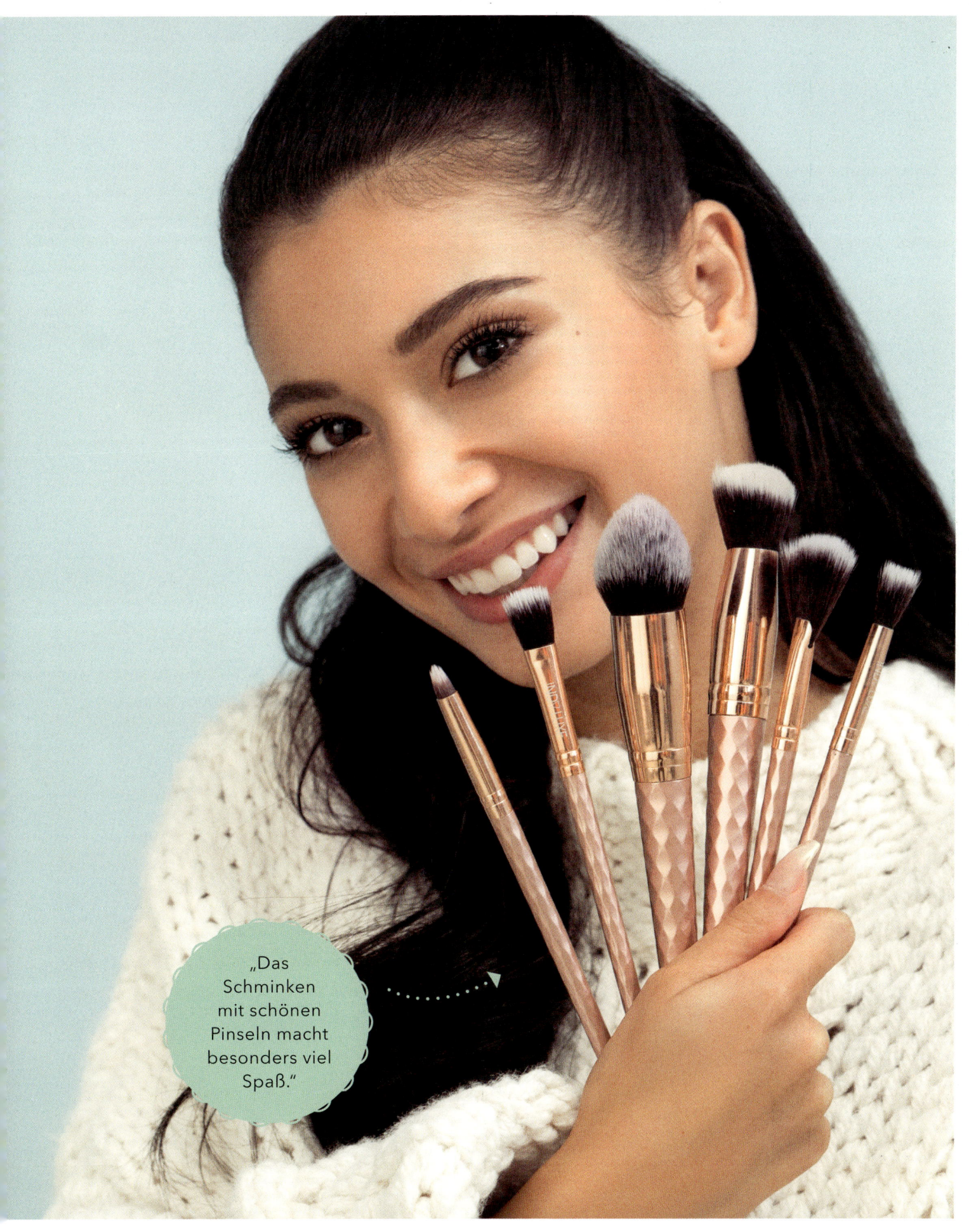

„Das Schminken mit schönen Pinseln macht besonders viel Spaß."

bar bezeichnet? Lass dich nicht kaufen! Make-up-Tools sind super, sie sind praktische kleine Helfer, um dein Make-up aufzutragen. Aber nicht alle sind notwendig. Also stürme nicht sofort los, sobald ein neues Tool auf dem Markt erscheint. Überlege erst, ob du es für deine Make-up-Routine überhaupt brauchst und ob deine Schminktechnik optimiert werden muss. Ist die Antwort auf eine der beiden Fragen „Nein", kannst du dir das Geld für das neue Tool wahrscheinlich sparen.

Techniktipp

Die wichtigste aller Techniken ist das richtige Verblenden. Im Optimalfall sieht man nicht, wo die eine Farbe aufhört und die andere beginnt. Deine Haut und das Make-up sollen harmonisch und sanft zu einer Einheit verschmelzen.

Wenn es um Schminktechniken geht, bin ich absolut tolerant. Für mich gibt es beim Schminken kein 100-prozentiges „Richtig" oder „Falsch" – die einzig wahre Schminktechnik für dich ist die, mit der du am besten zurechtkommst und die das gewünschte Ergebnis liefert. Dennoch kann es nicht schaden, sich ein paar Make-up-Tutorials anzusehen. Man kann dabei wirklich etwas lernen. Aber wenn du mit der dort als Nonplusultra angepriesenen Technik nicht klarkommst, dann bleib bei deinem eigenen Schminkstil. Ich habe mir meine ersten Schminktipps aus einem Beauty-Buch geholt, das mir meine Mutter geschenkt hat, und diese dann an mich angepasst.

Produkttipp

Meine Schwester ist 17 und fängt gerade an, Make-up auszuprobieren. Ich habe ihr geraten, am besten erst einmal nur Produkte zu verwenden, die möglichst einfach anzuwenden sind. So erzielt man am ehesten Erfolgserlebnisse und bekommt Spaß am Schminken.

Tool-Tipp

Sei vorsichtig mit der Augenbrauenpinzette. Zupf bitte nur so wenig wie möglich, denn natürliche Brauen sind schön. Außerdem ist es richtig schwierig, einmal gezupfte Brauen wieder nachwachsen zu lassen.

Es gibt ein neues Schwämmchen auf dem Markt? Im Beauty-Tutorial auf YouTube wird ein neuer innovativer Pinsel als unverzicht-

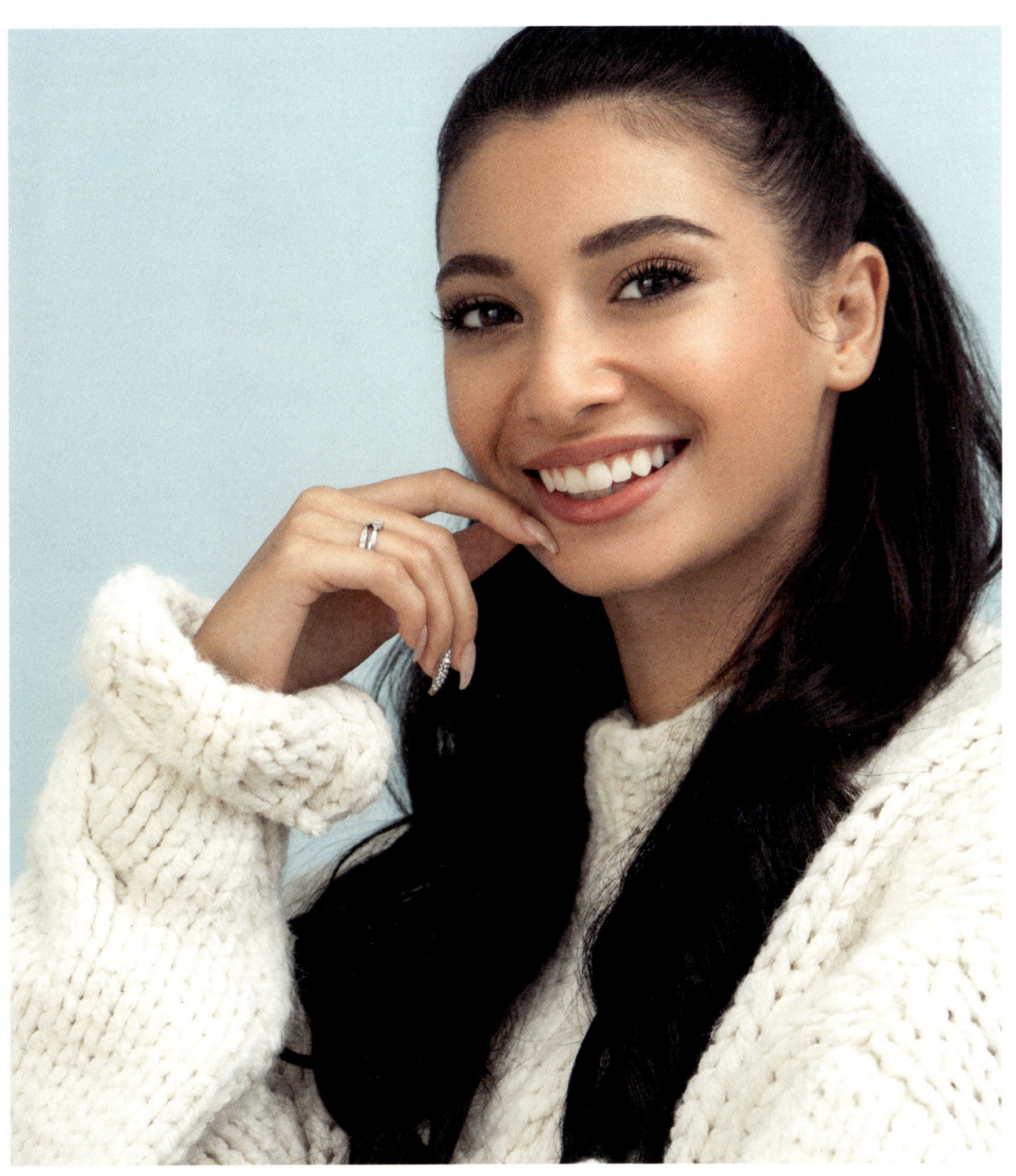

ten. Diese Zahl allein zeigt ja schon, dass du mit deinen Pickeln ganz und gar nicht alleine bist. Pickel und andere Schönheitsmakel gehören einfach dazu. Wir alle haben sie – selbst die schönsten Topmodels. Ich halte es für wichtig, dass man lernt, seine Makel zu akzeptieren, und sie nicht einfach nur überschminkt. In den eigenen Augen ist dein Schönheitsfehler immer größer, als er von anderen wahrgenommen wird. Du bist schön. Wirklich.

HABE SPASS BEI ALLEM, WAS DU TUST. DAS IST DIE HAUPTSACHE!

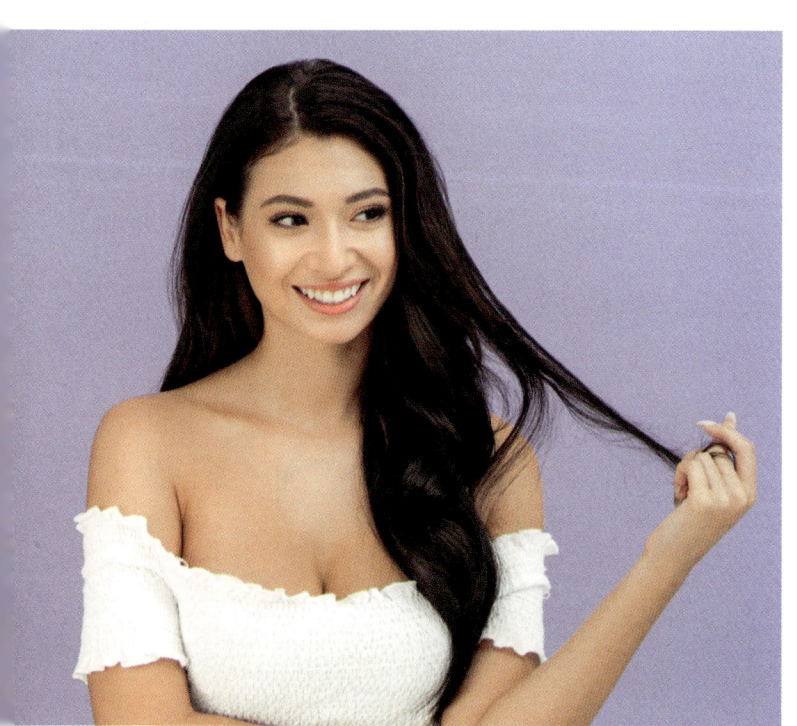

Während meiner Schminkanfänge war ich noch sehr, sehr unsicher. Mir war unglaublich wichtig, was andere über mich denken. Ich dachte, dass etwas an mir nur schön ist, wenn andere es schön finden. Ich habe meinem eigenen Urteil weniger vertraut als dem meiner Freunde oder sogar völlig Fremder. Um auf Nummer sicher zu gehen, habe ich kaum neue Sachen ausprobiert. Gott sei Dank wurde ich irgendwann mutiger, habe mit meinem Style experimentiert – auch wenn nicht alles, wie meine Make-up-Fails beweisen, immer auf Anhieb funktioniert hat. Aber ich hatte Spaß dabei. Und das ist die Hauptsache.

DER TRIUMPH VON HEUTE IST DER FAIL VON MORGEN!

Wir entwickeln uns unser ganzes Leben lang weiter, lernen immer wieder Neues dazu. Was wir heute machen, kann morgen schon wieder out sein oder als Fail betrachtet werden. Aber solange wir im Hier und Jetzt nur das machen, von dem wir überzeugt sind und was uns Freude bereitet, ist das nicht schlimm und schon gar kein Fehler. So ist das Leben: Der Triumph von heute ist der Fail von morgen – aber heute feiern wir ihn und uns!

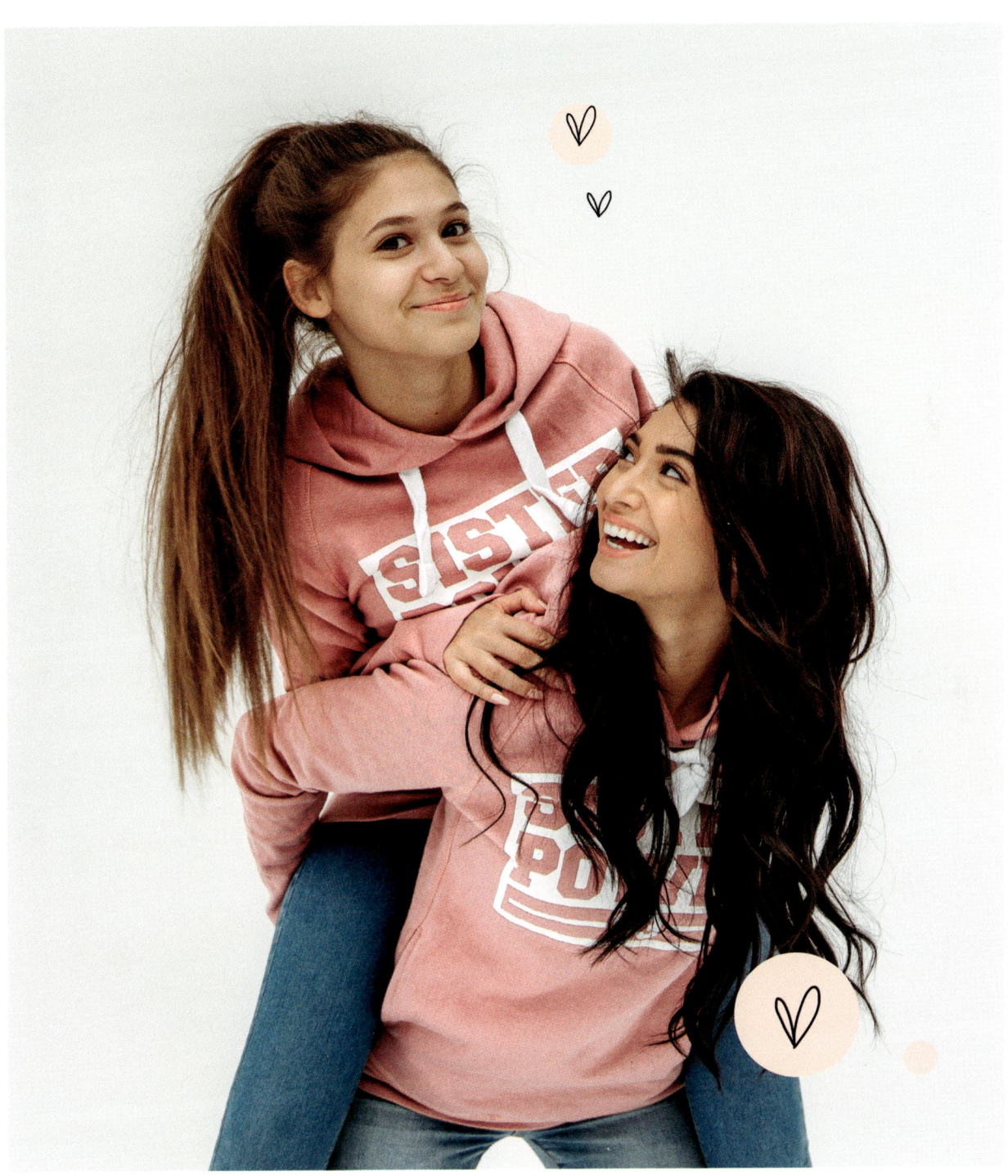

Basics

BEVOR ES ANS MAKE-UP GEHT!

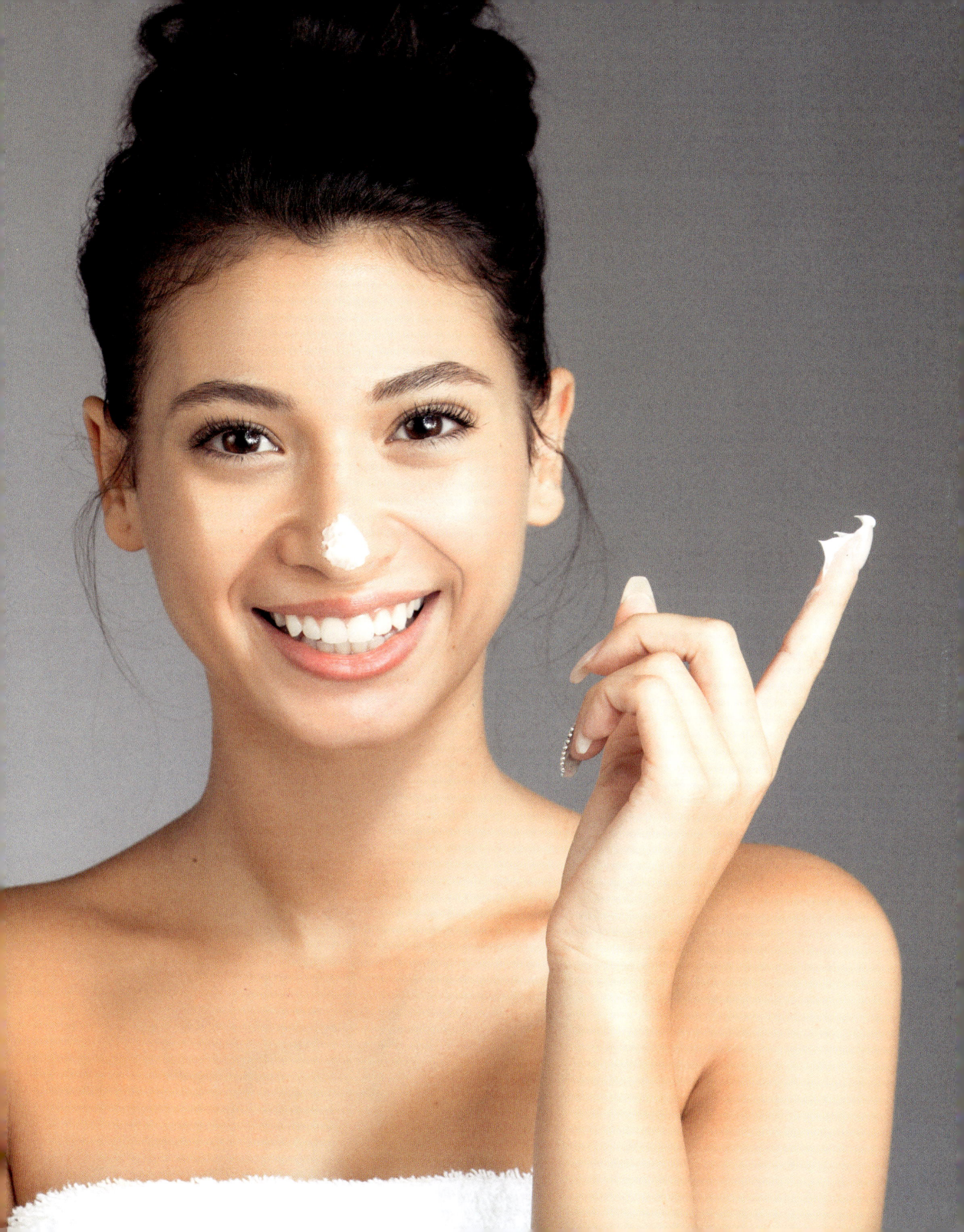

HAUTFARBEN
Jede Haut ist anders

Wenn du dich umschaust, wirst du feststellen, dass wir alle unterschiedliche Hautfarben haben. Deine beste Freundin ist vielleicht etwas dunkler oder heller als du oder hat einen ganz anderen Hautton. Selbst Geschwister haben oft nur ungefähr die gleiche Hautfarbe.

Gene von Mama und Papa
Dies liegt daran, dass die Farbe unserer Haut von unseren Genen abhängig ist. Deine Mutter und dein Vater bestimmen mit den Genen, die sie dir mitgeben, wie viel Melanin in deiner Haut steckt. Da sich Gene aber immer unterschiedlich vermischen, haben selbst Geschwister, mit Ausnahme von eineiigen Zwillingen, nicht exakt die gleiche Hautfarbe.

Melanin, der Farbstoff deiner Haut
Melanin ist ein Farbstoff, auch Pigment genannt, der in den Zellen der Haut vorkommt. Es gibt 2 Formen: Eumelanin ist als schwarz-braunes Pigment der Hauptverantwortliche für die Hautfarbe. Phäomelanin dagegen ist eher rötlich bis gelblich und tritt besonders bei helleren Hauttypen auf.

Melanin schützt deine Haut
Dieses Farbpigment ist in deinen Hautzellen dafür verantwortlich, schädliche ultraviolette Strahlung abzufangen. Deswegen benötigen Menschen aus sonnigeren Regionen der Welt mehr Melanin als Menschen aus Gebieten, in denen die Sonne selten scheint. Natürlicherweise hat sich die Haut der Menschen an ihren Lebensraum angepasst – deshalb leben beispielsweise in Afrika oder Südamerika Menschen mit dunklerer Hautfarbe als auf der Nordhalbkugel.

Mehr Sonne – mehr Melanin
Wenn du dich viel in der Sonne aufhältst, produziert deine Haut mehr Melanin, um sich zu schützen. Das Ergebnis: Du wirst braun. Deine Gene legen jedoch fest, wie braun du werden kannst – egal, wie lange du in der Sonne liegst. Als hellhäutiger Typ wirst du niemals komplett schwarz werden. So viel Melanin können deine Hautzellen einfach nicht produzieren.

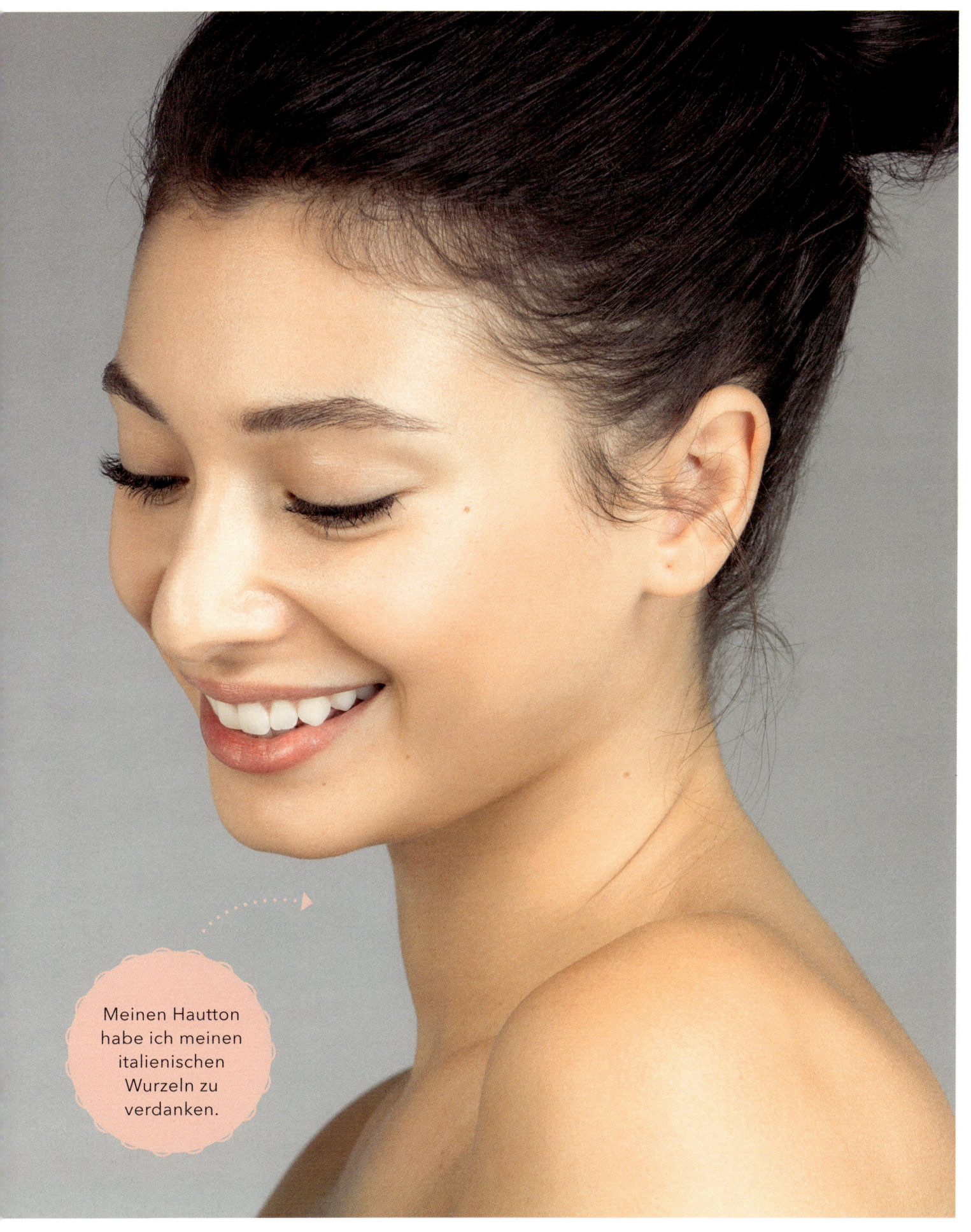

Meinen Hautton
habe ich meinen
italienischen
Wurzeln zu
verdanken.

Die 6 verschiedenen Hautfarbentypen

Es gibt 6 unterschiedliche Hautfarben-typen. Schau dir deine Haut und ihre Merkmale genau an, um deinen eigenen Hauttyp korrekt zu ermitteln. Den Haut-farbentyp zu kennen spielt zum Beispiel bei der Auswahl des richtigen Sonnenschutzes oder Make-up-Tons eine wichtige Rolle.

Typ 1 – der keltische Typ

+ Sehr helle Haut
+ Meist naturblonde oder rötliche Haare
+ Helle Augen (meist grün, blau oder grau)
+ Häufig Sommersprossen
+ Bekommt schnell Sonnenbrand
+ Bräunt nur langsam oder gar nicht

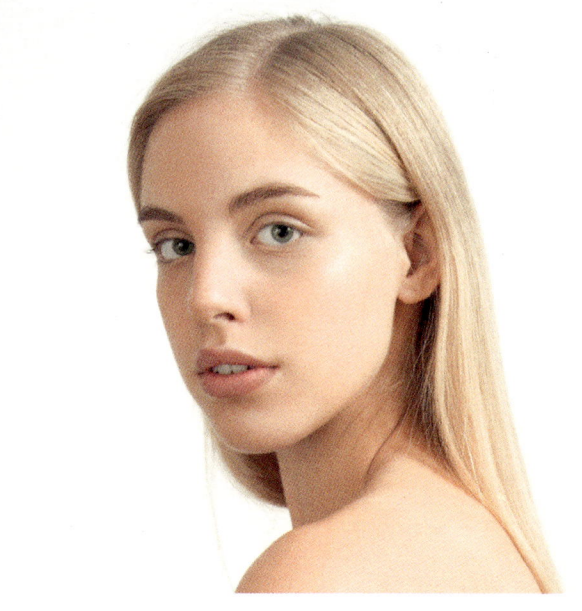

Typ 2 – der nordische Typ

+ Helle Haut
+ Helle Haare (blond bis dunkelblond, manchmal auch hellbraun)
+ Helle Augen (grün, blau, grau)
+ Häufig Sommersprossen
+ Neigt zu Sonnenbrand
+ Bräunt langsam

Typ 3 – der Mischtyp

+ Helle bis etwas dunklere Haut
+ Meist braune Haare (auch hellere Nuancen möglich)
+ Braune, blaue, grüne oder graue Augen
+ Selten Sommersprossen
+ Bekommt nicht so schnell Sonnenbrand
+ Bräunt schnell

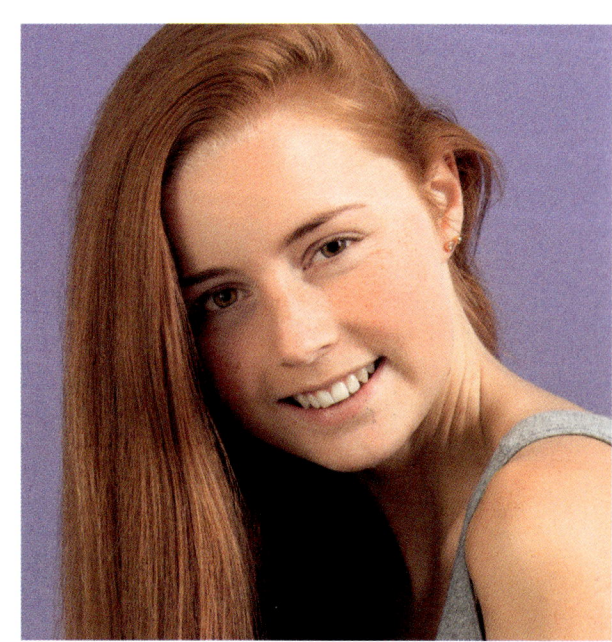

Typ 4 – der mediterrane Typ

+ Dunklere bis olivfarbene Haut (auch ungebräunt)
+ Dunkle Haare (braun oder schwarz)
+ Braune bis dunkelbraune Augen
+ Keine Sommersprossen (nur in ganz seltenen Ausnahmen)
+ Bekommt selten Sonnenbrand
+ Bräunt sehr schnell

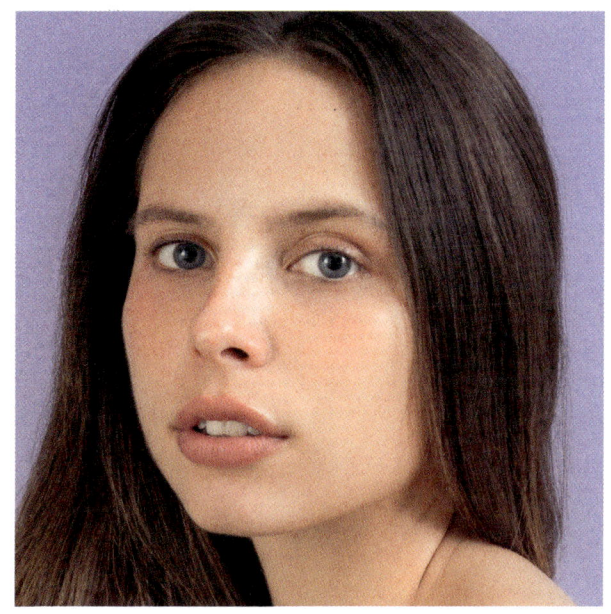

Typ 5 – der dunkle Typ

+ Dunkle bis hellbraune Haut (auch ungebräunt)
+ Dunkelbraune bis schwarze Haare
+ Dunkelbraune bis fast schwarze Augen
+ Keine Sommersprossen (nur in ganz seltenen Ausnahmen)
+ Minimalstes Sonnenbrandrisiko
+ Bräunt sehr schnell und intensiv

Typ 6 – der schwarze Typ

+ Dunkelbraune bis schwarze Haut
+ Schwarze Haare
+ Dunkelbraune Augen
+ Keine Sommersprossen
+ Kein Sonnenbrandrisiko

Weitere Faktoren, die deine Hautfarbe beeinflussen

Neben dem Melanin bestimmen noch weitere Faktoren die Hautfarbe. So können vor allem erweiterte Blutgefäße den Hautton beeinflussen und deine Haut rötlich wirken lassen. Männer haben in der Regel übrigens etwas dunklere Haut als Frauen.

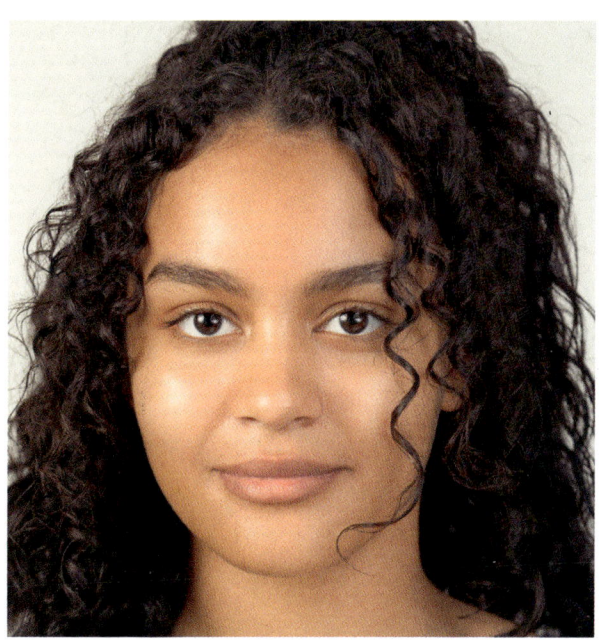

GESICHTSFORMEN

Oval, Kreis, Dreieck, Rechteck & Trapez

Die eigene Gesichtsform zu erkennen ist gar nicht so einfach. Ich selbst habe ein ovales Gesicht. Zu wissen, welche Gesichtsform du hast, ist besonders wichtig beim Thema Contouring. Aber auch bei der Wahl deiner Frisur, einer neuen Brille oder Mütze spielt die Form eine entscheidende Rolle.

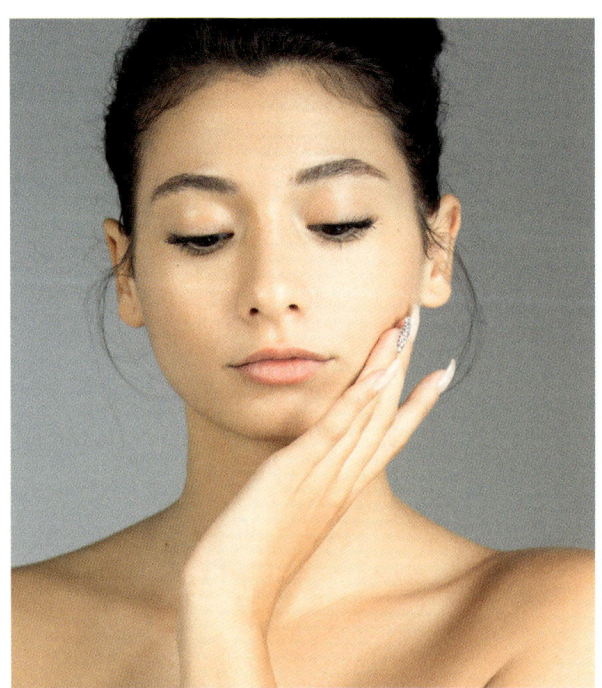

Deine Gesichtsform erkennen
Um deine Gesichtsform zu bestimmen, stelle dich bei guter Beleuchtung von vorne mit zurückgenommenen Haaren (auch den Pony aus dem Gesicht nehmen und am Kopf befestigen) vor einen Spiegel. Die Konturen müssen klar erkennbar sein. Die Oberkante deiner Gesichtsform bildet übrigens dein Haaransatz und nicht, wie viele denken, deine Kopfform. Nimm einen wasserlöslichen Stift oder Kajal zu Hilfe und zeichne die Umrisse deines Gesichts auf dem Spiegel nach – der Strich führt vor den Ohren vorbei, sodass die Ohrmuscheln nicht berücksichtigt werden. So hebst du deine Gesichtsform deutlich hervor. Nun tritt einen Schritt zurück und schon kannst du deine Gesichtsform erkennen.

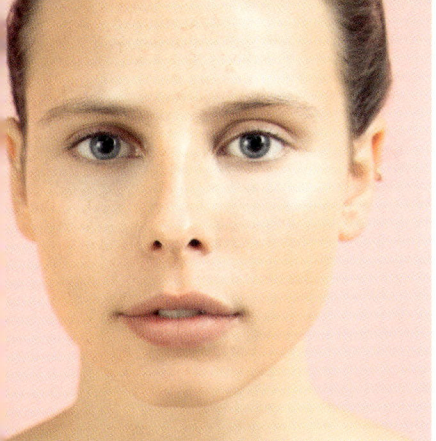
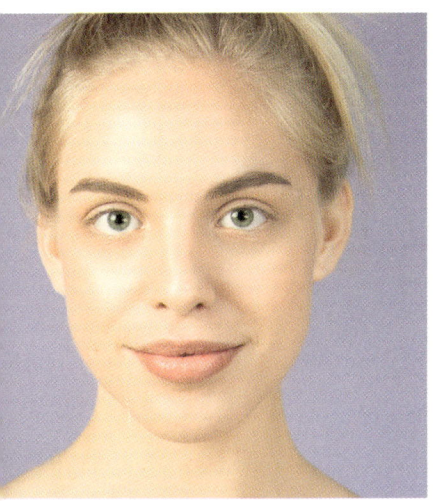
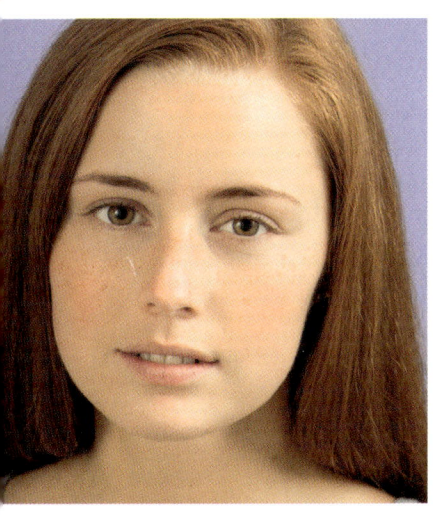
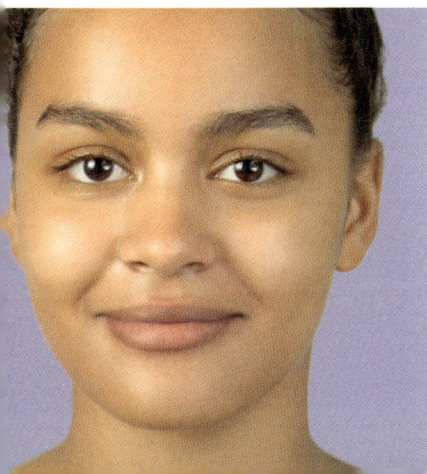

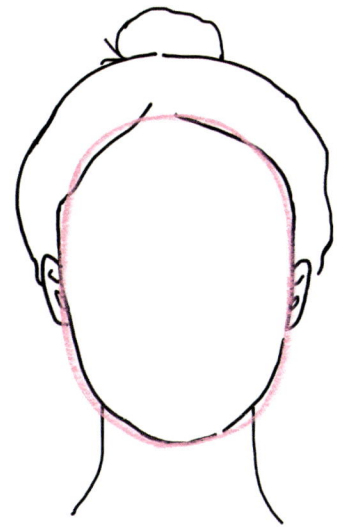

Ovales Gesicht

Merkmale

+ Die Wangenknochen bilden die breiteste Stelle.
+ Das Gesicht verschmälert sich von dort nach oben und unten.
+ Haaransatz und Kinn sind sanft gerundet.
+ Untere Gesichtshälfte ist etwas länger als die obere.

Schminktipps

+ Ideal zum Schminken!
+ Ganz nach deinem Geschmack kannst du Augen oder Lippen betonen.
+ Was dir gut steht: ein starker Statement-Look mit kräftig betonten Augen oder Lippen!

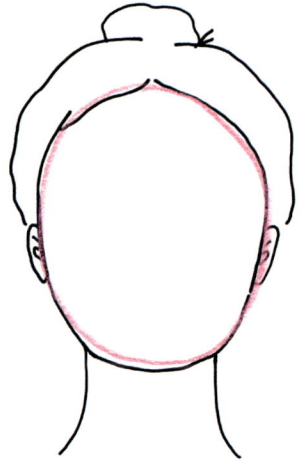

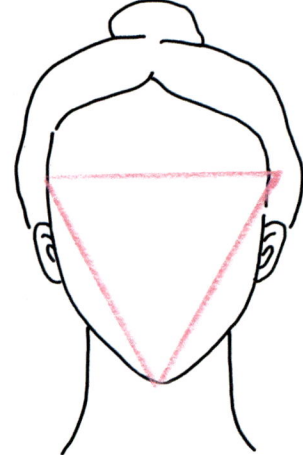

Rundes Gesicht

Merkmale

+ Wangenbereich ist breiter und voller.
+ Die äußere Kontur wirkt ausgewogen.
+ Das Gesicht ist ungefähr so breit wie lang.

Schminktipps

+ Für mehr Kontur die Wangen betonen.
+ ABER: Nicht übertreiben und nicht zu dunkle Nuancen verwenden, sonst bekommst du „Apfelbäckchen" – und das lässt dein Gesicht wieder runder wirken.
+ Betonte Augen sorgen für einen schönen Fixpunkt, ebenso betonte Lippen.

Dreieckiges Gesicht

Merkmale

+ Eine breite Stirn dominiert das Gesicht. Man sieht deutliche Ecken am Haaransatz.
+ Wangenknochen befinden sich optisch in der oberen Gesichtshälfte.
+ Das Gesicht läuft zum Kinn gleichmäßig schmal zu.
+ Das Kinn ist relativ spitz.

Schminktipps

+ Akzente auf die obere Gesichtshälfte legen (lenkt vom spitzen Kinn ab).
+ Bei der Betonung der Lippen vorsichtig sein – es kann schnell ein „Puppengesicht" entstehen.
+ Augen durch Make-up optisch vergrößern.

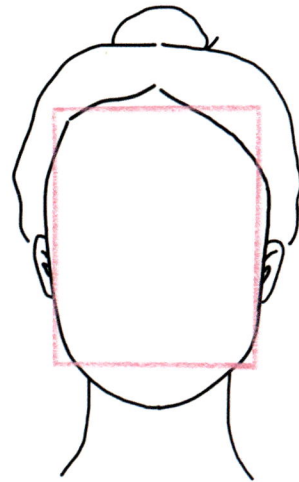
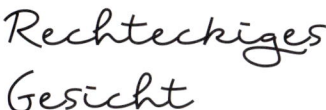
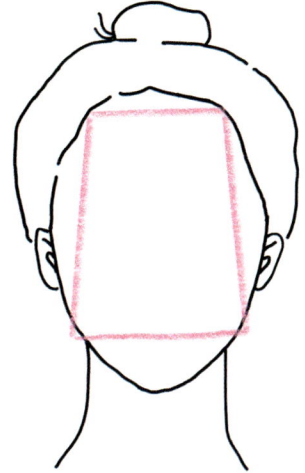

Rechteckiges Gesicht

Merkmale

+ Das Gesicht hat eine markante Form.
+ Man sieht deutliche Ecken am Haaransatz.
+ Auffällig: kantiges Kinn!
+ Klar erkennbar ist eine gerade Längskontur zwischen Stirn und Kinn.

Schminktipps

+ Um dem Gesicht die harten Kanten zu nehmen, mit leichtem Contouring arbeiten: Innere Gesichtshälfte mit einem helleren Make-up-Ton schminken, äußere mit einer etwas dunkleren Nuance – weich verblenden.
+ Betonung der Augen oder Lippen lenkt ebenfalls von der etwas strengeren Gesichtskontur ab.

Trapezförmiges Gesicht

Merkmale

+ Das Gesicht hat eine birnenförmige Kontur.
+ Die schmalste Stelle bildet die Stirn.
+ Breite und hohe Wangenknochen fallen auf.
+ Dominant ist das breite Kinn.

Schminktipps

+ Obere Gesichtshälfte durch Betonung der Augen hervorheben.
+ Lippen eher dezent schminken.
+ Contouring: Gesicht in etwas dunklerem Make-up-Ton grundieren und dann das Dreieck zwischen Stirn, Wangen und Kinn mit einer helleren Nuance hervorheben. Alles weich verblenden.

HAUTTYPEN
Normal, trocken, fettig, empfindlich & Mischhaut

Nach welchen Kriterien wählst du deine Pflege- und Make-up-Produkte aus? Nach ihrem leckeren Duft, der schönen Verpackung oder der Empfehlung deiner besten Freundin? Diese Fehler habe ich am Anfang auch gemacht. Ich habe die falschen Produkte benutzt, zum Beispiel Cremes, die meine Haut ausgetrocknet haben. Ganz einfach, weil ich nicht wusste, welcher Hauttyp ich bin. Wenn du deine Haut richtig pflegen möchtest, solltest du zuallererst wissen, welchen Hauttyp du hast. Verwendest du nämlich ein Produkt, das nicht zu deinem Hauttyp passt, tust du deiner Haut nichts Gutes. Im Gegenteil. Es kann sich sogar negativ auf deine Haut auswirken. Haut und Hautpflege funktionieren nach dem Schlüssel-Schloss-Prinzip: Nur die richtigen, auf deinen persönlichen Hauttyp abgestimmten Beauty-Produkte pflegen deine Haut optimal und lassen sie erstrahlen!

Die 5 verschiedenen Hauttypen – so erkennst du sie
Es gibt 5 Hauttypen, die alle unterschiedliche Bedürfnisse und Pflegewünsche haben. Schau sie dir genau an, damit du deine Haut in Zukunft richtig verwöhnen kannst.

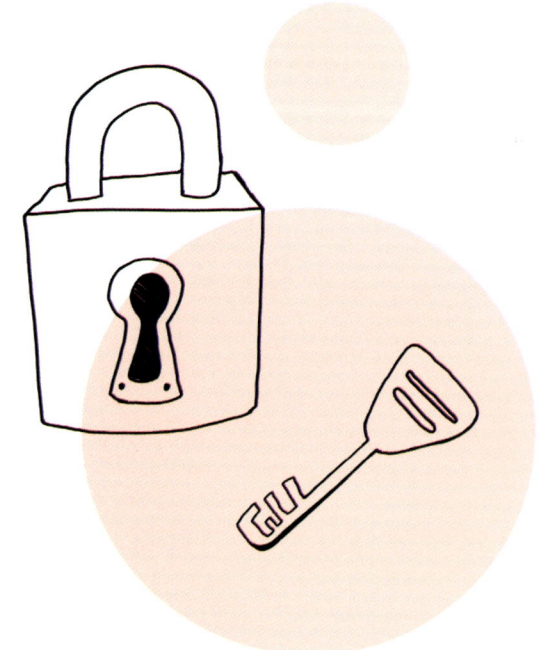

Typ 1

Merkmale
+ Weder zu fettig noch zu trocken
+ Pflegeleicht
+ Nicht empfindlich, neigt nicht zu Irritationen
+ Keine großen Poren, außer vielleicht ein paar auf der Nase

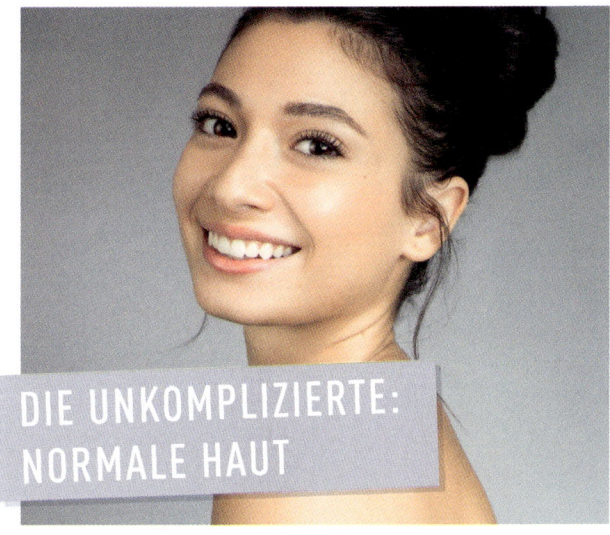

DIE UNKOMPLIZIERTE: NORMALE HAUT

Wenn du normale Haut hast, bist du ein Glückspilz. Denn normale Haut ist von Natur aus ebenmäßig, kleinporig, gut durchblutet, nicht zu fettig, nicht zu trocken und auch nicht zu empfindlich.

Reinigung
Natürlich muss auch normale Haut regelmäßig gereinigt werden. Bei der Wahl deines Reinigungsprodukts hast du freie Wahl, denn normale Haut verträgt eigentlich alles – selbst alkalische Seifen. Nichtsdestotrotz reicht eine milde Reinigung, du musst deiner Haut nicht zu viel zumuten. Reagiert deine Haut mit Trockenheit oder einem Spannungsgefühl, solltest du das Produkt lieber nicht mehr anwenden.

Extra-Reinigung
Bei normaler Haut kannst du ohne Probleme auch ein Gesichtswasser mit bis zu 15 % Alkohol benutzen. Sollte deine Haut doch negativ darauf reagieren, greife lieber zu einer niedrig dosierten oder alkoholfreien Variante.

Pflege
Auch wenn normale Haut sehr unkompliziert ist, kann deine Haut eine reichhaltigere Pflege benötigen oder fast gar keine. Eine Tagespflege mit einem ausgewogenen Fett- und Feuchtigkeitsgehalt sollte eigentlich ideal sein. Im Sommer kannst du auch eine Feuchtigkeitspflege ohne Fett verwenden, im Winter darf etwas mehr Fett enthalten sein, um deine Haut vor der Kälte zu schützen. Im Sommer unbedingt auf eine Pflege mit Lichtschutzfaktor achten.

Make-up
Da deine Haut sowieso schon sehr ebenmäßig ist, reicht in der Regel eine BB-Cream völlig aus. Für besondere Anlässe oder extra langen Halt kannst du eine leichte Flüssigfoundation verwenden. Puder ist für dich kein Muss.

Typ 2

Merkmale
+ Sehr matt bis spröde und rau
+ Neigt zu Spannungen und Schuppen
+ Kleine Poren
+ Manchmal scheinen Äderchen durch
+ Verringerte Talgproduktion
+ Bildet (in höherem Alter) schneller Falten

Trockene Haut ist nicht ganz so pflegeleicht wie normale Haut, aber mit den richtigen Produkten ist das kein Problem. Nur im Winter musst du besonders auf deine Haut achten, denn auf Kälte reagiert sie schnell gereizt.

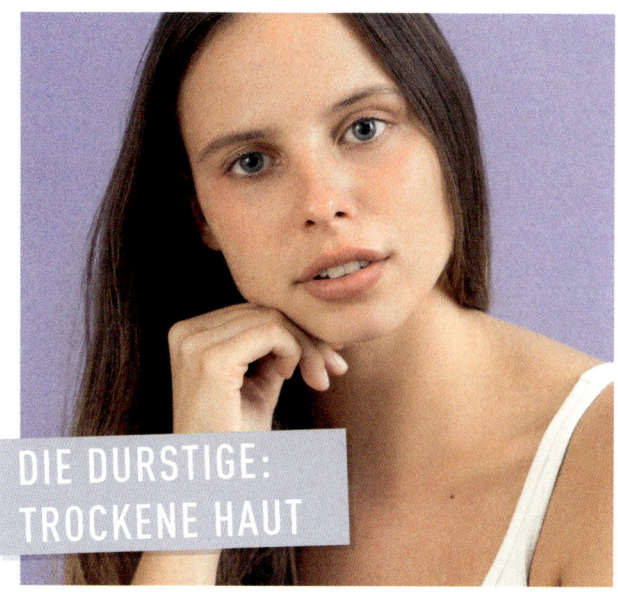

DIE DURSTIGE: TROCKENE HAUT

Reinigung
Für trockene Haut eignen sich hervorragend Reinigungsprodukte mit einem höheren Fettanteil, wie z. B. Reinigungsöle. Diese reinigen und pflegen deine Haut in einem Schritt. Vermeiden solltest du Reinigungsprodukte, die entfettend wirken oder Alkohol enthalten. Diese trocknen deine Haut nur zusätzlich aus.

Extra-Reinigung
Auch trockene Haut kann mit Gesichtswasser behandelt werden. Allerdings solltest du darauf achten, dass es auf keinen Fall Alkohol, dafür aber extra Feuchtigkeit und Pflegesubstanzen enthält.

Pflege
Bei trockener Haut solltest du nur spezielle Produkte für trockene Haut verwenden.

Da dieser Hauttyp zu früherer Faltenbildung neigt, solltest du schon jetzt mit feuchtigkeitsintensiver Pflege beginnen. Du wirst es dir in 15 Jahren danken! Cremes mit einer Extraportion Vitamine (Vitamin A und E) und Mineralien (z. B. Zink) schützen deine Haut im Winter vor den Strapazen von Kälte und trockener Heizungsluft.

Make-up
Feuchtigkeitspflege ist vor dem Auftragen der Foundation für dich Pflicht, sonst setzt sich dein Make-up schnell in den Falten und Rillen deiner trockenen Haut ab. Da Pflege für trockene Haut meist sehr reichhaltig ist, solltest du zwischen dem Auftragen der Feuchtigkeitspflege und deiner Foundation mindestens 10 Minuten warten.

Typ 3

Merkmale

+ Glänzend, mit einem fettigen Film auf der Haut
+ Überaktive Talgdrüsen
+ Zumeist großporig
+ Anfällig für Pickel und Mitesser
+ Neigt nicht so stark zur Faltenbildung

Gerade in der Pubertät kann fettige Haut ganz schön nervig sein. Aber mit der richtigen Pflege bekommst auch du deine Haut in den Griff. Und während du jetzt vielleicht über deine fettige Haut stöhnst, kannst du dich in einigen Jahren sogar freuen – denn deine Haut bekommt weniger leicht Falten als andere Hauttypen.

Reinigung

Eine gründliche Reinigung ist für deinen Hauttyp besonders wichtig. Viele neigen dazu, fettige Haut mit aggressiven Reinigungsprodukten zu traktieren, aber das hilft nur im ersten Moment. Auf Dauer reizen solche Produkte deine Haut nur und trocknen sie aus, was dazu führt, dass sie noch mehr Fett produziert – ein Teufelskreis. Deshalb lieber pH-neutrale Waschgels oder sanften Schaum mit Pflegestoffen für fettige Haut verwenden.

Extra-Reinigung

Gesichtswasser kann bei fettiger Haut sehr hilfreich sein. Es desinfiziert und bekämpft Bakterien. Teste aus, ob du ein Gesichtstonic

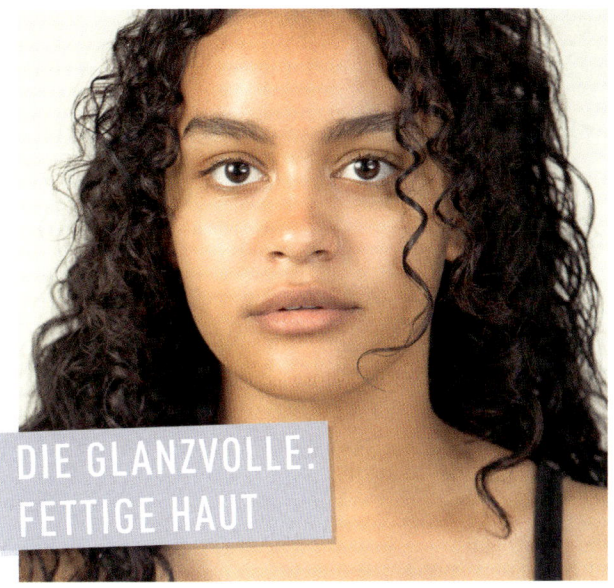

DIE GLANZVOLLE: FETTIGE HAUT

mit Alkohol verträgst. Ansonsten eines ohne verwenden. Fettige Haut freut sich auch über ein regelmäßiges Peeling. Verwende einmal pro Woche ein leichtes Peeling für fettige Haut. Auch chemische Peelings mit Enzymen kannst du ausprobieren.

Pflege

Auch fettige Haut braucht eine tägliche Feuchtigkeitspflege, aber unbedingt eine ohne Fett. Eine Tagespflege, die deine Haut gleichzeitig pflegt und mattiert, ist perfekt für dich.

Make-up

Die richtige Pflege sorgt dafür, dass dein Make-up nicht so schnell verläuft. Also vor der Foundation eine Tagespflege auftragen. Danach eine leichte flüssige Base verwenden und mit Puder fixieren.

Typ 4

Merkmale

+ Hat trockene und fettige Hautpartien
+ Die T-Zone (Stirn, Nase und Kinn) ist fettig
+ Wangen und um die Augen eher trocken
+ Neigt in der T-Zone zu Hautunreinheiten

Mischhaut hat gleich zwei Problemzonen – sie neigt auf Stirn, Nase und Kinn (T-Zone) zu erhöhter Fettproduktion, während der Rest deines Gesichts eher trocken ist. Es ist wichtig, dass du bei Pflege und Make-up diese verschiedenen Zonen beachtest und entsprechend pflegst, um einen ebenmäßigen Teint zu erzielen.

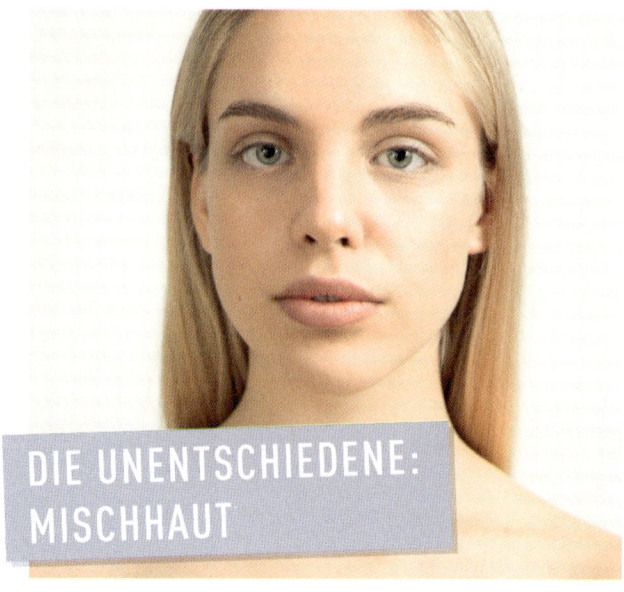

DIE UNENTSCHIEDENE: MISCHHAUT

Reinigung

Deine fettige T-Zone verträgt zwar eine entfettende Reinigung, darauf würde der Rest deines Gesichts aber mit besonderer Trockenheit reagieren. Deshalb verwendest du am besten ein mildes Reinigungsprodukt, das deine Haut nicht austrocknet. Auch Mizellenwasser funktioniert bei Mischhaut sehr gut.

Extra-Reinigung

Hier kannst du für die fettigen Bereiche deines Gesichts ein entfettendes Gesichtswasser verwenden, das überschüssiges Fett entfernt und die Talgproduktion hemmt. Aber wirklich nur in der T-Zone auftragen! Auch ein wöchentliches Peeling mit feinen Partikeln tut deiner Haut gut, sofern es ihr nicht zu viel Fett entzieht.

Pflege

Anstatt eines speziellen Produkts für Mischhaut kannst du auch zwei verschiedene Pflegeprodukte verwenden. Trage auf die T-Zone eine Pflege für fettige Haut auf, die die Talgproduktion hemmt, mattiert und Hautunreinheit bekämpft. Für das restliche Gesicht verwendest du eine etwas reichhaltigere Pflege.

Make-up

Hier musst du keine zwei Produkte verwenden, aber am besten eine leichte Foundation, die Feuchtigkeit enthält, aber kein Öl. Wenn du deine Haut mit der richtigen Tagespflege versorgt hast, kommst du mit einer flüssigen Foundation darüber super klar.

Typ 5

Merkmale
+ Oftmals trocken
+ Kann auch Hautunreinheiten aufweisen
+ Reagiert mit Rötungen, Jucken und Schuppen, wenn ihr etwas nicht passt

Empfindliche Haut kann trocken oder fettig sein. Auf jeden Fall aber reagiert sie besonders sensibel auf Umwelteinflüsse, Hautpflege und Make-up. Ein falsches Produkt, und sie zeigt Rötungen, Juckreiz oder schuppt sich. Es braucht vielleicht einige Versuche, bis du die perfekte Pflege gefunden hast.

Reinigung
Verwende zur Reinigung deiner Haut am besten nur Produkte, die extra für empfindliche Haut konzipiert sind. Sie enthalten meist keine Duftstoffe oder andere Zusätze, auf die deine Haut sensibel reagieren könnte. Morgens kannst du dein Gesicht auch nur mit lauwarmem Wasser reinigen und auf Reinigungsprodukte verzichten.

Extra-Reinigung
Für deine Haut ist Gesichtswasser mit Alkohol tabu. Verwende lieber ein Tonic mit beruhigender und entzündungshemmender Wirkung. Auch mit Peeling musst du besonders vorsichtig sein.

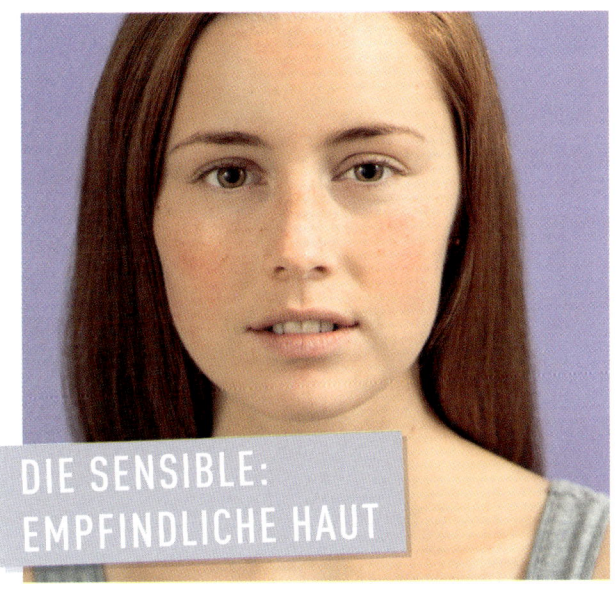

DIE SENSIBLE: EMPFINDLICHE HAUT

Pflege
In den meisten Fällen kann empfindliche Haut eine Extraportion Fett gut vertragen. Aber natürlich nur, wenn deine sensible Haut nicht von Natur aus fettig ist. Gut bewährt haben sich für deinen Hauttyp Gesichtsöle. Hier solltest du aber unbedingt darauf achten, dass sie nicht zu viele Duftstoffe und Zusätze enthalten, sonst könnte deine Haut negativ reagieren. Lieber Produkte mit weniger und speziell für empfindliche Haut ausgewählten Inhaltsstoffen verwenden. Das Gleiche gilt auch für Naturkosmetik.

Make-up
Stimme deine Tagespflege und deine Foundation am besten aufeinander ab, dann bleibt deine Haut entspannt und dein Make-up den ganzen Tag ebenmäßig und schön.

DER SELBSTTEST
Welcher Hauttyp bist du?

Den eigenen Hauttyp zu bestimmen ist nicht ganz einfach. Wenn du es trotzdem probieren möchtest, setze dich, bevor du irgendwelche Pflegeprodukte verwendet hast (also am besten morgens), ungeschminkt vor den Spiegel und schaue dir deine Haut ganz genau an. Du kannst auch einen Vergrößerungsspiegel zu Hilfe nehmen. Beantworte folgende Fragen und vergleiche deine Antworten mit den Eigenschaften der 5 Hauttypen:

	Ja	Nein
Ist deine Haut		
... fettig?	☐	☐
... trocken?	☐	☐
... großporig?	☐	☐
... feinporig?	☐	☐
Neigt deine Haut zu Pickeln & Mitessern?	☐	☐
Hast du nur Hautunreinheiten in der T-Zone?	☐	☐
Reagiert deine Haut empfindlich auf neue Produkte?	☐	☐
Scheinen unter deiner Haut Äderchen durch?	☐	☐
Neigt deine Haut zu Rötungen?	☐	☐

Ehrliche Antworten auf diese Fragen sollten dir einen Hinweis auf deinen Hauttyp geben. Ist dein Ergebnis ungenau oder bist du dir unsicher, kannst du beim Hautarzt oder in bestimmten Parfümerien einen kostenlosen Hauttyptest machen.

In Parfümerien und Apotheken kannst du dich auch kostenlos über die richtige Pflege deines Hauttyps beraten lassen. Hier mein Tipp: Sag, was du willst, und lass dir nichts aufdrängen, was du gar nicht brauchst!

Welche Produkte passen zu deiner Haut?

Wenn du deinen Hauttyp kennst, ist es einfach, die richtigen, zu deiner Haut passenden Pflegeprodukte auszuwählen. Deshalb ist es wichtig, dass du dich beim Kauf deiner Hautpflege nicht von schönen, bunten Verpackungen oder leckeren Düften leiten lässt, sondern wirklich darauf achtest, für welchen Hauttyp die Beauty-Produkte geeignet sind.

Bei ernsten Hautproblemen solltest du dir unbedingt professionelle Hilfe suchen. Dein Hautarzt hilft dir sicher weiter, wenn deine Haut trotz geeigneter Pflege mit Unreinheiten, Rötungen, Trockenheit etc. reagiert.

„CALL OF BEAUTY"-TIPP

Jede Haut freut sich über eine gute Pflege, aber es gibt auch ein Zuviel. Deine Haut kann nur eine begrenzte Menge an Wirkstoffen aufnehmen. Wer dennoch immer weiter cremt, verschwendet seine teuren Beauty-Produkte, ohne eine Wirkung zu erzielen. Denk daran: Überpflege deine Haut nicht.

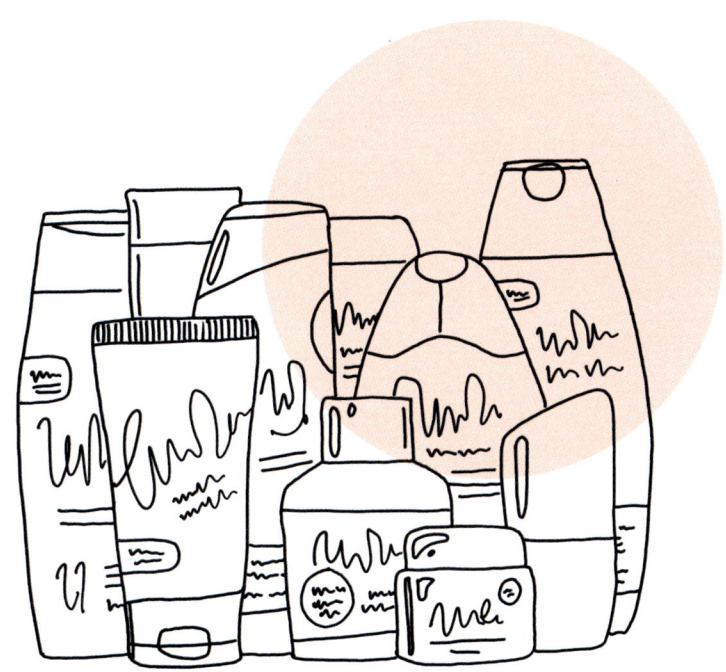

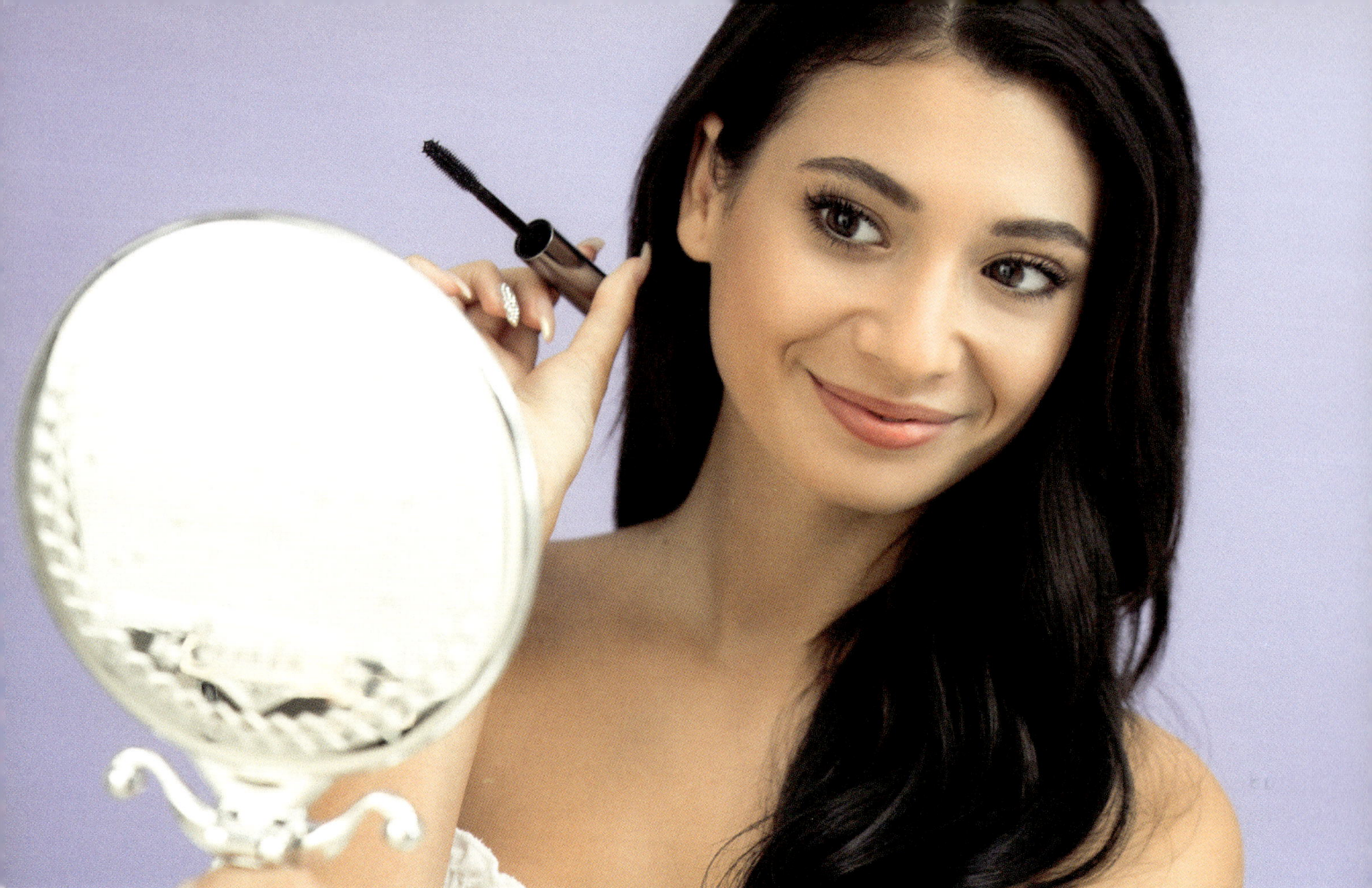

MUST-HAVES
Mein Make-up-Kit

Jeder schminkt sich etwas anders. Deshalb sieht mein Make-up-Kit auch nicht genauso aus wie das meiner Freundinnen. Dennoch gibt es einige Must-haves, die eigentlich in jeden Beauty-Beutel gehören. Ich stelle dir zuerst meine absoluten Top-Tools vor, ohne die ich nie aus dem Haus gehe, und dann noch einige nette Add-ons, die schön praktisch sind, aber nicht unbedingt notwendig.

Meine 5 Top-Tools

Foundation-Pinsel oder -Schwämmchen
Damit kannst du deine Grundierung, egal,
ob BB-Cream oder Make-up, schnell und
sauber auftragen und verblenden.

Concealer-Pinsel
Du kannst deinen Concealer auch mit den
Fingern einarbeiten. Aber benutze niemals
denselben Pinsel auch für das Make-up.

Puderpinsel
Besonders zum Auftragen von losem Puder
praktisch. Nach dem Aufnehmen des Puders
immer leicht abklopfen, damit du nicht zu
viel Puder verwendest (und verschwendest).

Blush-Pinsel
Mit dessen Hilfe gelingt der genaue Auf-
trag mit weichem Übergang.

Augenbrauenpinsel
Alternative zum Augenbrauenstift. Damit
wirkt die Farbe etwas natürlicher.

Meine Nice-to-have-Tools

Pinzette
Zum Entfernen von lästigen Härchen. Am
besten nicht direkt vor dem Schminken
zupfen. Lieber abends, bevor es ins Bett
geht. Nicht zu viel zupfen!

Contouring-Blender
Für das Contouring eignet sich ein eigener
Pinsel oder Schwamm, um die Übergänge
schön zu verblenden.

Lidschattenpinsel
Ideal ist es, diesen Pinseltyp in verschiedenen Breiten zu besitzen. Mit diesem Tool
lässt sich exakt arbeiten.

Wimpernzange
Für schön gebogene Wimpern. Aber nicht
zu exzessiv benutzen, sonst können deine
Wimpern brechen.

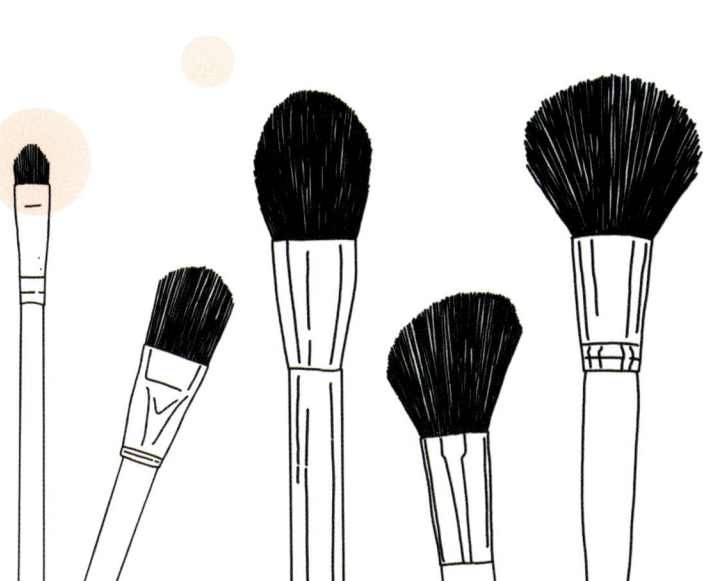

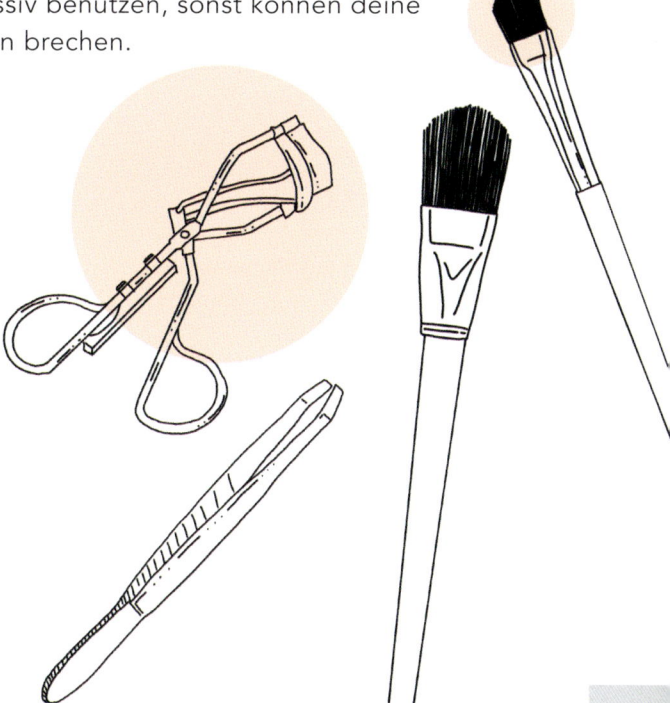

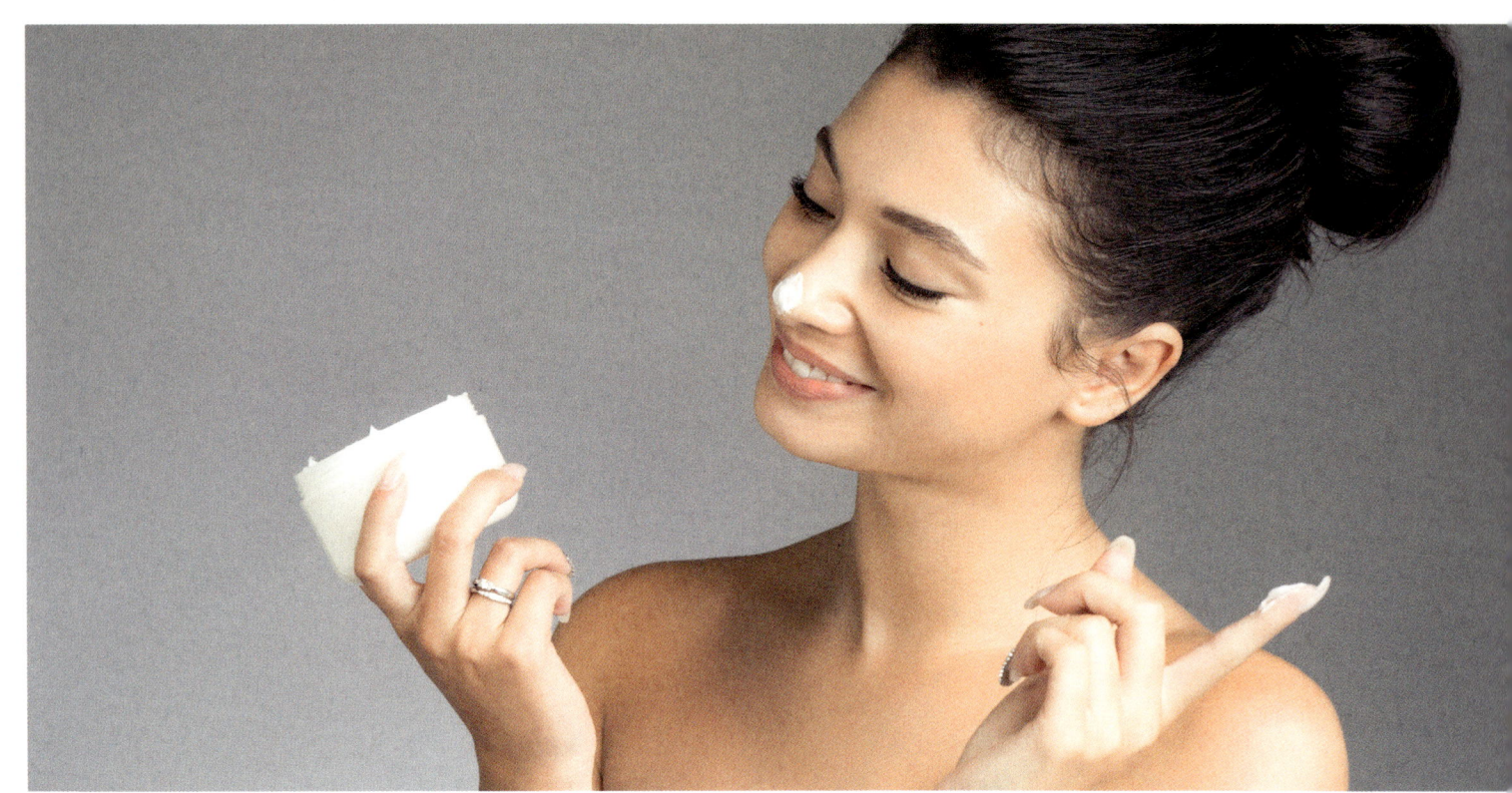

ABLAUFDATUM
& HYGIENE

Muss das weg?

Auch Kosmetikprodukte haben ein Haltbarkeitsdatum. Wie Lebensmittel können Lippenstift, Mascara und Co. nach einer bestimmten Zeit „schlecht" werden und dir eventuell sogar schaden. Deshalb ist es wichtig, dass du deine Produkte nicht zu lange benutzt (auch wenn sie noch nicht leer sind), richtig lagerst und sauber hältst.

Wie lange halten Beauty-Produkte?

Sind Kosmetikprodukte angebrochen, können Sauerstoff und Keime deine Beauty-Produkte unbrauchbar machen. Wie lange ein Produkt jeweils haltbar ist, kannst du an dem Symbol des kleinen offenen Cremetiegels erkennen, das auf allen Produkten zu finden ist. In dem Tiegel befindet sich eine Zahl, zum Beispiel „6M". Das bedeutet, dass dieses Produkt nach dem Öffnen 6 Monate haltbar ist. Diese Angabe gilt aber nur für normale Lagerbedingungen – also trocken, dunkel und bei Raumtemperatur. Bei hohen Temperaturen, enormer Luftfeuchtigkeit oder direkter Sonneneinstrahlung können Kosmetika schneller verderben. Also lagere deinen Beauty-Kram lieber im Schrank oder in einer Box statt offen auf einer Ablage oder gar am Fenster.

So halten deine Tools & Produkte länger

Tools – Pinsel & Co. regelmäßig reinigen

Zur Reinigung deiner Beauty-Pinsel etwas mildes Shampoo in warmes Wasser geben, Pinsel eintauchen und in der gewölbten Hand hin und her bewegen. Danach gründlich ausspülen, Wasser vorsichtig herausdrücken, sanft aufschütteln und auf einer Kante liegend trocknen (die Pinselhaare dürfen nicht aufliegen).

Pflegeprodukte – der richtige Umgang

+ Produkte nur öffnen, wenn du sie benutzen willst.
+ Zügig verbrauchen.
+ Nach dem Gebrauch immer gut verschließen.
+ Produkte wie Cremes nur mit gewaschenen Händen entnehmen.
+ Cremes und Lotions niemals verdünnen oder vermischen.
+ Kühl, trocken und dunkel lagern.
+ Mascara und Eyeliner: keine Luft durch Auf- und Abwärtsbewegungen des Bürstchens bzw. Pinsels in den Farbbehälter pumpen.
+ Verfärbte oder komisch riechende Produkte nicht mehr verwenden.
+ Make-Up-Produkte lieber nicht mit anderen teilen – sonst können Krankheitserreger übertragen werden.

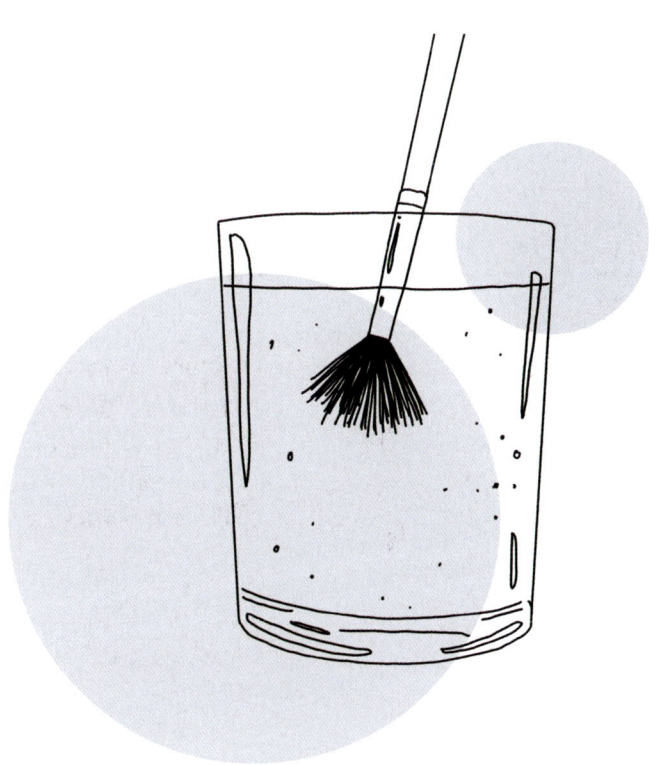

Das

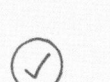

Bevor du mit Pinsel und Farbe loslegst, solltest du die Basics deiner natürlichen Schönheit kennen. Denn nur dann erzielst du bei der Hautpflege und beim Schminken optimale Ergebnisse:

1. Bestimme deinen Hauttyp. Wenn du unsicher bist, lass dich von einer Kosmetikerin, deinem Hautarzt oder in der Apotheke beraten.

2. Schminke dich deiner Gesichtsform entsprechend. Vorab: Jede Gesichtsform ist schön! Aber wenn du weißt, welche Form dein Gesicht hat, kannst du deine Vorzüge betonen und kleine Makel mindern. Außerdem spielt deine Gesichtsform auch bei der Wahl der richtigen Brille und Frisur eine wichtige Rolle.

3. Ermittle deine Hautfarbe. Das ist nicht nur für die Wahl der richtigen Make-up-Nuance wichtig, sondern auch des geeigneten Sonnenschutzes.

4. Halte deine Make-up-Tools sauber, sonst kann Schminken schnell unangenehme Nebenwirkungen haben.

5. Beachte das Ablaufdatum deiner Produkte und lagere sie richtig. So kannst du sicher sein, dass sie möglichst lange halten und ihre volle Wirkung entfalten können.

6. Sei ehrlich zu dir selbst. Wähle deine Produkte nicht dem Hauttyp oder der Hautfarbe nach, die du gerne hättest, sondern den konkreten Tatsachen entsprechend.

Was wären Dos ohne Don'ts? Neben all den Dingen, die man richtig machen kann, gibt's schließlich genauso viele, die man falsch machen kann. Hier meine Tipps, was du absolut vermeiden solltest:

1. Ein Tool für alles? Jedem Pinsel sein Produkt. So verunreinigst du deine Produkte nicht und sie bleiben länger haltbar und schön.

2. Tools tauschen? Make-up-Tools haben beim Schminken nicht nur Hautkontakt, sie kommen oft auch mit deinen Körperflüssigkeiten aus Augen, Nase oder Mund in Kontakt. Deshalb tausche deine Tools lieber nicht mit deiner Freundin oder Schwester. So beugst du möglichen Infektionen vor.

3. Produkte bis zum bitteren Ende benutzen? Wenn deine Creme komisch riecht oder aussieht, aber noch halbvoll ist, dann wirf sie bitte trotzdem weg. Produkte, die man nur unregelmäßig oder in kleinen Mengen benutzt, verderben oft, bevor man sie aufgebraucht hat.

4. Pflege benutzen, nur weil sie gut riecht oder aussieht? Achte stattdessen darauf, dass sie wirklich zu deiner Haut und ihren Bedürfnissen passt.

5. Viel hilft viel? Weder bei der Pflege noch beim Make-up ist Zuviel eine gute Idee. Oftmals erzielst du sogar eher das Gegenteil, wenn du es mit den Pflege- und Make-up-Produkten übertreibst.

PFLEGE-BASICS

Hautreinigung

Die tägliche Gesichtsreinigung sollte zu deiner Beauty-Routine gehören wie das tägliche Zähneputzen. Natürlich ist es nicht schlimm, wenn du das Abschminken einmal vergisst, aber das sollte nicht zum Normalfall werden.

WER REGELMÄSSIG GESCHMINKT INS BETT GEHT, TUT SEINER HAUT AUF LANGE SICHT KEINEN GEFALLEN – UND SEINER BETTWÄSCHE AUCH NICHT.

Ich wasche und reinige mein Gesicht morgens und abends beziehungsweise vor und nach jedem Schminken. Denn Make-up sollte nur auf saubere und gepflegte Haut aufgetragen werden.

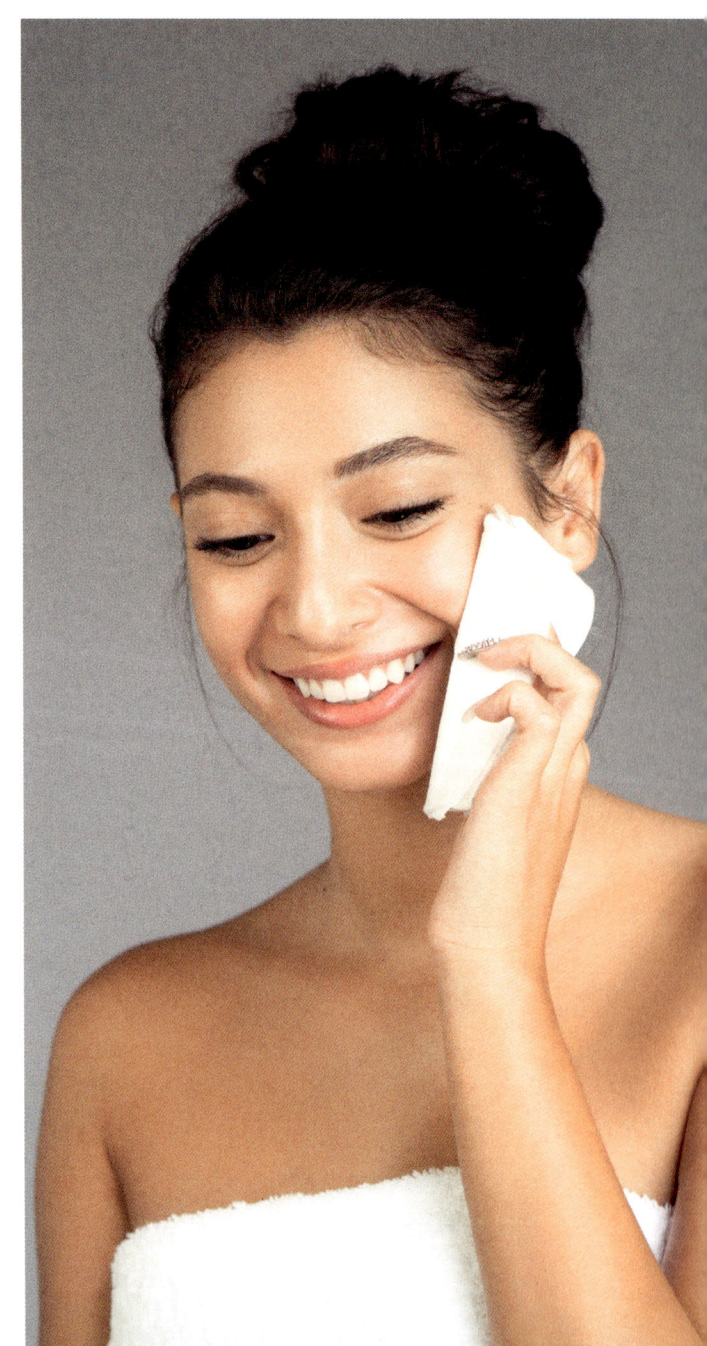

Reinigungsprodukte — wer braucht was?

Es gibt eine Vielzahl unterschiedlicher Produkte. Und nicht alle eignen sich für jeden Hauttyp. Wie bei allen Pflege- und Beauty-Produkten ist es auch bei deiner Gesichtsreinigung wichtig, dass du einen zu deinem Hauttyp passenden Cleanser verwendest.

Reinigungslotion
+ Für normale und empfindliche Haut sowie Mischhaut (entsprechendes Produkt auswählen) geeignet.
+ Befreit von Fett und Talg.
+ Mit Wasser oder Wattepad abnehmen.
+ Bei empfindlicher Haut auf Verträglichkeit testen.

Reinigungscreme
+ Für trockene Haut geeignet.
+ Mit hochwertigen Ölen angereichert.
+ Spendet Feuchtigkeit.
+ Mit reichlich Wasser abspülen.

Reinigungsgel
+ Für fettige Haut und Mischhaut (entsprechendes Produkt auswählen) geeignet.
+ Wirkt talgregulierend und antibakteriell.
+ Beugt Hautunreinheiten und Entzündungen vor.
+ Gesicht mindestens 30 Sekunden waschen.
+ Mit Wasser abspülen.

Reinigungsbalm
+ Für trockene Haut geeignet.
+ Hat eine sehr feste Konsistenz, die erst durch Kontakt mit warmer Haut weich wird.
+ Mit hochwertigen Ölen angereichert.
+ Direkt auf das trockene Gesicht auftragen, 2 Minuten einmassieren, mit feuchtem Tuch abnehmen.
+ Entfernt problemlos wasserfestes Make-up.

Reinigungsöl
+ Für trockene und sensible Haut (entsprechendes Produkt auswählen) geeignet.
+ Spendet Feuchtigkeit und wirkt rückfettend.
+ Wirkt besonders pflegend.
+ Besonders gut als zweiter Reinigungsschritt oder auf ungeschminkter Haut zur Pflege anzuwenden.

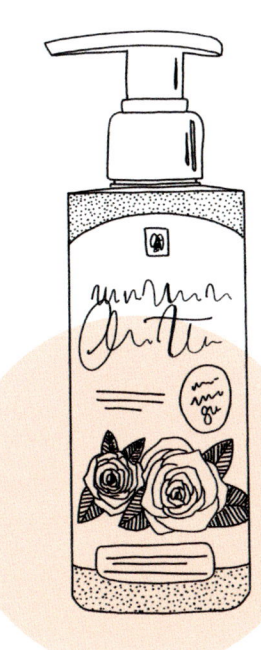

Mizellenwasser

+ Für alle Hauttypen geeignet.
+ Reinigt in einem Schritt ohne Leitungswasser.
+ Reinigt und klärt.
+ Mit Wattepad auftragen.
+ Bei starkem Make-up eventuell vorher ein Abschminktuch verwenden, sonst brauchst du sehr viel Mizellenwasser.

Gesichtswasser

+ Bei trockener und empfindlicher Haut kein alkoholhaltiges Gesichtswasser verwenden.
+ Fettige und unreine Haut kann auch ein alkoholhaltiges Gesichtswasser vertragen.
+ Bei Mischhaut auf Gesichtswasser lieber verzichten.

Reinigungstücher

+ Gibt es für alle Hauttypen (entsprechendes Produkt auswählen).
+ Da man damit auf der Haut mit etwas Druck reiben muss, eher nicht für trockene und empfindliche Haut geeignet.
+ Praktisch für unterwegs.
+ Nicht zur täglichen Reinigung geeignet.

Make-up-Entferner

+ Gibt es für alle Hauttypen (entsprechendes Produkt auswählen).
+ Perfekt für die Vorreinigung bei starkem oder wasserfestem Make-up!
+ Danach immer noch mit einem Cleanser deiner Wahl nachreinigen.

Reinigungsschaum

+ Für alle Hauttypen (entsprechendes Produkt auswählen) geeignet.
+ Spendet Feuchtigkeit und wirkt rückfettend.
+ Reinigt sehr gründlich und schonend.
+ Mit Wasser abspülen.

Reinigungsseife

+ Für alle Hauttypen geeignet.
+ Ist keine gängige Handseife, sondern spezielle Gesichtsseife.
+ Häufig aus natürlichen Inhaltsstoffen und somit besonders verträglich.
+ Je nach gewünschter Pflege Inhaltsstoffe aussuchen.

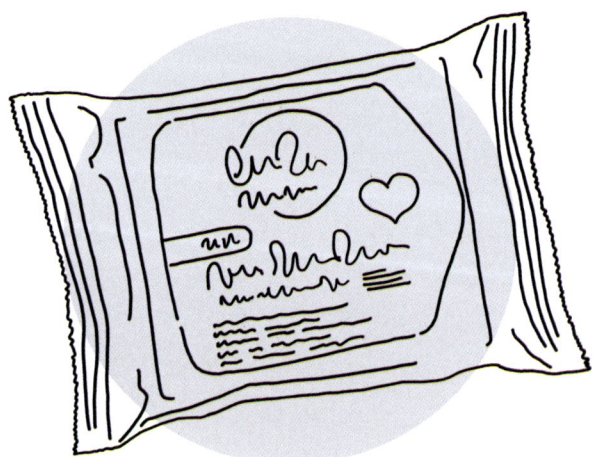

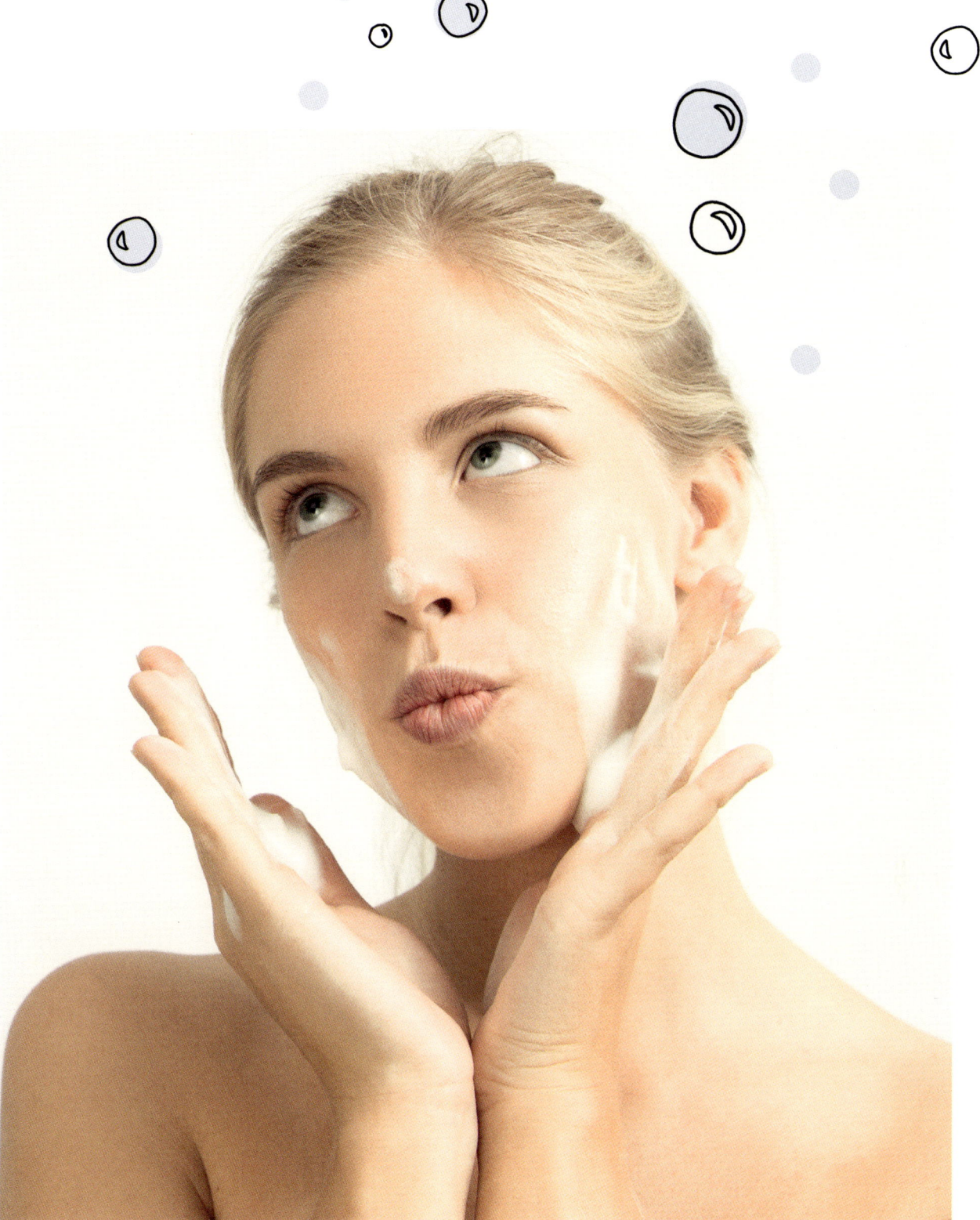

HAUTPFLEGE

Creme, Serum, Öl & Co.

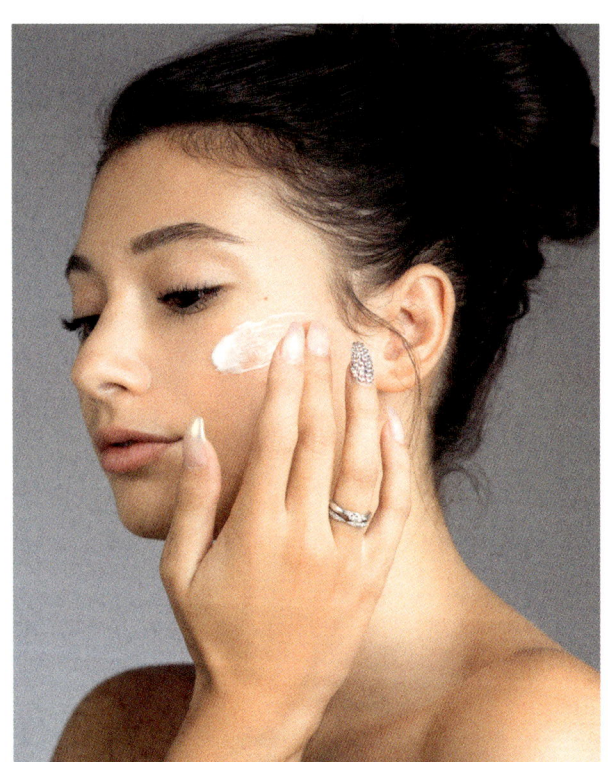

Wenn man im Drogeriemarkt vor dem Regal mit den Hautpflegeprodukten steht, hat man die Wahl zwischen unglaublich vielen Marken und Produkten.

UND ALLE VERSPRECHEN SIE DIR NUR DAS BESTE.

Aber wenn du deine Haut und ihre Pflegebedürfnisse kennst, reduziert sich die Auswahl ganz schnell auf wenige Produkte.

Creme, Fluid, Serum, Öl, Gel, Butter, Elixier – du hast die Begriffe bestimmt alle schon einmal gehört. Aber weißt du auch, was sich wirklich dahinter verbirgt?

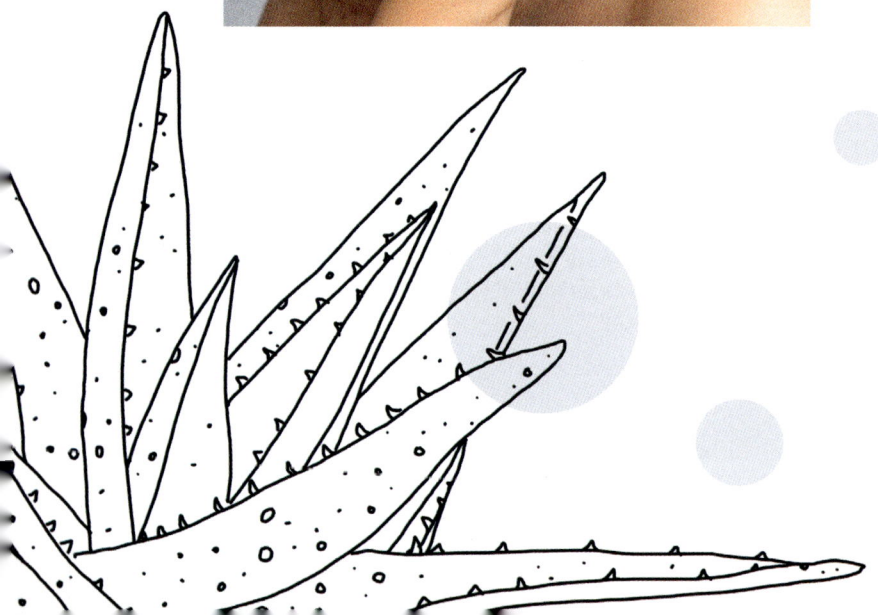

Creme

Die meisten Cremes enthalten reichlich Öle und Fette, um die Haut zu pflegen. Sie legen sich wie ein Schutzfilm auf deine Haut und schützen sie vor Angriffen von außen. Reichhaltige Cremes eignen sich deshalb besonders für kalte Wintertage.

Fluid

Fluids sind leichter als Cremes und reich an feuchtigkeitsspendenden Inhaltsstoffen. Da sie weniger Öl enthalten, ziehen sie schnell ein und hinterlassen keinen Fettfilm auf der Haut. Besonders geeignet zur Pflege im Sommer und als Make-up-Grundlage.

Serum

In der Regel ein dünnflüssiges Gel, das besonders viele Wirkstoffe enthält. Seren spenden superviel Feuchtigkeit und ziehen schnell ein. Die meisten Seren sind jedoch eher für reifere Haut – du brauchst so etwas noch nicht. Vielleicht hast du auch schon von Ampullen gehört? Diese enthalten eine besonders hohe Wirkstoffkonzentration.

Öl

Gesichts- oder Körperöle besitzen, wie der Name schon sagt, eine Ölbasis. Sie spenden intensive Feuchtigkeit und schenken deiner Haut besonders viele Nährstoffe. Da natürliche Öle unseren Hautfetten, den sogenannten Lipiden, sehr ähnlich sind, dringen sie besonders tief in die Haut ein.

Gel

Gelprodukte haben einen hohen Wasseranteil und sind nur mit etwas Öl angereichert. Sie ziehen besonders schnell ein und haben oft einen leicht kühlenden Effekt. Sie eignen sich besonders für heiße Sommertage und für fettige und unreine Haut.

Butter

Butter beziehungsweise Körperbutter oder Body Butter ist besonders reichhaltig und vor allem für trockene und strapazierte Haut geeignet. Sie enthält reine Fette, Öle und Wachse und hat deshalb eine etwas festere Konsistenz. Diese Pflege ist super für den Winter.

Elixier

Elixier ist kein Begriff für ein Pflegeprodukt mit einer bestimmten Zusammensetzung. Ursprünglich bedeutete es so viel wie „Heiltrank" oder „Zaubertrank" und ist häufig Namensbestandteil von Kosmetikprodukten, die angeblich eine besonders starke Wirkung haben. Der Begriff ist nicht genau definiert oder gar geschützt: Meist wird er verwendet, weil er so schön klingt.

„CALL OF BEAUTY"-TIPP

Du weißt nicht, wann du was verwenden sollst? Grob gilt: fettige und reichhaltige Hautpflege eher abends verwenden. Leichte Fluids und Gels eignen sich hingegen für die Tagespflege. Für die Jahreszeiten gilt: fettige Produkte eher im Winter, leichte Pflege auf Wasserbasis im Sommer.

SONNENSCHUTZ
LSF, Filter, Milch, Gel & Co.

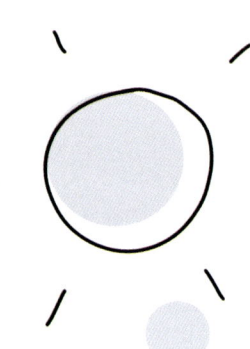

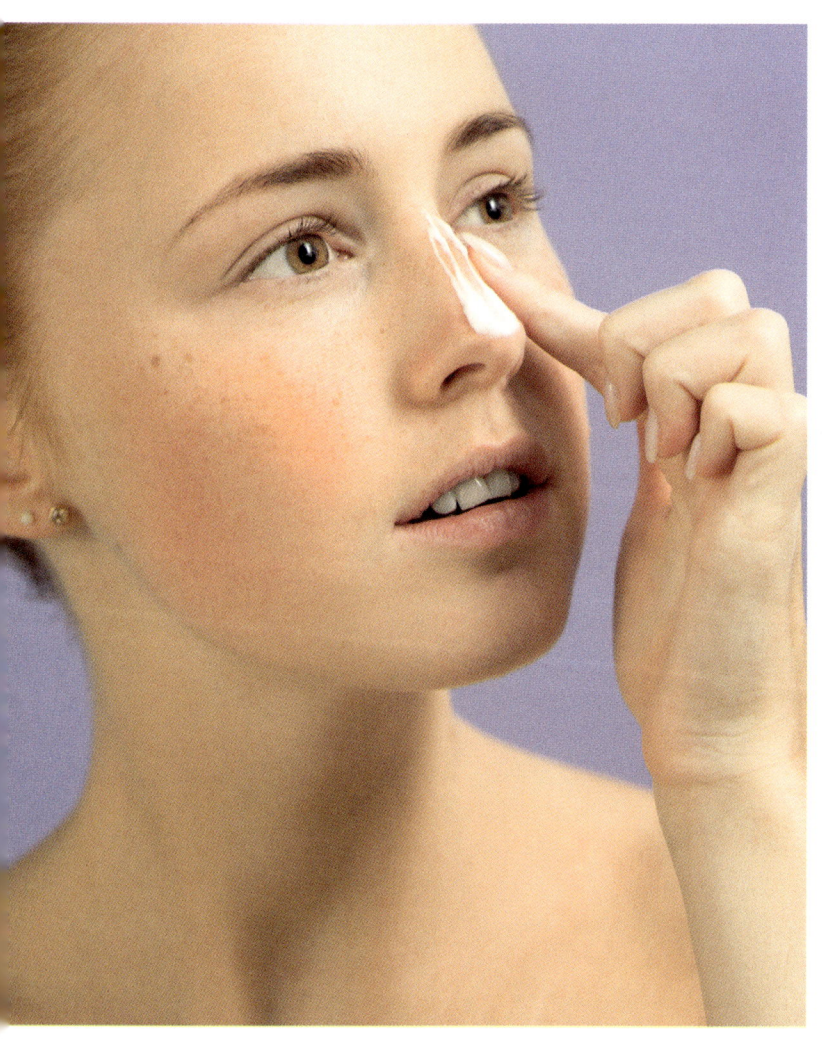

Sonnenschutz schützt dich nicht nur davor, einen Sonnenbrand zu bekommen, sondern auch vor Hautschäden und Hautalterung. Ich trage täglich einen Sonnenschutz, nicht nur im Sommer, im Schwimmbad oder am Meer.

DEN RICHTIGEN SONNEN-SCHUTZ ZU FINDEN IST FAST SCHON EINE KLEINE WISSEN-SCHAFT.

Aber wenn du deinen Hauttyp kennst und weißt, was hinter den verschiedenen Produktbezeichnungen steckt, ist es doch nicht so schwer. Du kannst dich auch von einem Hautarzt oder in der Apotheke beraten lassen, welcher Sonnenschutz zu dir passt.

Mineralische und chemische Filter

Die Aufgabe eines Sonnenschutzprodukts ist es, deine Haut vor schädlichen UV-Strahlen zu schützen. Produkte mit mineralischen Filtern tun dies, indem sie sich wie kleine Spiegel auf deine Haut legen und so das Sonnenlicht reflektieren. Sie sind besonders für empfindliche Haut geeignet, hinterlassen aber oft einen hellen Film auf der Haut. Dieser Sonnenschutz wirkt sofort nach dem Auftragen. Verwendest du einen Sonnenschutz mit chemischen Filtern, dringen diese in deine Haut ein und verwandeln dort ankommende UV-Strahlen in eine ungefährliche Energieform um. Nach dem Auftragen dauert es bis zu 30 Minuten, bis sich die volle Wirkung des Schutzes entfaltet.

LSF

LSF ist die Abkürzung für Lichtschutzfaktor, zum Beispiel LSF 30 oder LSF 50. Der Lichtschutzfaktor gibt an, wie viel länger du durch den Sonnenschutz in der Sonne bleiben kannst, ohne einen Sonnenbrand zu bekommen, im Vergleich zu einem Sonnenbad ohne Sonnenschutz. Beispiel: Du bist ein heller Hauttyp und bekommst ohne Schutz nach 10 Minuten einen Sonnenbrand. Durch eine Sonnencreme mit LSF 20 kannst du

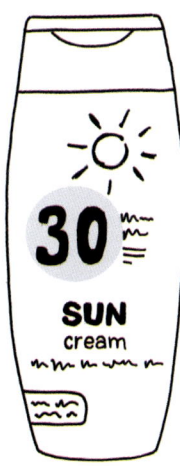

theoretisch 20-mal länger, also 200 Minuten, in der Sonne bleiben, ohne einen Sonnenbrand fürchten zu müssen. Man sollte diese Zeit aber nicht voll ausreizen. Durch Schwitzen, Baden oder Abrieb durch Kleidung und Handtücher ist die Schutzzeit meist kürzer.

Sonnencreme, -milch, -öl und -gel

Wie bei der Hautpflege bestimmt die Zusammensetzung den Produktnamen. Creme ist reichhaltiger und öliger als Milch. Gel ist besonders leicht. Für trockene Haut eher ölige Produkte verwenden, für fettige und empfindliche Haut lieber Milch oder Gel ohne Öl. Sonnenöl intensiviert im Gegensatz zu den anderen Produkten die Bräune noch. Sonnenöl gibt es jedoch nur mit niedrigem LSF – und außerdem schützt es die Haut nicht besonders gut.

„CALL OF BEAUTY"-TIPPS

+ Nicht nur im Sommer gilt: Für das Gesicht am besten immer Sonnenschutz verwenden.
+ Ruhig großzügig den Schutz auftragen.
+ Einen hohen LSF verwenden.
+ Lieber im Schatten liegen als in der prallen Sonne – dort wirst du auch braun.
+ Mittagssonne lieber komplett meiden.
+ Regelmäßig nachcremen.
+ Abends eine After-Sun-Lotion zur Beruhigung und Pflege der Haut verwenden.

HAARE ENTFERNEN
Rasur, Waxing, Epilieren & Co.

Glatte, haarlose Beine gehören heute zu unserem Schönheitsideal. Auch ich enthaare meine Beine regelmäßig, ebenso meine Achseln. Und auch das Thema Intimrasur ist für junge Mädchen wichtig, gerade weil über dieses Thema nicht so offen gesprochen wird und viele sich nicht trauen zu fragen.

Wenn du deine Körperhaare entfernen oder trimmen willst, stehen dir verschiedene Methoden zur Verfügung. Welche du wählst, hängt von deinen Vorlieben und bei manchen Techniken auch von deiner Schmerzgrenze ab. Ich bin ein großer Fan von Waxing und Epilieren. Damit hat man einfach am längsten Ruhe vor nachwachsenden Härchen.

Nassrasur

Die Nassrasur zum Entfernen von Haaren an den Beinen, unter den Achseln, in der Bikinizone und manchmal auch auf den Armen ist wohl die verbreitetste und einfachste aller Methoden.

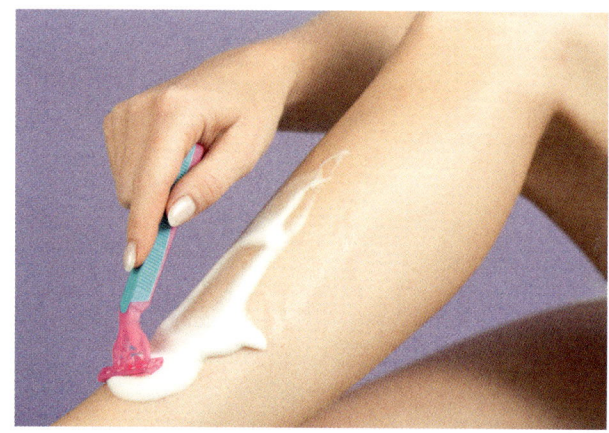

Damit du ein tolles Ergebnis erzielst und dich nicht verletzt, solltest du Folgendes beachten:
+ Immer einen Rasierer mit einer scharfen Klinge verwenden.
+ Am besten einen Rasierer mit einer geschützten Klinge benutzen.
+ Passenden Rasierschaum zu deinem Hauttyp auswählen.
+ Immer genügend Rasierschaum auftragen.
+ Haut nach der Rasur pflegen.
+ Nach der Achselrasur nicht sofort Deo benutzen.

Vorteile
+ Geht schnell.
+ Ist günstig.
+ Gelingt auch Ungeübten meist problemlos.
+ Für alle Körperregionen geeignet.

Nachteile
+ Du kannst dich leicht schneiden.
+ Haare wachsen schnell nach.
+ Du musst nach kurzer Zeit nachrasieren (was deine Haut jedes Mal strapaziert).

Waxing

Viele Mädchen und Frauen haben großen Respekt vor der Haarentfernung durch Waxing. Schon alleine die Vorstellung – autsch! Wenn du jedoch geeignete Produkte und die richtige Technik verwendest, ist alles nur halb so schlimm und hat viele Vorteile:

Das solltest du beim Waxing beachten:
+ Beine sind relativ einfach zu waxen und nicht so schmerzempfindlich wie andere Regionen.
+ Am einfachsten ist das Waxing mit fertigen Kaltwachsstreifen.
+ Die Haut sollte trocken, sauber und ölfrei sein.
+ Streifen einfach auf die Haut legen und kurz andrücken.
+ Mit einem schnellen Ruck gegen die Wuchsrichtung (also Richtung Bauch) flach am Bein entlang abreißen.
+ Wenn es wehtut, mit der flachen Hand auf die schmerzende Stelle drücken.

+ Die ersten Streifen tun etwas mehr weh, danach wird es immer leichter.
+ Nach dem Waxen die Beine mit den beiliegenden Öltüchern oder Babyöl von Wachsresten reinigen und gleichzeitig pflegen.
+ Für die nächsten 24 Stunden nicht in die Sonne, ins Schwimmbad oder Solarium gehen.

Vorteile
+ Bis zu 28 Tage glatte Haut!
+ Haare wachsen oft dünner oder weniger nach.
+ Du sparst Zeit – kein tägliches Rasieren.

Nachteile
+ Tut je nach Schmerzempfindlichkeit mehr oder weniger weh.
+ Du solltest lieber nur deine Beine selbst waxen, im Intimbereich oder unter den Achseln sollte ein Profi ran.

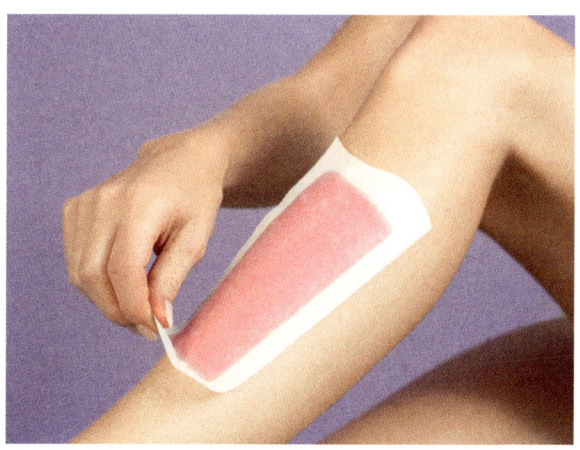

Epilieren

Beim Epilieren werden die Haare wie beim Waxing samt Wurzel herausgerissen. Diese Aufgabe übernimmt ein elektrischer Epilierer, der mit vielen kleinen Pinzetten zugleich arbeitet und die Härchen auszupft.

Das solltest du beim Epilieren beachten:
+ Deine Haut muss trocken, sauber und ölfrei sein.
+ Eventuell vorher peelen.
+ Gerät so halten, dass die Pinzetten von oben zupfen können.
+ Nach dem Epilieren die gereizte Haut pflegen.
+ Für die nächsten 24 Stunden nicht in die Sonne, ins Schwimmbad oder Solarium gehen.
+ Einige Epilierer lassen sich auch unter Wasser für eine noch schonendere Enthaarung anwenden.

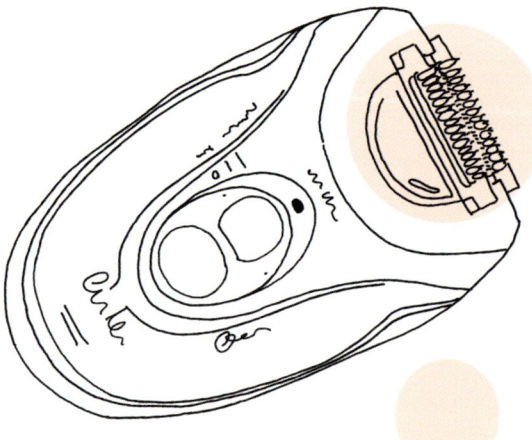

Vorteile
+ Bis zu 4 Wochen glatte Haut!
+ Haare wachsen feiner und weniger nach.

Nachteile
+ Ist mit Schmerzen verbunden.
+ Eignet sich hauptsächlich für die Beine, Bikinizone und Achseln sind schmerzempfindlicher.
+ Ein Epiliergerät ist nicht ganz günstig.

Enthaarungscreme

Klingt supereasy: Creme auf die Beine, abwarten, wegwischen, Haare weg! Leider ist das Ergebnis nicht immer so befriedigend.

Das solltest du bei der Anwendung von Enthaarungscreme beachten:
+ Die Haut sollte trocken, sauber und ölfrei sein.
+ Enthaarungscreme vorher an einer kleinen Stelle auf mögliche Hautreaktionen testen.
+ Creme auftragen.
+ Vorgeschriebene Zeit einwirken lassen.
+ Creme samt Haaren mit dem zugehörigen Spachtel entfernen.
+ Mögliche Cremereste mit Wasser abwaschen.
+ Haut nach dem Enthaaren pflegen.

Vorteile
+ Geht schnell.
+ Ist schmerzfrei.
+ Bis zu 7 Tagen glatte Haut!

Nachteile
+ Die chemischen Wirkstoffe können deine Haut reizen.
+ Enthaarungscremes riechen – trotz Parfüm – oft unangenehm.
+ Je nach Dichte und Stärke der Haare lassen sich die Haare besser oder schlechter entfernen.

+ Keinen Einwegrasierer benutzen.
+ Ein Waxing solltest du im Intimbereich – wenn überhaupt – lieber von einem Profi vornehmen lassen.
+ Mit dem Epiliergerät am besten nur die Ränder zupfen, nicht die gesamte Zone.
+ Keine Enthaarungscreme verwenden.
+ Nach der Haarentfernung die Haut pflegen.

Achtung Bikinizone – Intimrasur

Das Thema Intimrasur ist mit viel Scham behaftet. Die wenigsten trauen sich, offen darüber zu reden oder Fragen dazu zu stellen. Deshalb hier ein kleiner Intimrasur-Guide:
+ Ob und wie viele Haare du in deiner Intimzone entfernst, sollte alleine deine Entscheidung sein.
+ Richte dich nicht nach Trends oder den Vorstellungen anderer.
+ Viele rasieren nur den Rand ihrer Scham, sodass beim Tragen eines Bikinis keine Härchen hervorschauen.
+ Die geringste Verletzungsgefahr hast du, wenn du deinen Intimbereich mit einem elektrischen Rasierapparat trocken rasierst oder trimmst.
+ Bei der Nassrasur ausreichend und besonders milden Rasierschaum verwenden und ganz vorsichtig rasieren.

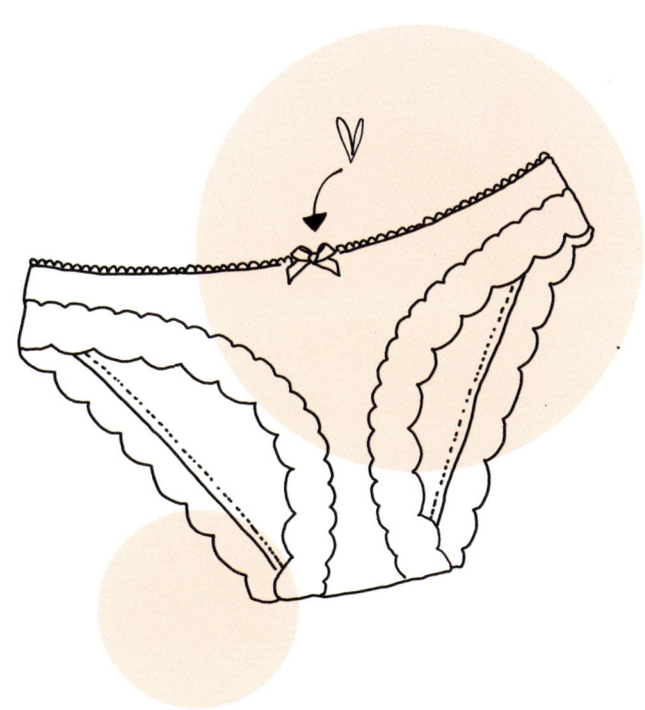

INHALTSSTOFFE

Was steckt drin?

In Kosmetikprodukten, egal ob in Make-up oder für die Pflege, stecken jede Menge Inhaltsstoffe. Und die meisten davon haben Namen, die man nicht einmal aussprechen kann. Einige davon tauchen aber immer wieder auf – weil sie in besonders vielen Produkten enthalten sind. Manchmal wird auch damit geworben, dass ein Stoff NICHT in einem Produkt vorkommt – warum, erklärt die Verpackung aber nicht. Hier ein kleines Lexikon mit einigen der häufigsten Inhaltsstoffe – und was sie bewirken:

Silikone

Silikone sorgen dafür, dass sich Creme gut verteilen lässt und sich schön zart auf der Haut anfühlt. In Haarpflegeprodukten legen sie sich um jedes einzelne Haar und lassen es glänzen. Für die Umwelt, wohin Silikon durch das Abwasser beim Duschen und Haarewaschen gelangt, ist es weniger gut – Silikon lässt sich nur schwer wieder aus dem Wasser herausfiltern. Nicht cool.

Parabene

Parabene sind synthetische Konservierungsstoffe, die dafür sorgen, dass Cremes, Shampoos etc. nach dem Öffnen nicht so schnell verderben. Ist ein Produkt mit dem Hinweis „ohne Parabene" versehen, steckt ein anderes Konservierungsmittel drin, zum Beispiel Alkohol.

„CALL OF BEAUTY"-TIPP

Wenn du weißt, dass deine Haut empfindlich auf neue Produkte reagiert, versuche, vor dem Kauf von Pflegeprodukten Pröbchen davon zu besorgen, und teste diese an einer kleinen Hautstelle. Make-up kannst du im Drogeriemarkt ja direkt auf deiner Haut ausprobieren – am besten einen Tag warten, ob sich Reaktionen zeigen, und dann erst kaufen.

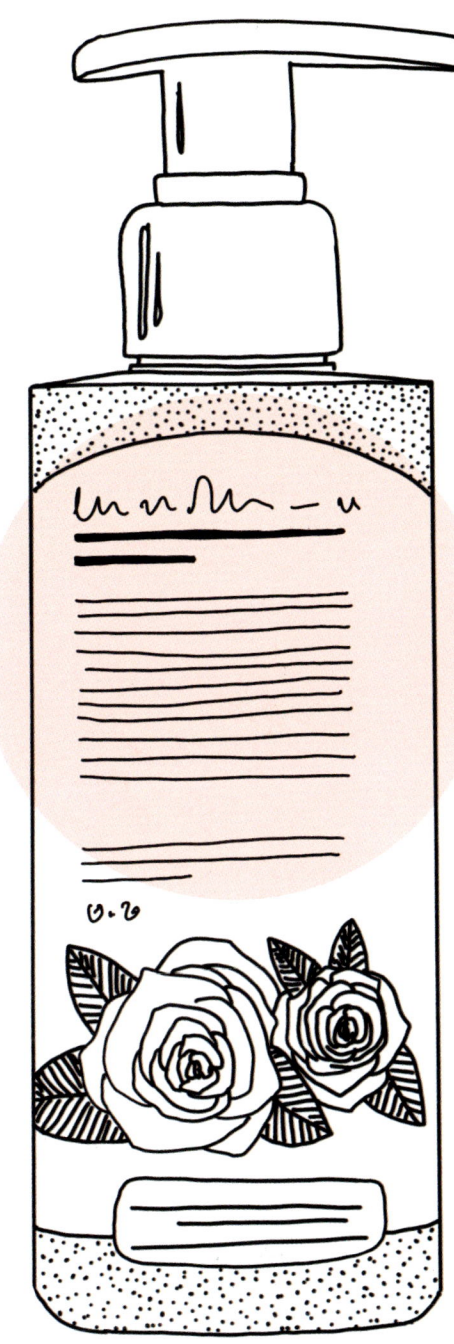

Paraffine

Paraffin ist Mineralöl, ein synthetisches Öl auf Erdölbasis. Es ist geruchlos und hat ein niedriges Allergierisiko. Seine Umweltbilanz ist weniger gut, weswegen viele Hersteller, besonders von Naturkosmetik, darauf verzichten. Sie setzen stattdessen auf Pflanzenöle.

PEG

PEG ist die Abkürzung für Polyethylenglykol, ein bestimmter Alkohol. Es lässt Reinigungsprodukte schön schäumen und sorgt dafür, dass sich Öl und Wasser in Cremes gut mischen. Allerdings macht PEG die Haut durchlässiger, wodurch es zu Reizungen und anderen ungesunden Reaktionen kommen kann. Es gibt auch Produkte ohne PEG.

Duftstoffe

Duftstoffe sorgen für einen angenehmen Duft, sind in Kosmetikprodukten aber auch das größte Allergierisiko. Wer sehr empfindliche Haut hat, sollte daher lieber Pflegeprodukte ohne Duftstoffe verwenden.

Antikomedogene Inhaltsstoffe

Komedonen sind Mitesser. Es gibt Inhaltsstoffe, die unter Verdacht stehen, die Bildung von Mitessern zu begünstigen. Steht auf deinem Produkt „antikomedogen" oder „nicht komedogen", sind diese Stoffe nicht enthalten. Gut zu wissen für alle, die an fettiger und unreiner Haut leiden.

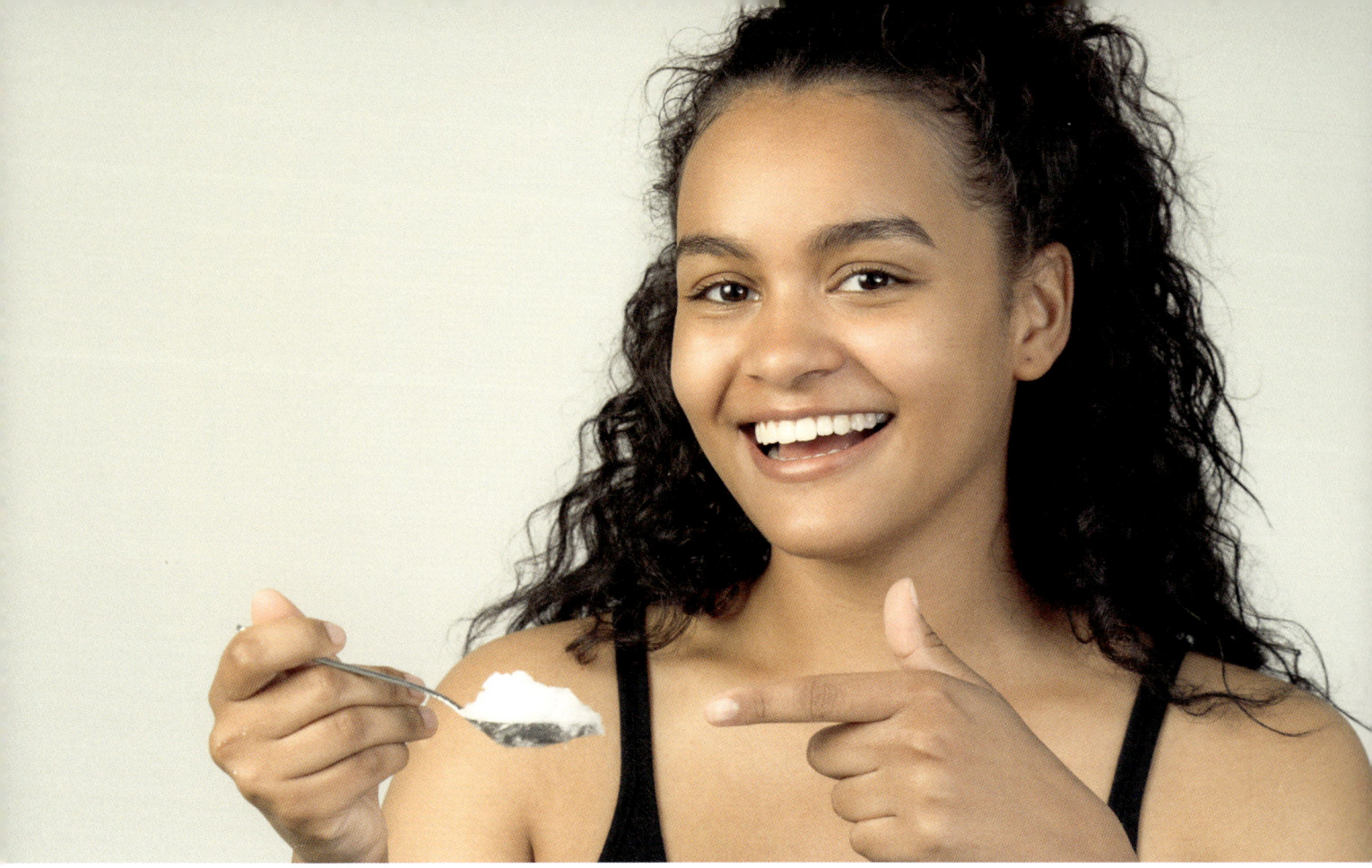

NATÜRLICHE PRODUKTE

Kokosöl, Honig & Co.

Nicht nur die Regale im Drogeriemarkt sind voller Beauty-Produkte, dein Küchenschrank ist es auch. Folgende Produkte kannst du statt deiner üblichen Pflegeprodukte oder zusätzlich verwenden:

„CALL OF BEAUTY"-TIPP

Auch wenn diese Produkte ganz natürlich sind, kann es zu unangenehmen Reizungen kommen. Deshalb immer erst vorsichtig testen, besonders bei der direkten Verwendung auf der Haut.

Kokosöl

+ Kokosöl ist der Alleskönner unter den natürlichen Produkten. Achte aber unbedingt darauf, nur „natives", also kaltgepresstes und unverarbeitetes Kokosöl zu kaufen.
+ Als zartschmelzendes Bodyöl verwöhnt es deine Haut und deine Sinne.
+ Als Badezusatz pflegt es beim Baden.
+ Es wirkt entzündungshemmend und ist auch für fettige Haut geeignet (aber nicht zu viel).
+ Als Haarkur über Nacht einwirken lassen – bei schnell fettenden Haaren nur in den Spitzen.
+ Du kannst es auch als Rasierschaumersatz mit Direktpflegeeffekt verwenden.
+ Gemischt mit Zucker oder Salz wird es zum natürlich pflegenden Peeling.

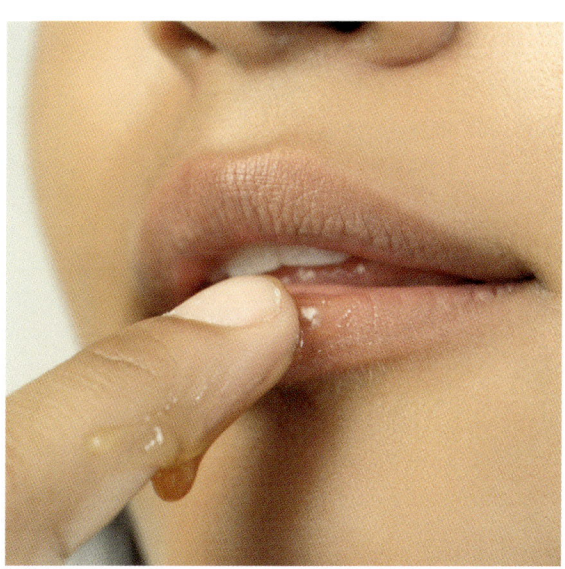

Honig

+ Viele Pflegeprodukte enthalten Bestandteile von Honig. Warum also nicht gleich den Honig statt aufs Brot auf die Haut schmieren? Gar keine schlechte Idee.
+ Als 10-minütige Maske auf den Lippen pflegt es raue und spröde Lippen – danach einfach ablecken!
+ In Kombination mit Zucker und Quark wird Honig zum pflegenden und entzündungshemmenden Peeling.
+ Honig in warmer Milch aufgelöst, kann man, statt zu trinken, auch ins Badewasser gießen. Pflegt die Haut streichelzart.

Zitrone

+ Zitronen duften herrlich frisch und sind in der Körper- und Haarpflege vielseitig einsetzbar.
+ Zitronensaft kannst du als Spülung verwenden.
+ In Kombination mit Sonne wirkt Zitrone im nassen Haar (bitte nur bei hellen Haaren) als natürlicher Aufheller.
+ Achtung! Zitrone kann schnell austrocknend wirken. Deshalb nicht zu lange und zu kräftig anwenden.
+ Stecke deine Finger für einige Minuten in eine aufgeschnittene Zitrone, um deine Nägel natürlich aufzuhellen.

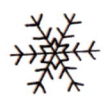
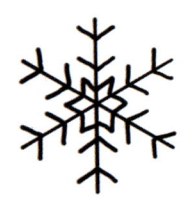

WINTERPFLEGE

Tipps für die kalte Jahreszeit

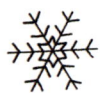

Die meiste Pflege braucht deine Haut bei extremen Wetterbedingungen – also im Sommer, wenn es heiß ist, und im Winter, wenn es sehr kalt ist. Gerade im Winter wird die Haut zusätzlich belastet – von Dingen, an die du im ersten Moment vielleicht gar nicht denkst.

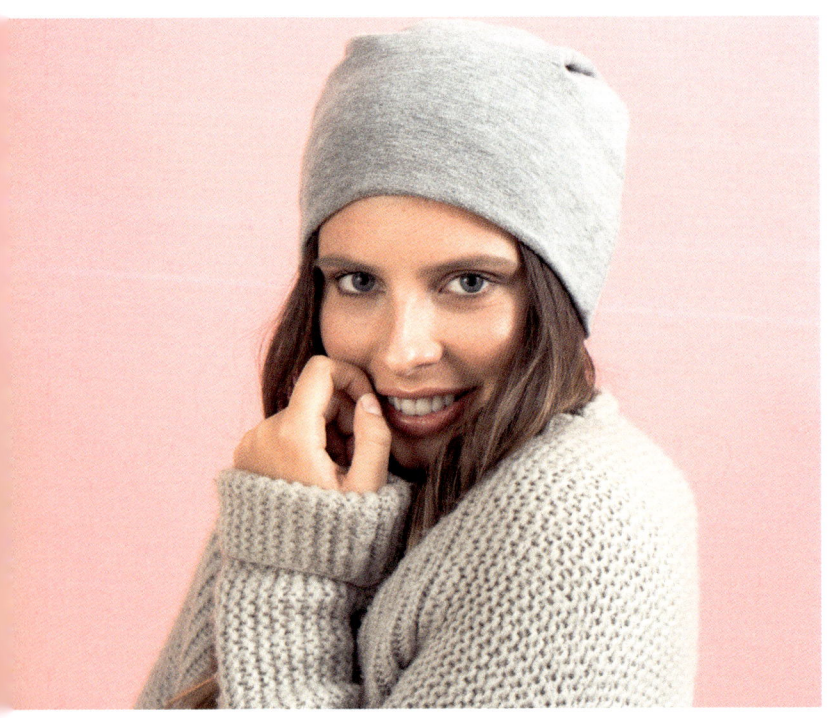

Stressfaktoren für Haut und Haare im Winter

+ Kälte: Bei Temperaturen unter 8 Grad vermindert sich die Talgproduktion und deine Haut braucht mehr Feuchtigkeit.
+ Heizung: Der Wechsel von draußen nach drinnen ins Warme und die Heizungsluft trocknen deine Haut und deine Haare zusätzlich aus.
+ Warme Kleidung: Das häufige An- und Ausziehen stresst deine Haut.
+ Sonne: Die Haut ist im Winter an weniger Sonne gewöhnt. Scheint sie dann doch oder bist du zum Wintersport in den Bergen, bekommst du leichter Sonnenbrand.
+ Kalte Hände: Bei Kälte sinkt die Durchblutung der Hände, sie werden schneller trocken und rissig.
+ Mütze: Kopfbedeckungen halten im Winter zwar schön warm, strapazieren aber deine Haare.

Erste Hilfe für Winterhaut

+ Auch im Winter bei Sonnenschein, vor allem in den Bergen, Sonnenschutz auftragen.

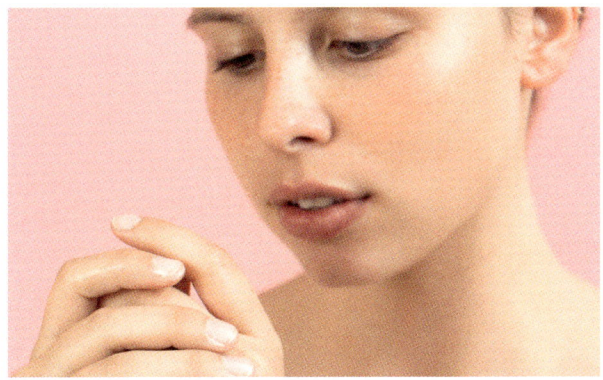

+ Eine etwas reichhaltigere Pflege für Gesicht und Körper verwenden.
+ Immer Handschuhe tragen und geschundene Hände mit extra Handcreme pflegen.
+ Trockene Lippen niemals ablecken, sondern immer eine Lippenpflege benutzen.
+ Gesicht nicht oder selten mit alkoholhaltigem Gesichtswasser reinigen.
+ Seltener peelen als sonst!
+ Auch wenn es schön ist im Winter – nicht zu lange (max. 15 Minuten) und zu heiß baden (max. 35 Grad).
+ Ellenbogen, Knie und Beine neigen im Winter besonders zur Trockenheit. Hier darfst du ganz sanft peelen und eine reichhaltige Pflege auftragen.
+ Durch das Mützetragen beanspruchtes Haar nicht zu heiß waschen und regelmäßig die Haare mit einer Kur verwöhnen.
+ Dein Zimmer etwa alle 2 Stunden kurz stoßlüften – so erhöht sich die Luftfeuchtigkeit im Raum wieder und deine Haut trocknet nicht so schnell aus.

Schöne Bräune auch im Winter

Gebräunte Haut wirkt irgendwie immer gesünder und schöner. Ausnahme: Elfenhafter Porzellanteint – der sieht das ganze Jahr über schön aus. Wer keine Schneewittchen-Haut hat und gerne auch im Winter braun sein möchte, greift deshalb gerne in die Beauty-Trickkiste. Darin zu finden: Solarium und Selbstbräuner.

Solarium

Das Solarium ist ein schneller, aber nicht unbedingt günstiger Weg zu gebräunter Haut. Und gesund ist die Bräune aus der Röhre leider auch nicht. Die UV-Strahlen der Geräte trocknen deine Haut aus, rauben ihr die Elastizität und lassen sie schneller altern. Ich würde euch von einem Solariumbesuch dringend abraten – der Preis, den deine Haut für den schnellen Sommerteint zahlt, ist einfach zu hoch.

Selbstbräuner

Im Gegensatz zum Solarium ist Selbstbräuner eine unschädlichere Methode, um sich im Winter etwas Bräune zu ermogeln. Selbstbräuner tönt nur die obere Hautschicht. Da sich diese regelmäßig erneuert, musst du, je nachdem wie oft du duschst, regelmäßig nachcremen. Selbstbräunungsprodukte gibt es in verschiedenen Varianten:

+ Schaum – optimal für Einsteiger. Der Schaum lässt sich super leicht verteilen. Perfekt für den Körper.

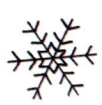

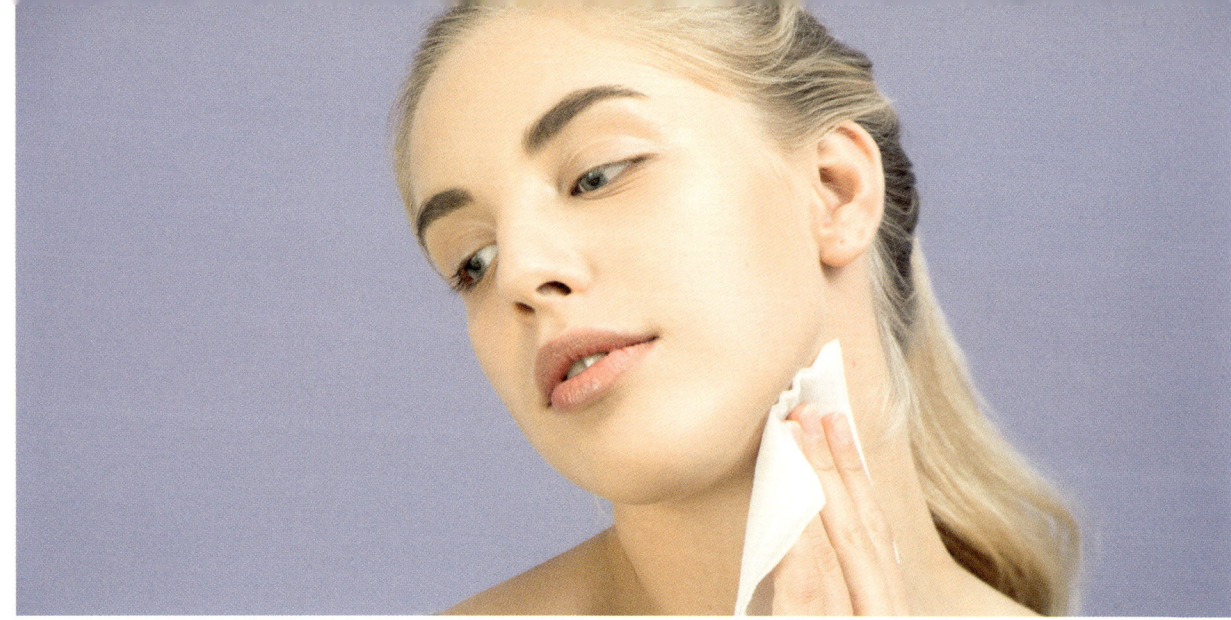

+ Creme – enthält reichlich Feuchtigkeit. Super für trockene Haut geeignet, insbesondere für das Gesicht, aber auch für den Körper.

+ Gel – zieht sofort ein, sodass du dich nach dem Auftragen direkt anziehen kannst. Ideal für normale bis fettige Haut. Bei trockener Haut lieber eine Selbstbräunercreme oder -milch verwenden. Das Gel muss ordentlich aufgetragen werden, sonst gibt es Streifen – also eher nichts für Anfänger. Für Gesicht und Körper geeignet.

+ Lotion – lässt sich leicht auftragen und ist für jeden Hauttyp sowie für den ganzen Körper und das Gesicht geeignet.

+ Tücher – superpraktisch für unterwegs. Ein Tuch reicht für eine Ganzkörperanwendung. Vorsicht! Es kann damit schnell zu Rändern bei Haaransatz und Brauen kommen. Besonders für Gesicht und Dekolletée geeignet, aber auch für den Körper.

+ Spray – die neuen Sprays müssen nur noch gesprüht und nicht mehr verrieben werden. Auf genügend Abstand (circa 20 Zentimeter) beim Aufsprühen achten. Super für schwer erreichbare Stellen wie den Rücken.

Und so trägst du den Selbstbräuner richtig auf:

+ Keine zu dunkle Nuance kaufen. Lieber zwei Mal (an zwei aufeinanderfolgenden Tagen) auftragen.

+ Haut vorher peelen (kein ölhaltiges Peeling verwenden).

+ Beine und Achseln vorher enthaaren.

+ Nicht direkt davor baden, das schwächt das Ergebnis.

+ Für Gesicht und Körper eventuell verschiedene Produkte verwenden. Es gibt auch speziellen Selbstbräuner nur für das Gesicht.

+ Erst einmal sparsam dosieren. Lieber mehrfach auftragen.

+ Nach dem Auftragen circa 20 Minuten einwirken lassen, bevor du dich anziehst (außer beim Gel).

+ Nach dem Auftragen mögliche Ränder an Brauen und Haaransatz und an den Händen entfernen.

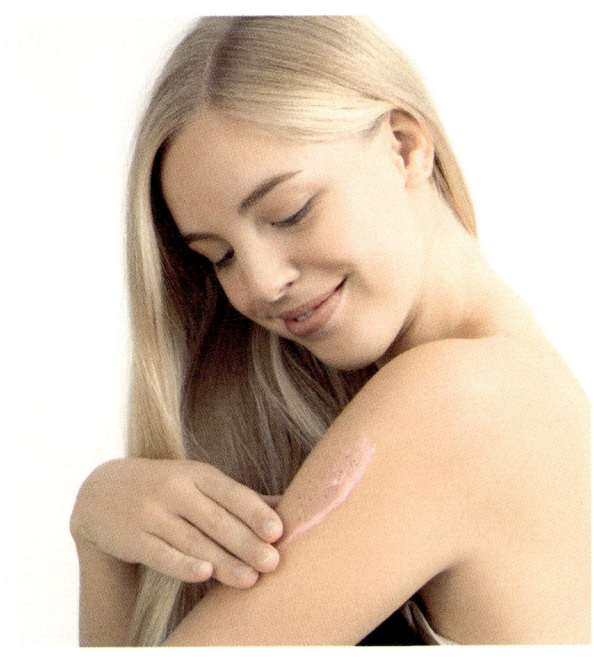

- ✛ Das Ergebnis ist nicht schön: ab in die Badewanne, einweichen lassen und dann gründlich peelen.
- ✛ Um die Bräune zu halten, 1 bis 2 Mal pro Woche den Selbstbräuner anwenden.

Richtig peelen

Deine Haut erneuert sich alle 28 Tage. Mit einem Peeling unterstützt du deine Haut dabei, bereits abgestorbene Hautschüppchen zu beseitigen. Das regt die Durchblutung an und lässt die Haut schön rosig wirken. Und es macht sie glatt – was für das Auftragen von Selbstbräuner wichtig ist. Vorsicht! Auch beim Peelen gilt: Viel hilft nicht immer viel. Zu häufiges Peelen schadet deiner Haut.

Wie oft peelen?
In der Regel reicht es, wenn du dein Gesicht 1 bis 2 Mal pro Woche peelst. Bei empfindlicher Haut eher seltener. Für deinen Körper reicht einmal pro Woche.

Welches Peeling für welchen Hauttyp?
Je trockener und sensibler deine Haut ist, desto seltener solltest du peelen. Nach dem Peeling sollte sich deine Haut frisch und entspannt anfühlen. Ist sie eher gereizt und gerötet, solltest du auf ein sanfteres Peeling-Produkt umsteigen und eventuell länger Pausen zwischen den Peelings machen. Dusch-, Zucker- und Salz-Peelings sind meist nur für den Körper geeignet. Verwende für das Gesicht ein spezielles, feineres Gesichts-Peeling.

Was du nach dem Peelen beachten solltest
Nach der Rubbelei braucht deine Haut auf jeden Fall jede Menge Feuchtigkeit. Verwöhne deine Haut mit einer reichhaltigen Pflege. Sie nimmt Nährstoffe jetzt besonders gut auf. Und nun heißt es auch: Ran an den Selbstbräuner – deine Haut ist jetzt optimal vorbereitet für eine schöne, gleichmäßige Bräune aus der Tube & Co.

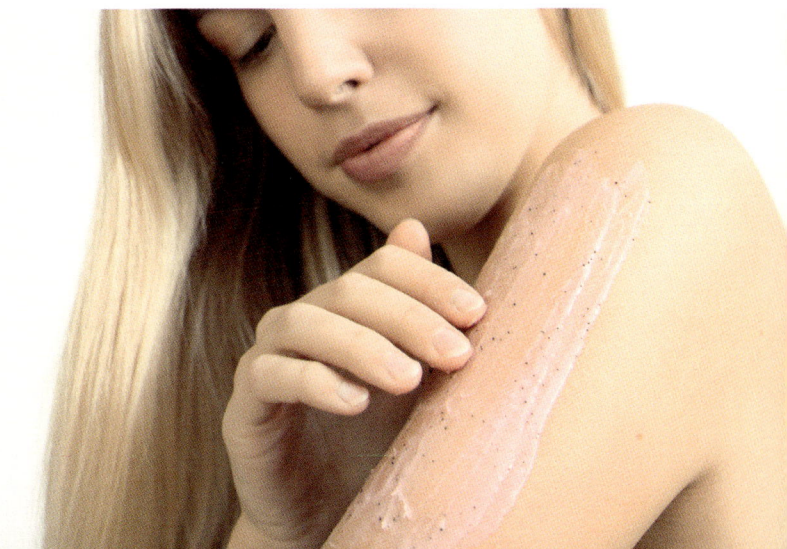

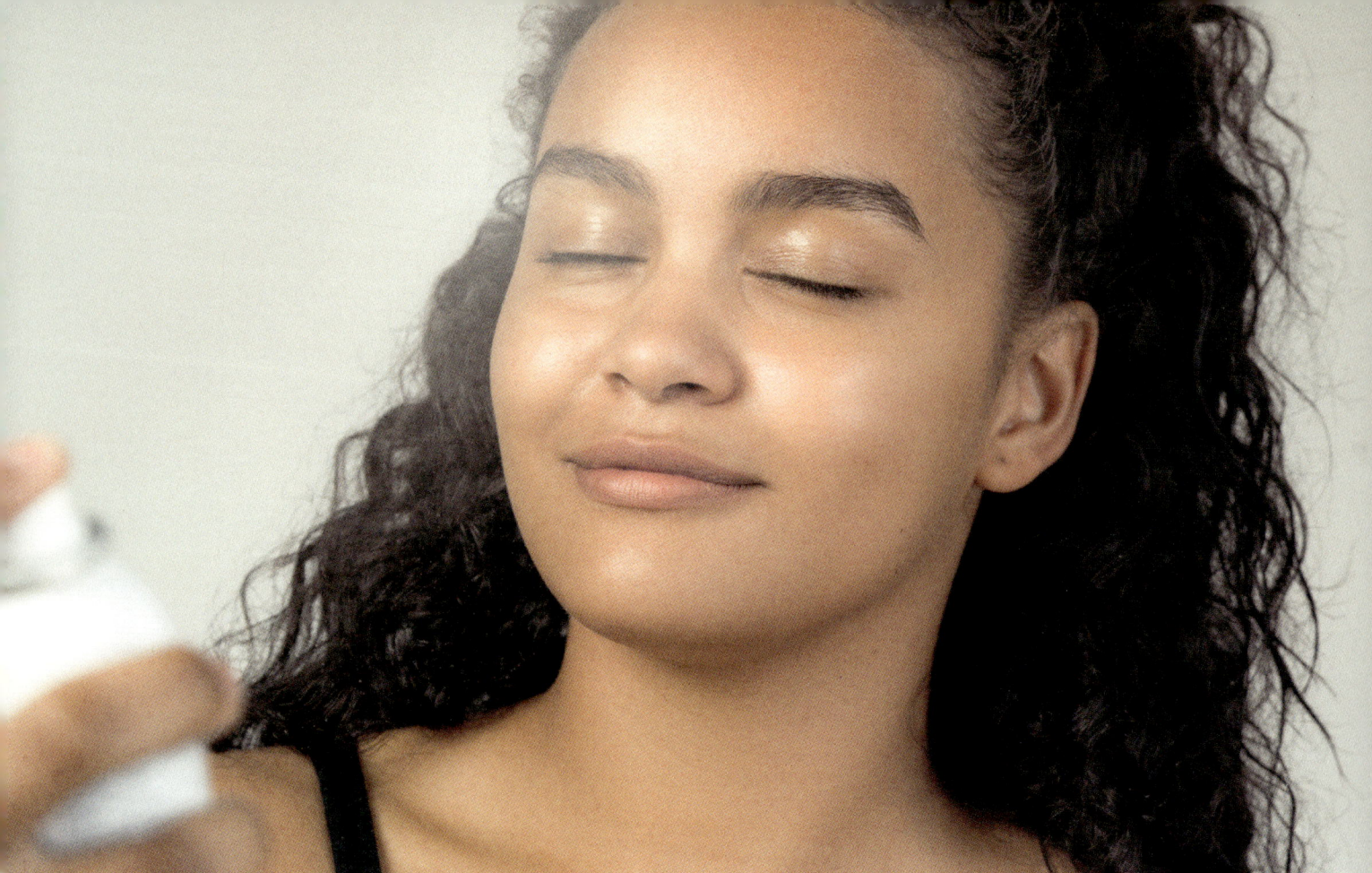

SOMMERPFLEGE

Tipps für heiße Sommertage

Sonnige Sommertage sorgen für gute Laune
– aber auch für besonders beanspruchte Haut.
Denn während du dich im Schwimmbad, beim
Baden im Meer oder Eisessen vergnügst, muss
deine Haut Schwerstarbeit leisten.

Stressfaktoren für Haut und Haar

+ UV-Strahlen stressen deine Haut und lassen sie schneller altern.
+ Chlorwasser entzieht deiner Haut und deinen Haaren Feuchtigkeit.
+ Chlorwasser kann vor allem blond gefärbtes Haar verfärben.
+ Meerwasser trocknet deine Haut und deine Haare aus.
+ Schweiß reizt deine Haut und kann die Poren verstopfen.
+ Häufiges Duschen lässt deine Haut austrocknen.

Erste Hilfe für Sommerhaut

+ Immer und regelmäßig mit einem Sonnenschutz mit hohem LSF (mindestens 30) eincremen.
+ Direkte Sonne meiden, besonders in den heißen Mittagsstunden.
+ Hautpflegeprodukte mit viel Feuchtigkeit, aber wenig Fett benutzen.
+ Viel trinken, um die Haut von innen mit Feuchtigkeit zu versorgen.
+ Nur lauwarm duschen. Zu heißes Duschen erhöht den Feuchtigkeitsverlust deiner Haut und zu kaltes Duschen lässt dich danach nur umso schneller wieder schwitzen.
+ Füße pflegen und Hornhaut entfernen, denn das senkt das Fußpilzrisiko – gerade bei regelmäßigen Schwimmbadbesuchen wichtig.
+ Bei zu Unreinheiten neigender Haut besonders leichte Pflege- und Sonnenschutzprodukte ohne Öl bzw. Fett benutzen.
+ Nach dem Baden im Pool oder Meer immer abduschen.

+ Einmal pro Woche eine tiefenreinigende Gesichtsmaske machen.
+ Nur leichtes Make-up verwenden.

SOS gegen Schwitzen

Zu einem richtigen Sommer gehört Schwitzen leider dazu. Dabei handelt es sich um eine wichtige Reaktion deines Körpers, um ihn zu kühlen.

+ Richtig ernähren – deftige, scharfe und fettige Gerichte können zu vermehrtem Schwitzen führen.
+ Salbei hilft gegen Schwitzen – gibt es als Tabletten in der Apotheke oder einfach als Tee.
+ Fette und schwere Pflegeprodukte vermeiden – auf Gelpflege umsteigen.
+ Leichtes Make-up benutzen.
+ Überschüssiges Fett im Gesicht regelmäßig mit einem sauberen Papiertuch abtupfen.
+ Thermalsprays verwenden, um das Gesicht zu kühlen und deine Haut zu entspannen.
+ Gegen unangenehme Gerüche kannst du jegliches Deodorant verwenden.
+ Wenn du stärker schwitzt, kann dir ein Antitranspirant helfen, sie unterdrücken die überflüssige Schweißproduktion.
+ Deodorants und Antitranspirantien sind oft Chemiecocktails, es gibt aber auch Alternativen mit besseren Inhaltsstoffen.

AKNE
Richtig behandeln & abdecken

Akne gehört zu den häufigsten Hauterkrankungen der Welt. Es ist also kein
Zufall, wenn es dich trifft, und du bist ganz
und gar nicht allein. Von Akne spricht man
erst, wenn du mit einer größeren Anzahl
von Pickeln und Mitessern zu kämpfen
hast, die auch immer wiederkehren.

VON DER NORMALEN AKNE,
ACNE VULGARIS, SIND ETWA
80 % ALLER JUGENDLICHEN
BETROFFEN.

Akne entsteht durch Hormonchaos, welches zu einer überhöhten Talgproduktion
führt. Dadurch werden die Poren verstopft
und entzünden sich.

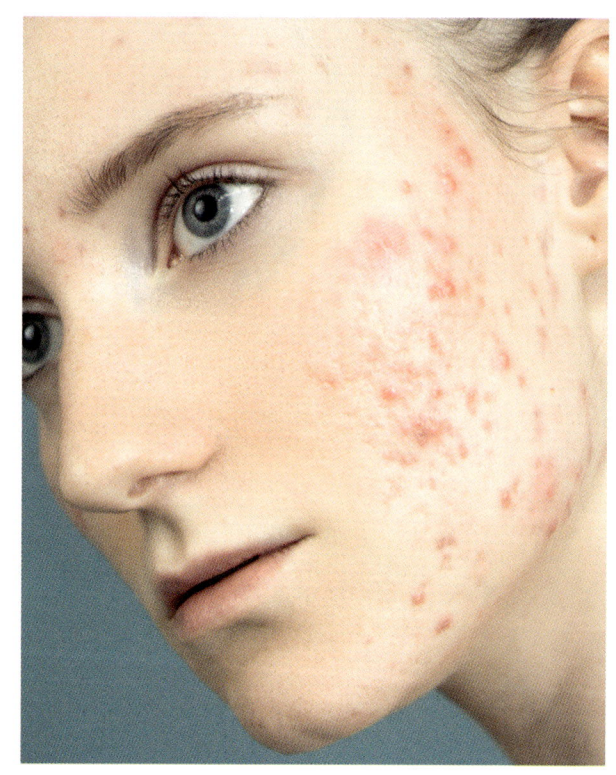

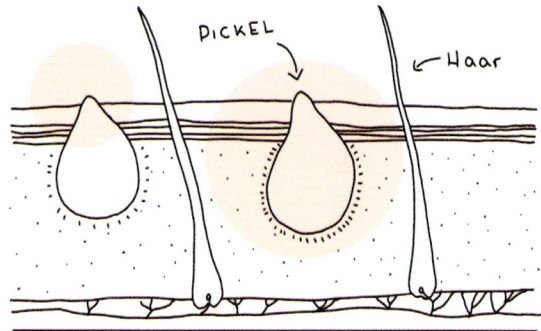

PICKEL

Haar

Es gibt 4 Schweregrade von Akne

Typ 1: Es zeigen sich vermehrt Mitesser.

Typ 2: Mitesser und einzelne entzündete Pusteln sind sichtbar.

Typ 3: Es bilden sich Zysten oder gleich mehrere Pickel an einer Hautstelle.

Typ 4: Schwere Entzündungen und Abszesse mit Narbenbildung kennzeichnen die Haut (Acne fulminans).

Bei Typ 3 und 4 solltest du unbedingt den Rat eines Hautarztes suchen und nicht selbst an deiner Haut herumdoktern. Aber auch bei den ersten beiden Typen bekommst du bei deinem Hautarzt professionelle Hilfe.

Hautpflege bei unreiner Haut

Wenn deine Haut zu Pickeln und Mitessern neigt, kannst du mit der richtigen Pflege gut gegensteuern. In den meisten Fällen verschwinden Hautunreinheiten zwar nicht über Nacht (auch wenn das so manches Produkt verspricht), aber du kannst sie deutlich reduzieren.

SOS-Pflegeprodukte bei unreiner Haut

+ Morgens und abends spezielle Reinigung für unreine Haut verwenden. Viele Waschmittel für unreine Haut trocknen die Haut jedoch stark aus. Wenn du also trockene oder sensible Haut hast und sie mit Schuppen und Spannung reagiert, steig lieber auf eine mildere Reinigung um.

+ On-the-Spot-Soforthilfe bieten kleine Stifte oder Roller, die direkt auf entzündete Pickel aufgetragen werden und sie so gezielt austrocknen. Am besten über Nacht wirken lassen.

+ Spezielle Gesichtsmasken, zum Beispiel Heilerde, reinigen die Haut porentief und wirken entzündungshemmend. Einmal pro Woche anwenden reicht.

+ Mitesser-Stripes, die Mitesser mit einem Pflaster, an dem die kleinen schwarzen Punkte kleben bleiben, aus der Haut ziehen, können Mitesser deutlich verringern. Zumindest kurzfristig.

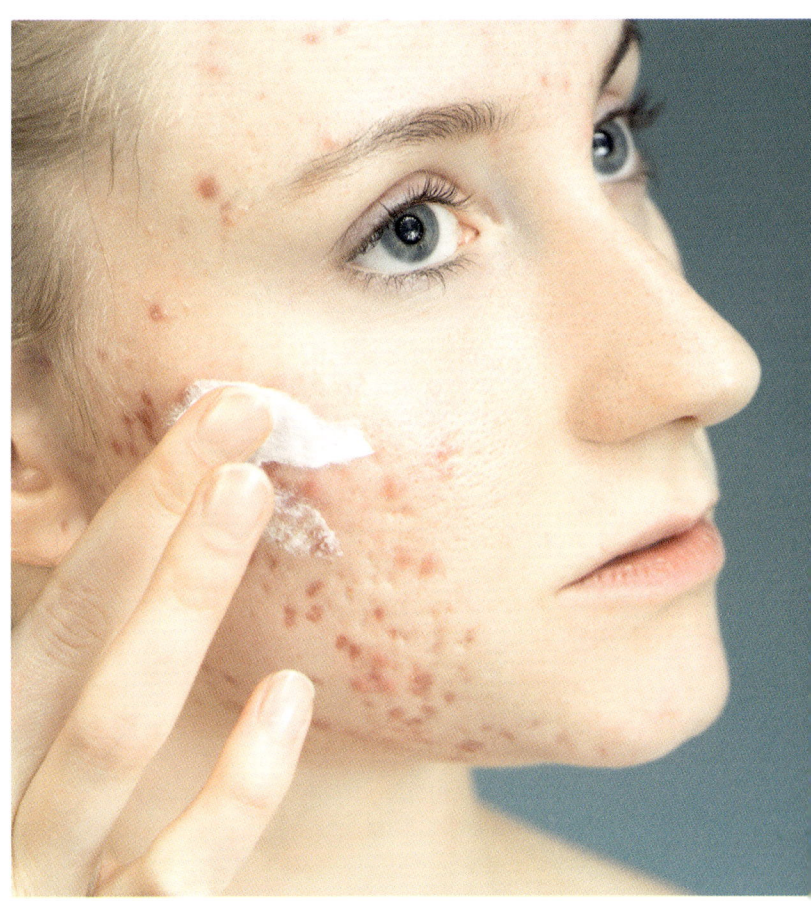

- Pflegeserie für unreine Haut verwenden. Hier gibt es zig verschiedene von verschiedenen Herstellern – einfach durchprobieren, was zu deinem Hauttyp passt. Oft ist es wirklich effektiver, wenn all deine Pflegeprodukte aus einer einzigen Serie einer bestimmten Marke stammen, da die einzelnen Produkte so optimal aufeinander abgestimmt sind.
- Achte auch bei deinem Make-up darauf, dass es für fettige und unreine Haut geeignet ist.
- Wenn du fettige Haut hast, auf Mineralpuder verzichten. Das verstopft deine Poren zusätzlich und sorgt für mehr Pickel.
- Dein Hautarzt kann dir auch spezielle Cremes für deinen Aknetyp verschreiben. Damit aber immer sparsam umgehen.

Natürliche Produkte gegen Pickel

Auch bei der Anwendung von natürlichen Produkten auf unreiner Haut solltest du vorsichtig sein. Denn nur weil ein Mittel aus der Natur stammt, ist es nicht unbedingt mild.

Zink – gibt es als Zinkcreme im Drogeriemarkt. Zink hat eine austrocknende und entzündungshemmende Wirkung. Am besten nur punktuell über Nacht anwenden und die Haut am nächsten Morgen mit einer fettfreien Feuchtigkeitscreme pflegen.
Teebaumöl – wirkt antiseptisch. Leider riecht es sehr stark und kann bei empfindlicher Haut zu Reizungen führen. Sparsam verwenden.
Heilerde – entspannt und pflegt unreine Haut zugleich. Als Maske 1- bis 2-mal pro Woche anwenden.

Hygiene – Verwende immer verschiedene Handtücher für Gesicht und Körper. Und drücke nicht mit ungewaschenen Händen an Pickeln herum – am besten gar nicht herumdrücken!

„CALL OF BEAUTY"-TIPP

Wenn du wirklich an einer Akneerkrankung – und nicht nur an ein paar Pickeln und Mitessern hier und da – leidest, lass bitte die Finger von deiner Haut. Bei einer ernsten Akne (Typ 3 und 4) muss unbedingt der Hautarzt ran. Für dich gilt: Finger weg, auch wenn der Reiz noch so groß ist!

Schminktipps für unreine Haut

Wenn du deine Pickel nicht loswerden kannst, dann möchtest du sie wenigstens so gut es geht abdecken. Verständlich! Statt dein Gesicht aber unter einer dicken Make-up-Schicht zu verstecken, rate ich dir, Pickel lieber punktgenau mit den richtigen Produkten abzudecken.

1 Unreine Haut immer nur mit gewaschenen Händen und wirklich sauberen Make-up-Tools schminken – bei akuter Akne Pinsel, Schwämmchen und Co. täglich reinigen.

2 Bereite deine Haut nun mit einem speziellen Primer vor, der grüne Farbpigmente enthält und so Rötungen optisch minimiert.

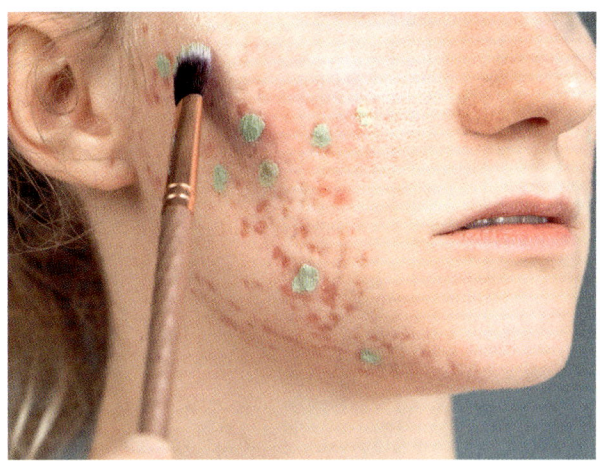

3 Mit einem Concealer nun gezielt Pickel oder gerötete Stellen betupfen. Du kannst auch spezielle Concealer mit antibakteriellen und entzündungshemmenden Wirkstoffen verwenden. Sinn des Abdeckens ist, dass die Rötung abgeschwächt wird. Also nicht einfach nur Concealer daraufklecksen, sondern einen Concealer in der passenden Nuance sauber auftragen (mit Pinsel oder Finger, dabei unbedingt Punkt 1 beachten) und verblenden.

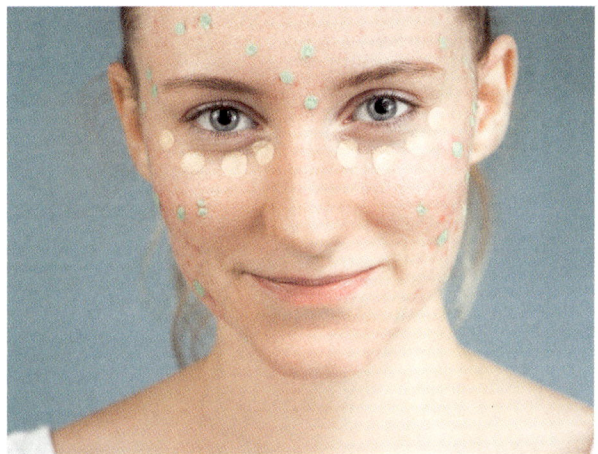

Nun ein Make-up verwenden. Achte darauf, dass es deinem Hauttyp und Hautton entspricht und es sich sauber mit dem Concealer verbindet. Bitte bedenke, dass die Gleichung „Je mehr Make-up, desto unsichtbarer die Pickel" nicht stimmt. Zu viel Concealer und Foundation betonen Pickel sogar noch.

4 Abschließend kannst du noch Puder auftragen, um Glanz zu vermeiden. Außerdem fixiert Puder den Concealer, wenn du kein Make-up verwendest.

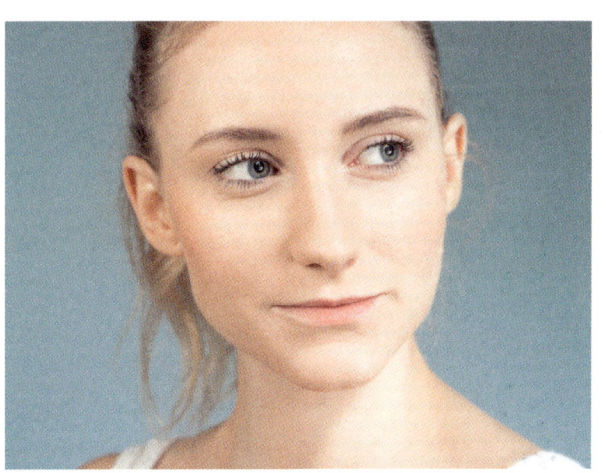

PROBLEMHAUT

Tipps für ein ebenmäßigeres Hautbild

Auch wenn du zu den circa 20 % aller Jugendlichen gehörst, die nicht an Akne leiden, heißt das nicht, dass deine Haut nicht zu Unreinheiten oder Mitessern neigen kann.

Weiße und schwarze Mitesser

Mitesser sind das Hauptproblem des leichtesten Aknetyps (Akne Typ 1) und können auch bei Menschen ganz ohne eine Akneerkrankung auftreten. Es gibt sie in Weiß und Schwarz. Sind deine Poren verstopft, kann der Talg, den deine Haut ständig produziert, damit sie nicht austrocknet, nicht abfließen. Es bildet sich ein weißer Mitesser. Dies kann auch zu einer Porenerweiterung führen. Gelangt Luft an den weißen Mitesser, oxidiert der Inhalt des Mitessers und wird schwarz.

Mitesser richtig entfernen

Am professionellsten lässt du dir deine Mitesser von einer Kosmetikerin entfernen. Wenn du es lieber selbst machen möchtest, gehe wie folgt vor:

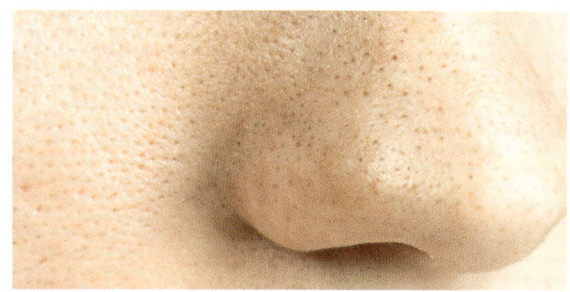

+ **Vorbereitung:** Nach dem Duschen oder Baden sind deine Poren weit geöffnet. Jetzt ist der richtige Zeitpunkt, um zum Schlag gegen die schwarzen Pünktchen auszuholen.
+ **Attacke:** Umwickle deine Zeigefinger mit einem weichen Papiertuch oder trage sterile Einmalhandschuhe und drücke die Mitesser sanft aus. Die Position der Finger immer wieder ändern, um Narben zu verhindern. Meine Empfehlung: Schonender und einfacher kannst du deinen Mitessern auch mit Anti-Mitesser-Streifen zu Leibe rücken.
+ **Desinfizieren:** Nach dem Entfernen deiner Mitesser die Stellen mit alkoholhaltigem Gesichtswasser desinfizieren. Vorsicht: Nicht großflächig auftragen!

- ✛ **Pflegen:** Danach eine leichte, nicht fettende Feuchtigkeitspflege auftragen.
- ✛ **Vorbeugen:** Gesicht morgens und abends gründlich reinigen und Produkte mit Beta-Hydroxysäure oder Salicylsäure verwenden. Wichtig: säurehaltige Produkte erst 24 Stunden NACH dem Ausdrücken der Mitesser auftragen. Bei empfindlicher Haut besser auf säurehaltige Produkte verzichten.

Große Poren

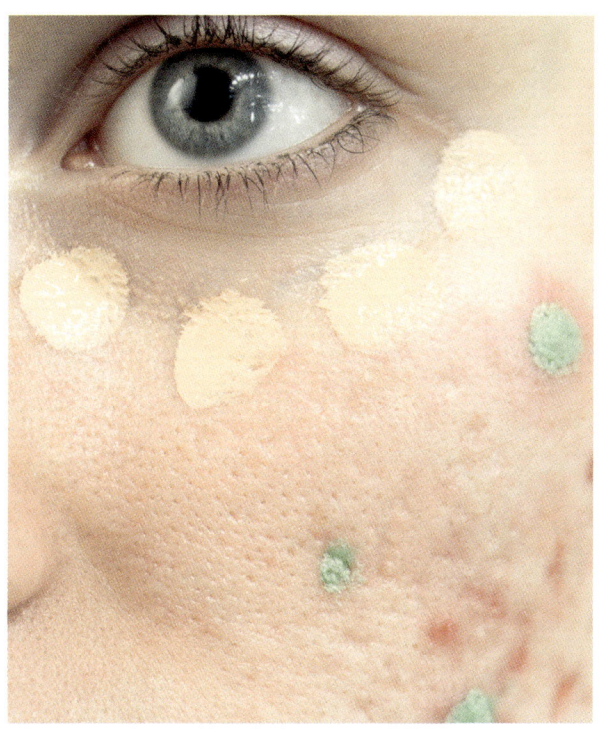

Die Größe deiner Poren ist Veranlagung. Deine Gene entscheiden mit, ob du eher zu kleinen oder großen Poren neigst. Außerdem entstehen große Poren durch eine erhöhte Talgproduktion, wenn der Talg nicht abfließen kann. Es kommt zu weißen Mitessern, die die Poren dehnen. Einmal geweitet, ziehen sich die Poren nicht wieder zusammen. Deshalb ist die richtige Hautpflege und Reinigung bei unreiner Haut und Mitessern so wichtig.

Was tun gegen große Poren?

Egal, was dir bestimmte Produkte versprechen – große Poren können durch keinen derzeit bekannten Wirkstoff faktisch verkleinert werden. Was also tun? Große Poren lassen sich durch bestimmte Produkte optisch verkleinern. Zum einen kannst du Gesichtswasser oder Lotionen mit zusammenziehender Wirkung verwenden. So wirken deine Poren kleiner. Der Effekt hält aber nur zeitlich begrenzt, da die Haut die Wirkstoffe nach und nach wieder abbaut. Ein zweiter Pflegetrick, um große Poren zu kaschieren, sind Produkte mit mattierenden Pigmenten oder Silikonen, die die winzigen Unebenheiten auffüllen.

Großen Poren vorbeugen

Das beste Mittel gegen große Poren ist, sie gar nicht erst entstehen zu lassen – gerade bei fettiger Haut. Wie? Durch gründliche Reinigung morgens und abends, talgreduzierende und entzündungshemmende Pflegeprodukte, wöchentliche Peelings und einen gelegentlichen Besuch bei der Kosmetikerin zur sogenannten professionellen Ausreinigung.

Aknenarben

Durch eine schwere Akneerkrankung oder bei falschem Umgang mit einzelnen Pickeln (Ausdrücken zu Hause mit ungewaschenen Händen etc.) können unschöne Aknenarben zurückbleiben. Auch hier heißt der beste Tipp: Vorbeugen! Also Pusteln und Mitesser lieber professionell entfernen lassen und nicht selbst daran herumdoktern. Und wenn doch, dann unbedingt mit sauberen Händen und der richtigen Technik.

Wenn du nun aber schon Aknenarben hast, gibt es ein paar Tricks und Mittelchen, um sie verschwinden zu lassen:

Mit Make-up kaschieren
Narbengewebe hat oftmals einen leicht anderen Hautton als der Rest der Haut. Wenn

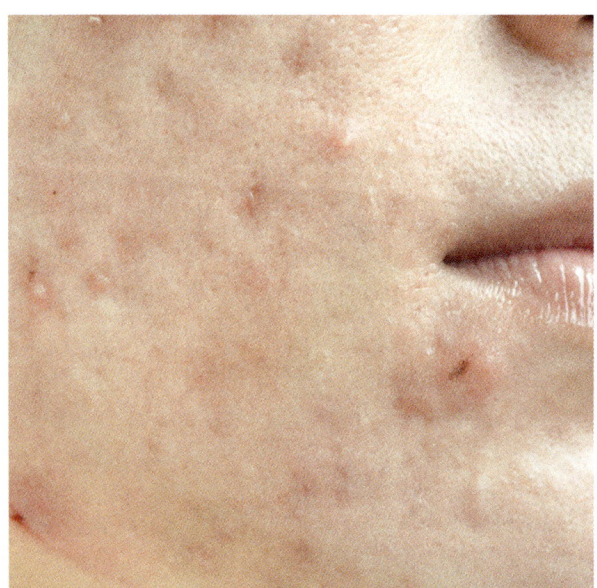

dein normales Make-up nicht alles abdeckt, probiere es mit Camouflage-Make-up – dabei unbedingt auf den richtigen Farbton achten, sonst sieht es schnell maskenhaft aus. Optisch helfen auch Pflegeprodukte mit den Wirkstoffen Kollagen und Hyaluronsäure.

Medizinische Cremes & chemische Peelings
Bei leichten Aknenarben kann dein Hautarzt dir spezielle Cremes oder Peelings verschreiben, die mit medizinischen Wirkstoffen deine Haut geschmeidiger machen und für eine bessere Durchblutung sorgen. Das glättet leichte Narben.

Dermabrasion
Ist die Narbenbildung etwas ausgeprägter, hilft in vielen Fällen eine Dermabrasion. Hierbei werden die oberen Hautschichten durch spezielle Schleifgeräte oder Sandstrahler abgetragen, sodass sich die Tiefe der Narben verringert.

Für Härtefälle
In ganz besonders schweren Fällen kann der Dermatologe auch eine Laserbehandlung oder gar Operation empfehlen. Diese Optionen sind aber wirklich nur für extrem starke Aknenarben gedacht.

Pigmentflecken

Rund 80 % aller Frauen in Deutschland haben Pigmentflecken im Gesicht oder am Körper. Solltest du also auch eine Verfärbung der Haut haben, bist du nicht alleine damit.

Was sind Pigmentflecken?

Pigmentflecken (Hyperpigmentierung) gibt es in Braun, Rot oder auch Gelb. Es handelt sich um nicht erhabene, unregelmäßige Verfärbungen der Haut. Auch wenn die Flecken in den meisten Fällen absolut harmlos sind, solltest du so eine Stelle sicherheitshalber immer vom Hautarzt untersuchen lassen.

Wie entstehen Pigmentflecken?

Oft sind Pigmentflecken angeboren. Sie können aber auch häufig da entstehen, wo deine Haut der Sonne ausgesetzt ist. Aber auch Hormonveränderungen (z.B. durch die Einnahme der Pille), bestimmte Duftstoffe oder Medikamente können die Hautverfärbungen entstehen lassen. Und auch entzündliche Hauterkrankungen wie Akne fördern manchmal eine Hyperpigmentierung.

Pigmentflecken vorbeugen

Wenn die Flecken erst einmal da sind, gehen sie nicht so schnell wieder weg. Du kannst sie durch medizinische und kosmetische Mittel zwar aufhellen, aber sobald Sonnenlicht auf die Pigmente trifft, färben sie sich wieder dunkler. Wenn du zu Pigmentflecken neigst, solltest du deshalb lieber vorbeugen:

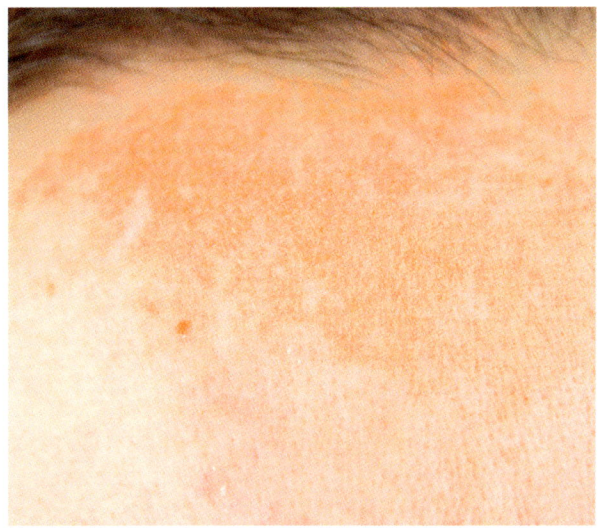

+ Sonnenschutz verwenden – vor allem im Gesicht, das ganze Jahr hindurch. Am besten mindestens LSF 30.
+ Keine Solariumbesuche!
+ Direktes und starkes Sonnenlicht (Mittagssonne) vermeiden.
+ Im Sommer nur alle 2 Wochen peelen. Peelen macht die Haut dünner und die Pigmente können schneller nachdunkeln.
+ Beipackzettel von Medikamenten lesen und Apotheker oder Arzt um Hinweise bitten. Wenn das Präparat deine Haut sonnenempfindlicher macht, wie beispielsweise bei einigen Aknecremes, immer hohen Sonnenschutz zusätzlich verwenden.

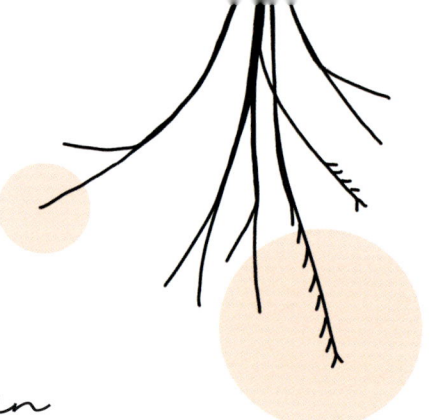

HAARPFLEGE
Gegen Spliss und Schuppen

Die schlechte Nachricht zuerst: Spliss kann man nicht reparieren! Kein Pflegeshampoo, keine Spülung und auch keine Maske der Welt kann die Spaltung der Haarspitzen rückgängig machen. Spliss bedeutet nämlich, dass sich die Enden deiner Haare durch äußere Belastung in ein oder mehrere Stränge aufgeteilt haben. Das lässt das Haar stumpf und strohig wirken.

Was hilft gegen Spliss?
Ist der Spliss erst einmal da, hilft tatsächlich nur noch … abschneiden. Deshalb lieber vorbeugen.

Spliss vorbeugen
+ Regelmäßig Haareschneiden – auch wenn du deine Haare wachsen lassen willst, solltest du regelmäßig die Spitzen schneiden lassen. Denn irgendwann bekommt jedes Haar Spliss.
+ Seidenkissen – ein Kissenbezug aus Seide minimiert die Reibung an deinen Haaren beim Schlafen und damit das Risiko für Spliss.
+ Haarmasken – Feuchtigkeit ist dein bester Freund im Kampf gegen Spliss:

Gönne deinen Haarspitzen einmal wöchentlich eine Extraportion Nährstoffe und Feuchtigkeit.
+ Rubbelverbot – nasse Haare nicht trockenrubbeln, sondern lieber mit dem Handtuch umwickelt drücken. Weniger Reibung = weniger Spliss!
+ Keep it cool – Hitze entzieht dem Haar Feuchtigkeit. Deshalb nur mit lauwarmem Wasser waschen, nicht zu heiß föhnen. Und beim Stylen mit Glätteisen und Lockenstab immer Hitzeschutz verwenden.
+ Richtig bürsten – unvorsichtiges Kämmen kann dein Haar strapazieren. Bürsten mit abgerundeten Naturfasern minimieren die Belastung deiner Haare.
+ Natürlichkeit – chemische Behandlungen wie Färben, Tönen oder Dauerwellen schaden den Haaren. Deshalb nur so oft wie nötig – und nach Möglichkeit die Spitzen auslassen.

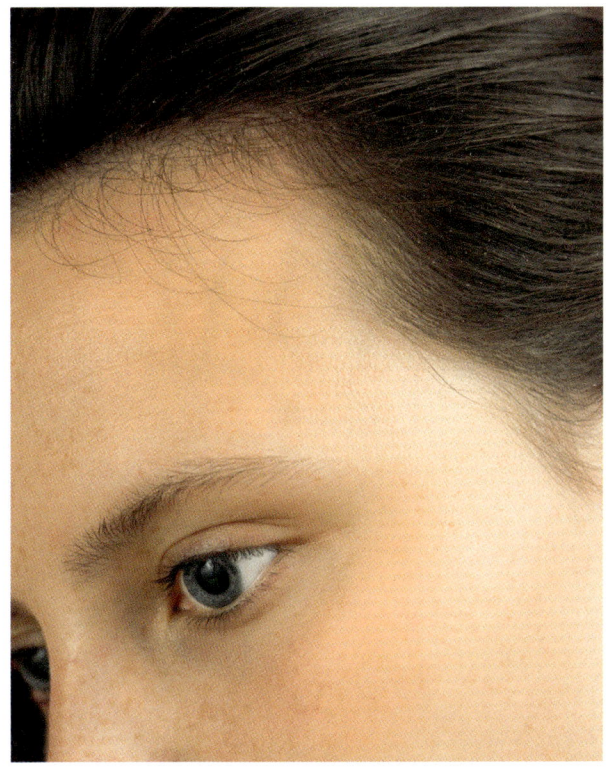

Nie wieder Schuppen

Was rieselt denn da? Es gibt 2 Arten von Schuppen: Trockene, weiße Schuppen entstehen hauptsächlich durch zu trockene Kopfhaut, fettige Schuppen durch erhöhte Talgproduktion.

Das verursacht Schuppen

Folgende Haarpflege-Fails können zu Schuppen führen:

+ Zu viel Shampoo.
+ Zu häufiges Waschen.
+ Zu stark parfümierte Produkte.
+ Zu schäumende Produkte.
+ Zu heißes Wasser beim Waschen.
+ Zu viel Hitze durch Föhn, Glätteisen oder Lockenstab.
+ Vorbeugendes Verwenden von Anti-Schuppen-Shampoo.

Pflegetipps gegen Schuppen

Und was macht man, wenn die kleinen weißen Flöckchen schon da sind?

+ Haarpflegeprodukte auf deinen Haar- und Kopfhauttyp anpassen.
+ Kopfhaut und Haare mit mildem, feuchtigkeitsspendendem Shampoo waschen.
+ Nicht zu heiß waschen.
+ Nicht zu heiß föhnen.
+ Einmal pro Woche eine pflegende Haarkur verwenden.
+ Kopfhaut mit einer Extrapflege versorgen.
+ Schuppenshampoo kann helfen, ist aber nicht unbedingt nötig. Nur zeitlich begrenzt im Akutfall verwenden.
+ Oft entstehen Schuppen auch durch ZU VIEL Pflege – hier können ein mildes Babyshampoo („ohne Ziepen") und der Verzicht auf sonstige Produkte helfen.

„CALL OF BEAUTY"-TIPP

In der Regel lassen sich Schuppen prima selbst behandeln, indem man seine Pflegeroutine etwas umstellt. Sollten deine Schuppen trotz angepasster Pflege nicht verschwinden, kannst du dich auch an deinen Hautarzt wenden.

Das richtige Shampoo

Bei der Haarpflege ist es wie bei der Hautpflege – man muss seinen eigenen Typ kennen. Denn solange du zum Waschen und Pflegen nicht die zu deinem Haar passenden Produkte verwendest, wirst du kein optimales Ergebnis erzielen.

Welche Haartypen gibt es und welches Shampoo passt dazu?

Es gibt Haartypen und es gibt Haarprobleme. Diese beiden Sachen sollte man unterscheiden. Shampoo ist in erster Linie dafür da, deine Haare zu reinigen. Für die intensive Pflege einzelner Probleme sind Conditioner und Masken zuständig.

Fettiges Haar

Wenn deine Haare nach dem Waschen schnell nachfetten, leidest du vermutlich unter einer genetisch bedingten Überproduktion deiner Talgdrüsen.
Dein Shampoo: Produkte, die die Talgproduktion drosseln, verwenden. Sie enthalten oft Wirkstoffe wie Teebaumöl, Zitronenmelisse, Zitrus oder Rosmarin.

Trockenes Haar

Dein Haar ist eher strohig, strapaziert und reagiert empfindlich auf Hitze? Dann hast du vermutlich trockenes Haar.
Dein Shampoo: Milde Produkte mit weniger Tensiden und feuchtigkeitsspendenden Wirkstoffen wie Kokosöl, Arganöl etc. sind perfekt für dich.

Feines Haar

Dünnes Haar hat weniger Keratinplättchen als andere Haartypen und wirkt deshalb schneller schlaff.
Dein Shampoo: Volumenshampoo sorgt für mehr Griffigkeit und Stand. Es macht das Haar außerdem leichter und verhindert statisches Aufladen.

Lockiges Haar

Lockiges Haar neigt oft zu kaputten Spitzen und Frizz.
Dein Shampoo: Für dich sind Shampoos für strapaziertes Haar geeignet – sie glätten die Oberflächen, bändigen und pflegen.

„CALL OF BEAUTY"-TIPP

Du kannst dich nicht eindeutig einem Typ zuordnen? Dann ist es wichtig, deinen Haartyp von deinem Haarproblem zu trennen. Wenn du fettige und kaputte Haare hast, bist du Haartyp „Fettiges Haar" mit dem Problem „geschädigtes Haar". Entsprechend deinem Haartyp wählst du dein Shampoo; für dein Problem ist dein Conditioner bzw. deine Maske zuständig.

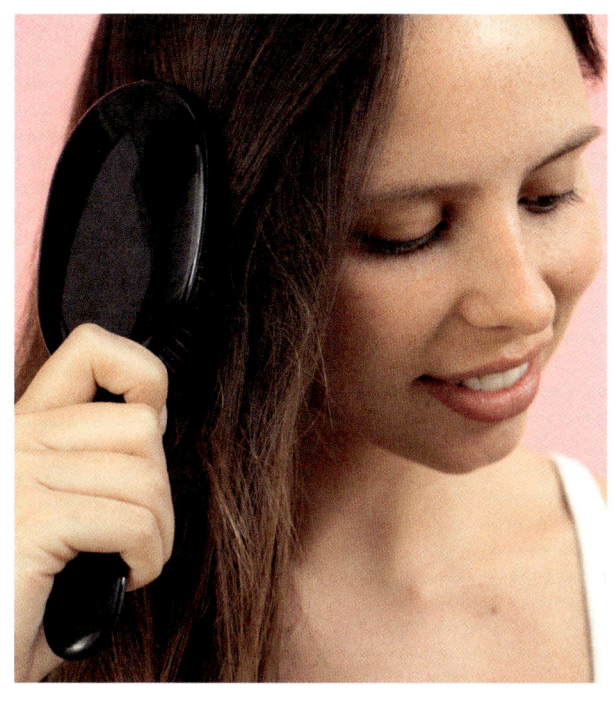

Der richtige Conditioner

Nachdem du deine Haare mit dem richtigen Shampoo gereinigt hast, versiegelt der Conditioner die Haarstruktur wieder und versorgt dein Haar, je nach Wirkstoffcocktail, mit Feuchtigkeit, Glanz, Farbe, Geschmeidigkeit, Volumen etc.

Wenn nötig, zum Beispiel bei schwer kämmbarem Haar, kannst du Conditioner täglich verwenden. Wenn dein Haar hingegen pflegeleicht und gesund ist, reicht es auch bei jeder zweiten bis dritten Haarwäsche.

Welchen Conditioner nehme ich?

Wähle den Conditioner, der zu deinem Haarproblem (beispielsweise strapaziert, schlaff, stumpf) passt. Wenn du kein konkretes Problem hast, kannst du einen Conditioner nehmen, der zu deinem Haartyp oder deinen Haareigenschaften passt (für coloriertes, für blondes, für trockenes Haar etc.).

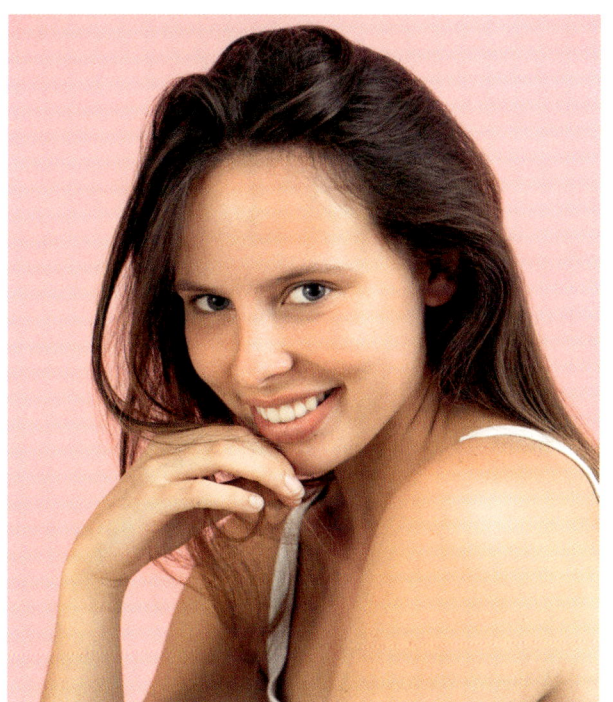

„CALL OF BEAUTY"-TIPP

Was ist der Unterschied zwischen Conditioner und Spülung? Es gibt keinen. Das sind nur verschiedene Bezeichnungen, nämlich die englische und deutsche, für das gleiche Produkt.

Die richtige Haarmaske

Die Haarmaske ist sozusagen der Superheld unter den Haarpflegeprodukten. Während Shampoo und Conditioner für die Reinigung und Grundpflege deiner Haare sorgen, ist die Haarmaske der Retter in der Not. Im optimalen Fall behebt sie all die kleinen Schäden, die durch tägliches Styling und äußere Einflüsse entstehen.

Welche Maske für dein Haar?

Hier kommt es wirklich darauf an, welche Bedürfnisse deine Haare haben. Achte bei der Haarmaske immer darauf, dass du wirklich nur eine Maske verwendest, die für die Probleme deiner Haare ausgelegt ist. Bei fettigem Haar tust du dir keinen Gefallen, wenn du eine extra reichhaltige Maske für trockenes Haar verwendest.

Erst lesen, dann pflegen

Halte dich bei der Anwendung der Haarmaske unbedingt an die Packungsanleitung. Wenn du die vorgeschriebene Menge, Einwirkungszeit oder Häufigkeit eigenmächtig änderst, kann das Produkt nicht richtig wirken.

„CALL OF BEAUTY"-TIPP

Was ist der Unterschied zwischen einer Haarmaske und einer Haarkur? Es gibt nicht wirklich einen. In manchen Fällen pflegen Masken noch intensiver als Kuren, aber das ist von Marke zu Marke verschieden.

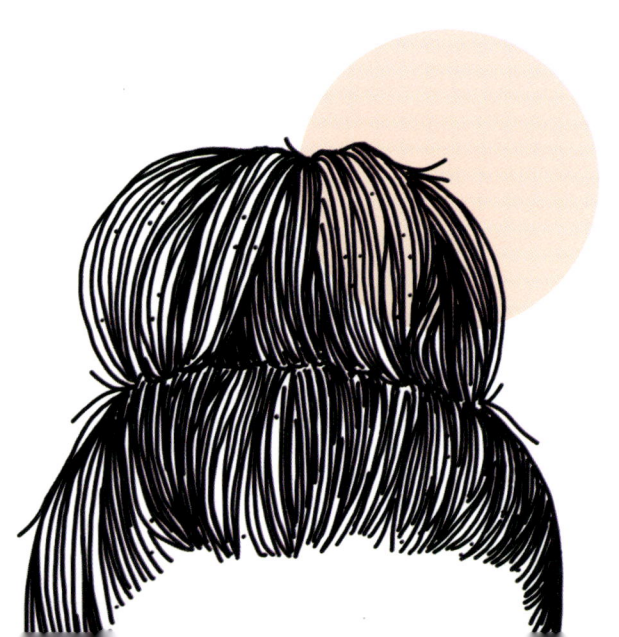

Der richtige Hitzeschutz

Kein Glätten und keine Locken ohne Hitzeschutz – das ist die oberste Regel bei der Arbeit mit Lockenstab und Glätteisen. Hitzeschutzprodukte sind nämlich nicht nur irgendein weiteres Beauty-Gadget, sondern absolut notwendig, wenn du gestylte und gesunde Haare haben willst.

Wie wirkt ein Hitzeschutz?

Der Hitzeschutz legt sich als Schutzschicht um dein Haar und schützt es vor Verletzungen durch hohe Temperaturen beim Stylen.

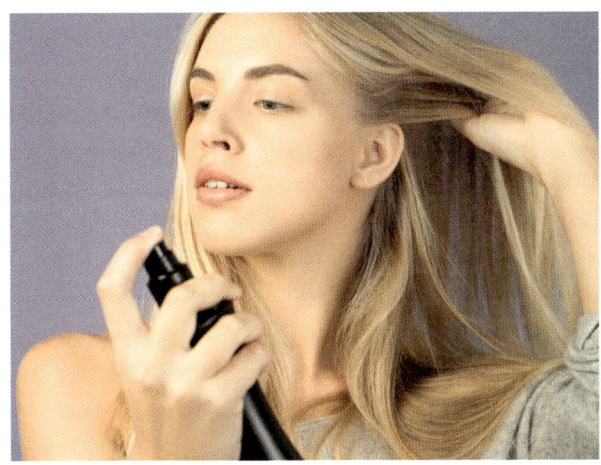

Die verschiedenen Hitzeschutzprodukte

Alle Hitzeschutzprodukte werden ins feuchte oder nasse Haar eingebracht und sind Leave-in-Produkte, sie werden also nicht wieder ausgespült. Sie unterscheiden sich in ihrer Konsistenz und Anwendung, dienen aber alle dem Schutz der Haare vor der Hitze. Auch beim Hitzeschutz gilt: Bei der Produktwahl den eigenen Haartyp beachten. **Hitzeschutzspray** wird in die leicht feuchten Haare gesprüht. Einfach und schnell anzuwenden. **Hitzeschutzfluid** ist etwas dickflüssiger und wird nach der Haarwäsche ins handtuchtrockene Haar einmassiert. Den Haaransatz aussparen. **Hitzeschutzcreme** muss unbedingt auf das noch nasse Haar aufgebracht werden. Sie hat neben der schützenden auch noch eine glättende Wirkung. **Hitzeschutzserum** ist besonders pflegewirksam und wird ebenfalls ins feuchte Haar einmassiert.

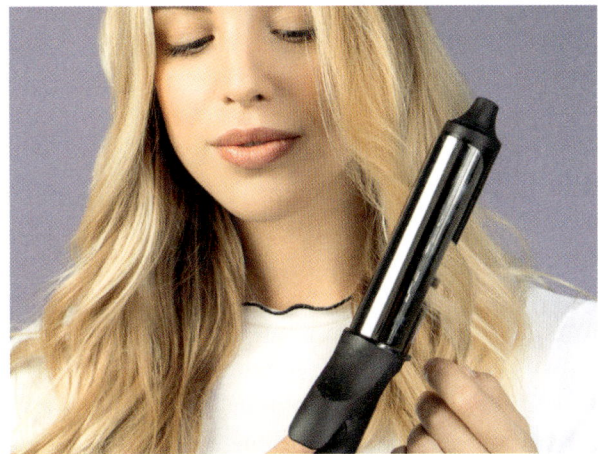

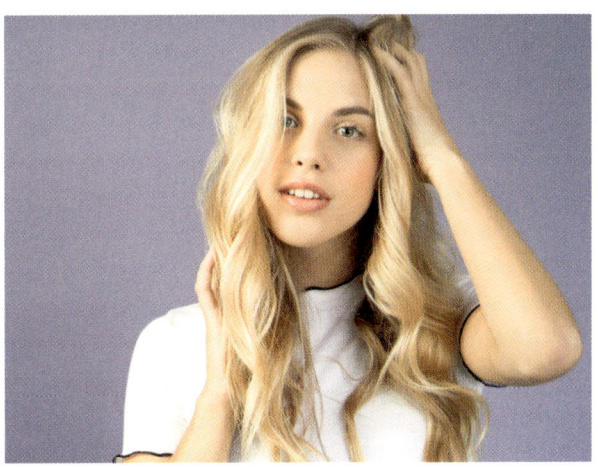

ZÄHNE RICHTIG PFLEGEN
Für ein gesundes Lächeln

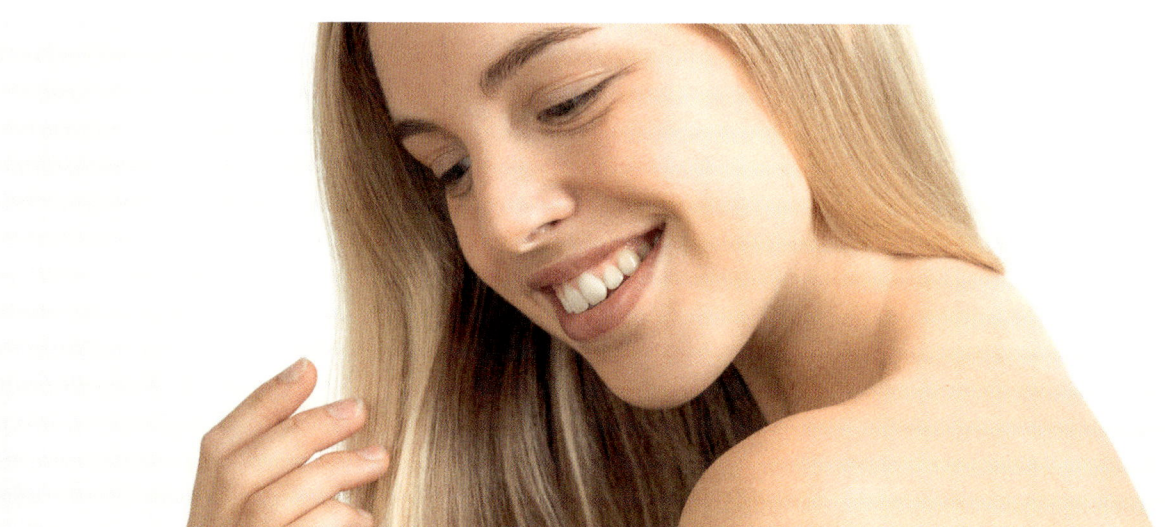

Ein strahlendes Lächeln ist dein schönstes Beauty-Accessoire! Egal, ob geschminkt oder out of bed – mit einem Lächeln auf den Lippen siehst du immer gut aus. Doch es gilt: Ohne schöne Zähne kein schönes Lächeln. Damit meine ich nicht, dass deine Zähne Hollywood-like perfekt sein müssen, sondern einfach nur gut gepflegt. Kleine „Makel" wie auseinanderstehende Zähne können auch ein Markenzeichen sein, wie die Models Georgia May Jagger, Vanessa Paradis oder Jessica Hart beweisen.

Meine Zahnpflegetipps

+ Täglich mindestens 2-mal Zähne putzen. Besser nach allen großen Mahlzeiten.

+ Egal, ob per Hand oder elektrisch – es gilt: beim Zähneputzen kreisende Bewegungen machen und die KAI-Methode anwenden: erst die K-auflächen, dann die A-ußenseiten, zum Schluss die I-nnenseiten.

+ Mindestens 2 Minuten putzen. Noch wichtiger als die Zeit ist aber die Gründlichkeit.

- 1-mal täglich Zahnseide für die Zahnzwischenräume verwenden.
- Deine Zahnbürste alle 1 bis 2 Monate gegen eine neue austauschen.
- Mindestens 1-mal im Jahr zur professionellen Zahnreinigung gehen.
- 1-mal im Jahr ist der Besuch beim Zahnarzt Pflicht.
- Nicht rauchen!
- Kaffee und Tee können die Zähne verfärben. Nach dem Trinken am besten immer Zähne putzen.

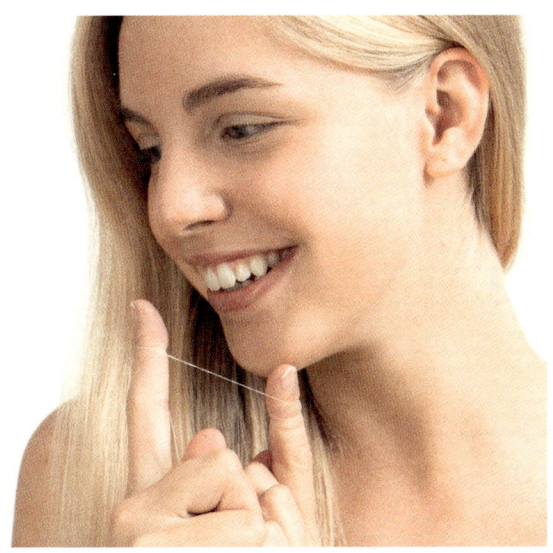

Weißere Zähne

Unsere Idealvorstellung: strahlend weiße Zähne. Whitening-Zahncremes bringen jedoch nur deine natürliche Zahnfarbe stärker zum Vorschein – und das ist bei den wenigsten von uns ein wirklich reines Weiß. Wenn deine Zähne durch Ablagerungen von Kaffee & Co. dunkler geworden sind, versuche es lieber mit einer professionellen Zahnreinigung. Dadurch lassen sich manche Verfärbungen entfernen.

So werden Zähne weißer
Whitening-Zahncreme

Wahre Wunder bewirken diese speziellen Zahnpasten leider auch nicht. Aber bei leichten Verfärbungen kannst du nach einigen Anwendungen einen kleinen Unterschied sehen. Aber Vorsicht: Bei Zahncremes mit extra vielen Putzkörnchen können empfindliche Zahnoberflächen Schaden nehmen.

Bleaching-Sets

Die Bleichcremes zum Selbstauftragen funktionieren mit dem Bleichmittel Wasserstoffperoxid. Produkte mit Bleichmitteln, auch wenn diese nur niedrig dosiert sind, bitte immer exakt nach Anleitung anwenden: Eine längere Einwirkzeit macht deine Zähne nicht weißer, sondern nur kaputt. Erwarte bitte keine Wunder: Hollywood-weiß werden deine Zähne durch diese milde Form des Bleachings nicht.

Professionelles Bleaching

Du kannst auch bei deinem Zahnarzt ein professionelles Bleaching durchführen lassen. Er sorgt dafür, dass eventuell vorhandene kariöse Stellen nicht mit der Bleiche in Berührung kommen und deine Zähne nach der Behandlung weißer sind.

Das

Bei der Haut- und Haarpflege kann man unglaublich viel falsch machen. Die gute Nachricht: Es ist aber gar nicht so schwer, alles richtig zu machen. Hier meine absoluten To-dos der Haut- und Haarpflege:

1. Immer komplett abschminken! Nicht nur mit Make-up-Entferner, sondern auch noch mit einer zu deinem Hauttyp passenden Reinigung.

2. Verwende eine gute Hautpflege. Deine Haut wird es dir ein Leben lang danken. Wenn die Haut dank guter Pflege strahlt, strahlt auch das Make-up.

3. Am besten zur Hautpflege immer Produkte einer Pflegeserie benutzen. Die Inhaltsstoffe sind dann besonders gut aufeinander abgestimmt und können besser wirken.

4. Immer Sonnenschutz tragen, vor allem im Gesicht. Ich sag nur: Hautalterung! Ich empfehle LSF 30 für den Körper und LSF 50 für das Gesicht.

5. Viel, viel Wasser trinken! Lieber auf eine Cola verzichten und stattdessen Wasser trinken. Deine Haut wird es dir danken.

6. Regelmäßig Zähneputzen und zum Zahnarzt gehen – für ein strahlendes Lächeln!

Die häufigsten Fehler, die beim Pflegen und Schminken gemacht werden, beinhalten die Komponente „zu viel". Egal, ob beim Cremen, Haarewaschen oder Make-up – weniger ist in den meisten Fällen tatsächlich mehr:

1 Tägliche Rasur? Häufiges Rasieren reizt deine Haut und birgt ein hohes Verletzungsrisiko.

2 Billige Einmalrasierer verwenden (vor allem in der Bikinizone)? Keine gute Idee – damit schneidet man sich nur!

3 Täglich Haare waschen? Ich wasche meine Haare nur 2 Mal pro Woche. Es hat mir geholfen, meine Haare einmal eine Woche gar nicht zu waschen und richtig durchfetten zu lassen. Seitdem muss ich sie seltener waschen.

4 Haut und Haare überpflegen? Deine Haare und Haut können nur eine bestimmte Menge an Wirkstoffen aufnehmen – alles darüber hinaus verpufft entweder oder wirkt sich sogar negativ aus.

5 Zu oft ins Solarium gehen? UV-Strahlen sind megaschädlich für deine Haut. Deswegen lieber ganz darauf verzichten.

6 Zähne selbst bleichen? Lasst lieber den Profi ran. Mein Zahnarzt hat mit mir geschimpft, weil ich mir selbst fast den Zahnschmelz ruiniert hätte.

Don'ts

Make-up-FAQs

ALLES, WAS DU ÜBER MAKE-UP WISSEN SOLLTEST

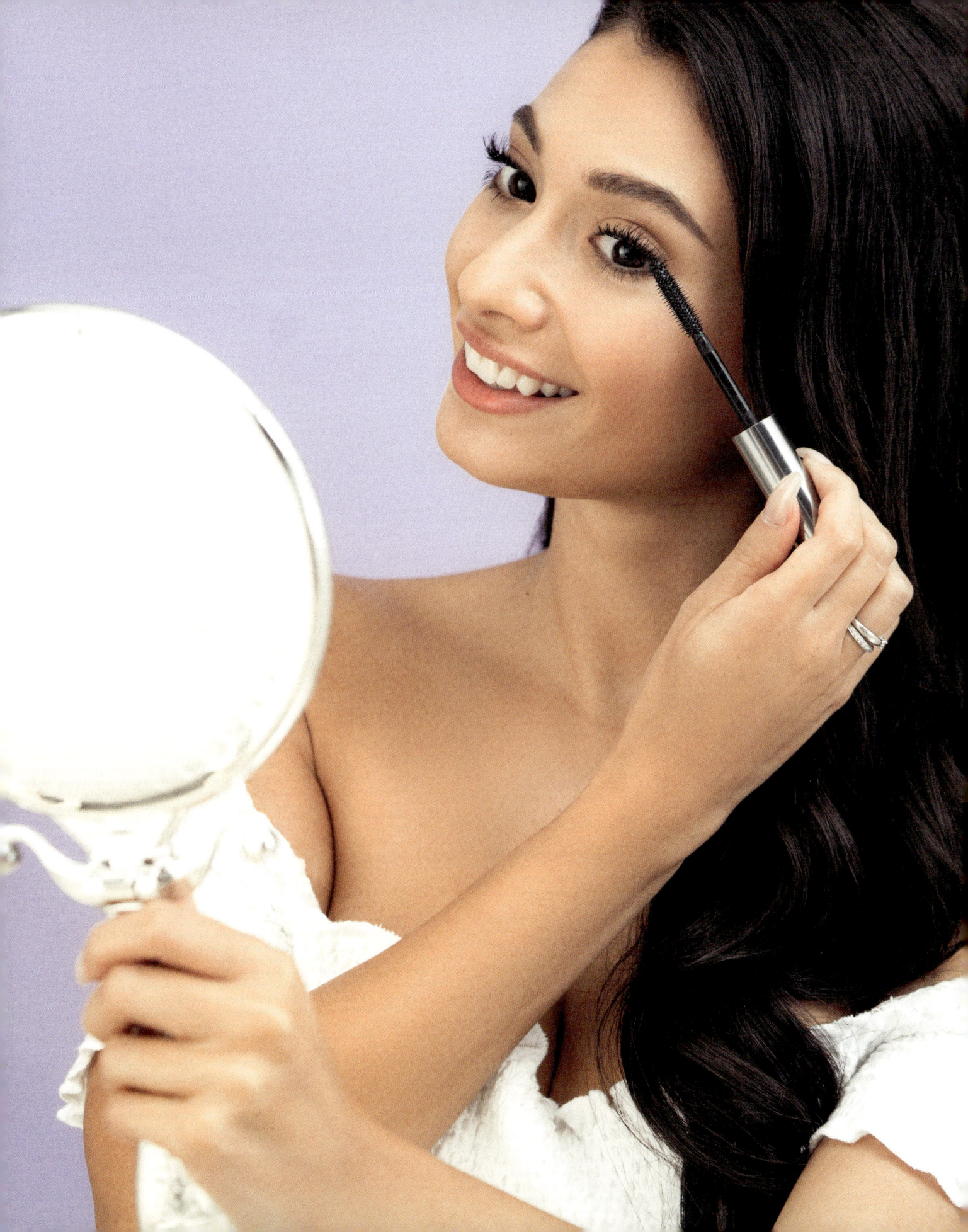

MEINEN HAUTTON FINDEN

Bist du ein kühler oder warmer Typ?

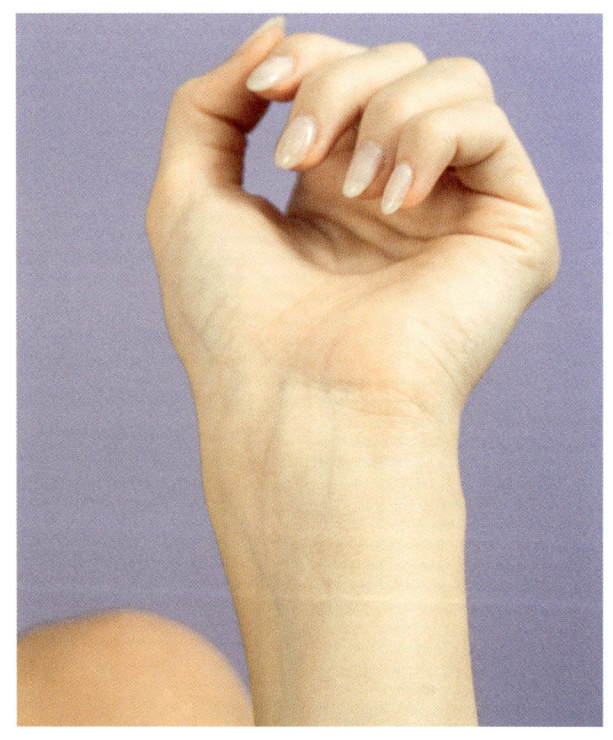

Die wichtigste Grundlage beim Schminken ist die richtige Foundation – darauf bauen alle anderen Schmink-Steps auf. Deshalb ist es unbedingt notwendig, dass du zur Grundierung deines Make-ups den zu dir passenden Farbton verwendest. Und diesen zu finden ist gar nicht so leicht. Im Dschungel der Make-up-Produkte stehen dir Hunderte von unterschiedlichen Farbnuancen verschiedener Marken zur Verfügung. Wie also die richtige Wahl treffen?

Nicht raten, sondern testen

Es gibt 3 Hauttöne: den kühlen, den warmen und den neutralen. 4 von 5 Mädchen haben eher einen kühlen Hautton. Die Wahrscheinlichkeit ist also groß, dass auch du zu den kühlen Hauttypen gehörst.

Handgelenk-Test:

So findest du deinen eigenen Hautton heraus

Halte dein Handgelenk in das Sonnenlicht und schau dir die Farbe deiner Adern und Haut an:

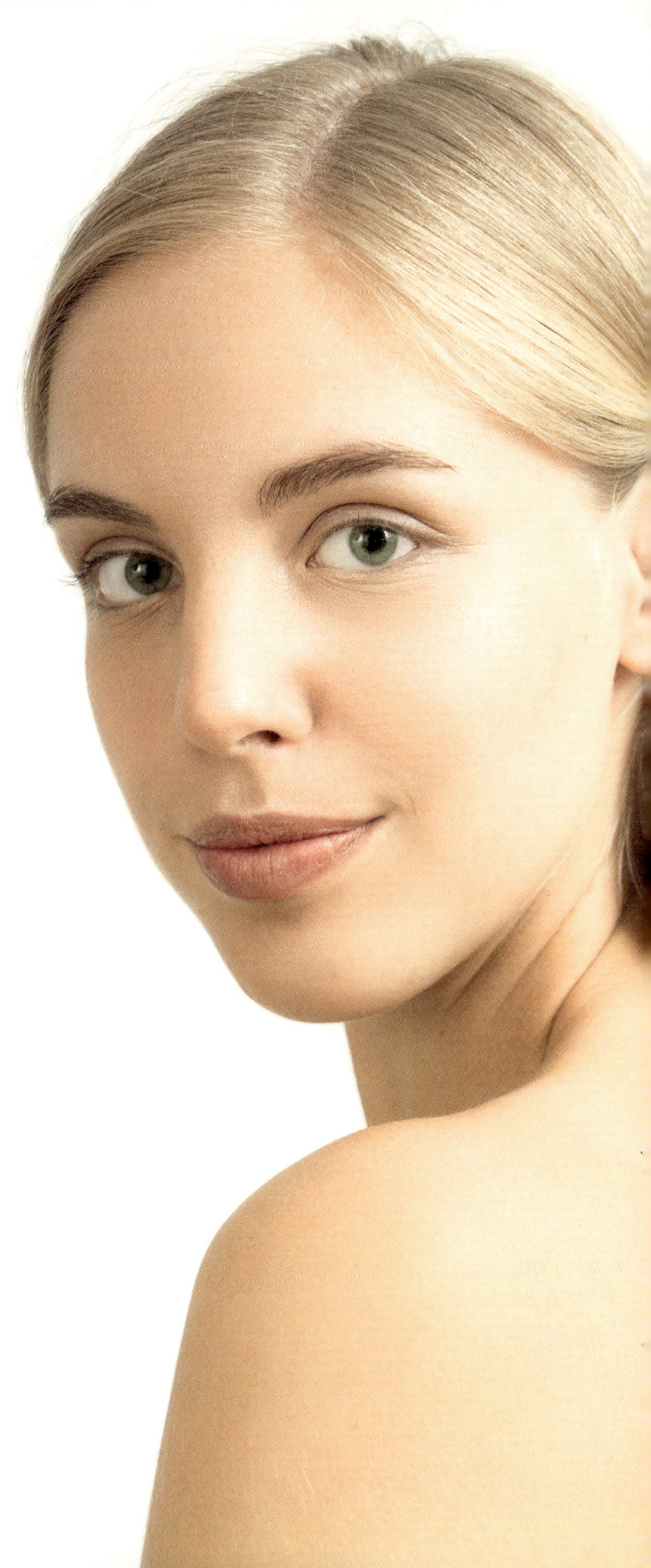

Kühler Typ

Scheinen deine Äderchen bläulich-violett durch und hat deine Haut einen rosa-bläulichen Schimmer, gehörst du zu den kühlen Hauttypen.

Weitere Merkmale kühler Hauttypen

+ Sonnenverträglichkeit: bekommt leicht Sonnenbrand und wird kaum braun.
+ Augenfarbe: hellgrün, haselnussbraun, grau oder blau.
+ Haarfarbe: meist hell bis mittelbraun, naturblond oder rot.
+ Weitere Merkmale: häufig blasse Gesichtsfarbe und Sommersprossen.

Dein Farbton

Verwende als kühler Hauttyp Make-up mit bläulichen und rosafarbenen Untertönen. Produkte mit kühlen Farbtönen heißen oft „Cool Beige", „Natural Rosé" oder „Rosé Beige".

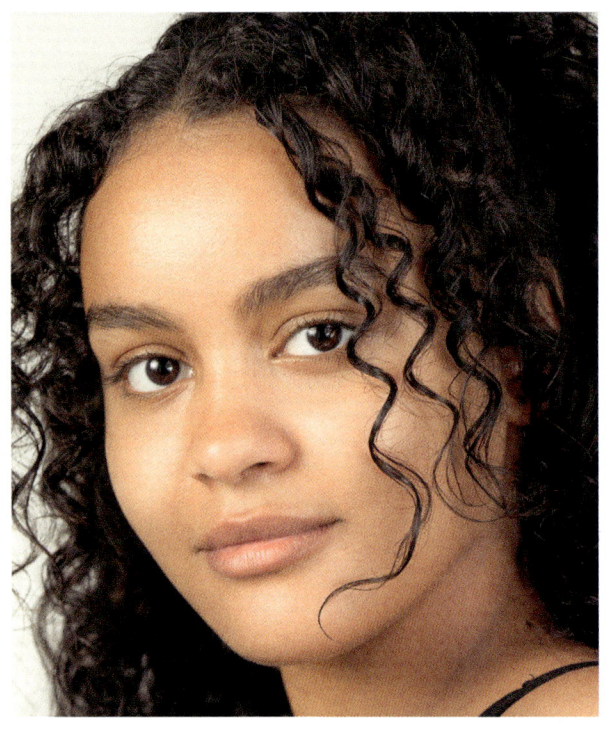

Warmer Typ

Scheinen deine Äderchen eher grünlich durch und ist dein Teint leicht gelblich, hast du einen warmen Hautunterton.

Weitere Merkmale warmer Hauttypen
+ Sonnenverträglichkeit: bräunt schnell und bekommt selten Sonnenbrand.
+ Augenfarbe: braun oder grün.
+ Haarfarbe: goldbraun, dunkelbraun oder schwarz.

Dein Farbton
Verwende als warmer Hauttyp Make-up mit gelblichem Unterton. Produkte mit warmen Farbtönen heißen oft „Golden Sand", „Honey" oder „Amber".

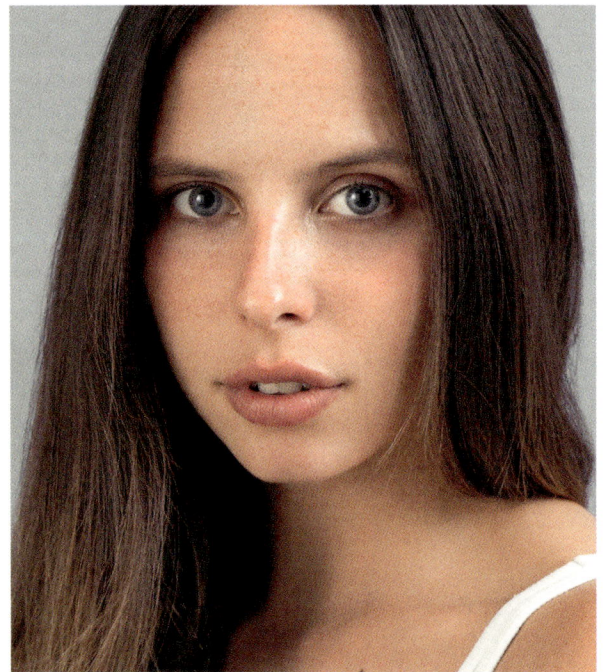

Neutraler Typ

Scheinen deine Äderchen blau-grün durch, hast du einen neutralen Hautunterton.

Weitere Merkmale neutraler Hauttypen
+ Sonnenverträglichkeit: von empfindlich bis schnell bräunend.
+ Augenfarbe: alle Augenfarben.
+ Haarfarbe: blond, braun, dunkelbraun oder schwarz, eher selten rot.

Dein Farbton
Prinzipiell kannst du Produkte aus den Farbwelten des kühlen und warmen Hauttons tragen. Durch einen Vergleich mit den Merkmalen findest du heraus, welcher Typ am besten passt.

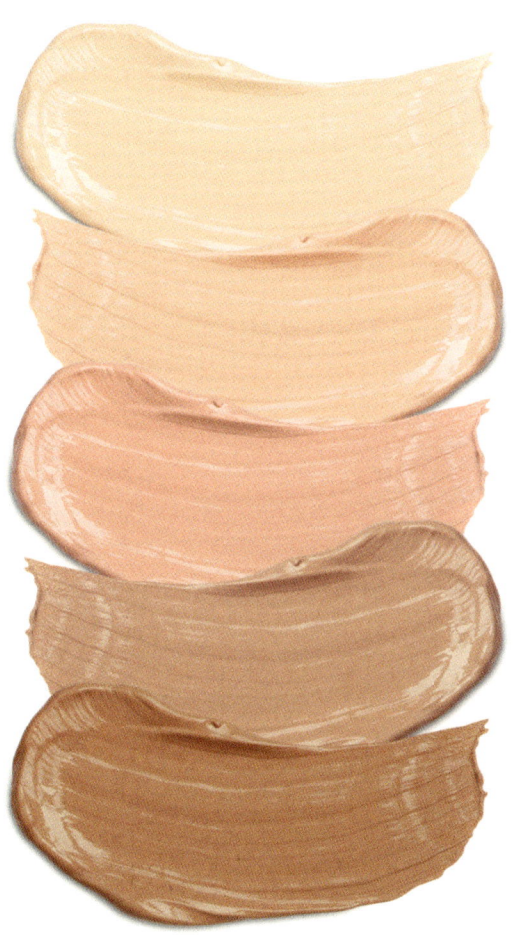

Make-up-Kauf:

So findest du die für dich passende Nuance

Generell würde ich dir immer empfehlen, dich beim ersten Make-up-Kauf von einer professionellen Kosmetikerin beraten zu lassen, zum Beispiel in einem großen Kaufhaus mit Make-up-Abteilung. Wenn das nicht möglich ist oder du das nicht möchtest, mache vor dem Kauf folgenden Test:

+ Teste dein neues Make-up nie am Handgelenk, sondern immer direkt im Gesicht oder am Hals. Da trägst du es später ja auch auf. Das Gesicht hat meist eine etwas rötlichere Nuance als dein Handgelenk.
+ Immer auf abgeschminkter Haut testen.
+ Wähle 3 Nuancen aus, die für deinen Hautton infrage kämen, und trage sie mit etwas Abstand nebeneinander auf deine Wange auf.
+ Schau dir die 3 Nuancen am besten bei Tageslicht (Spiegel nehmen und raus- oder ans Fenster gehen) an.
+ Der Ton, der sich ohne viel Reiben am besten mit deiner Haut verbindet, ist der richtige!

AUGENFARBE
Die passende Lidschattennuance

Dein Augen-Make-up sollte nicht nur auf dein Outfit und deinen Look abgestimmt sein, sondern vor allem zu deiner Augenfarbe passen. Denn deine Augen werden ja direkt von deinem Augen-Make-up umgeben und stehen so in direkter Konkurrenz mit deinem Lidschatten. Da ist es doch besser, wenn deine Augenfarbe mit deinem Eyeshadow harmoniert, anstatt sich mit ihm zu beißen.

Blaue Augen

Komplementärfarbe: Orange

Orangefarbener Lidschatten hebt blaue Augen am deutlichsten hervor. Aber Orange ist nicht gerade die dezenteste Farbe des Regenbogens und passt nur zu wenigen Looks und Anlässen. Deshalb lieber ähnliche Farben verwenden, wie Aprikosen- und Rosentöne. Auch Braun-, Kupfer- und Goldnuancen betonen deine Augen.

Lieber nicht: helle Blau- und Grüntöne

Grüne Augen

Komplementärfarbe: Rot

Die Komplementärfarbe Rot ist eher weniger zum Betonen deiner Augen geeignet, aber du kannst Rot auf den Lippen für einen tollen Kontrast einsetzen. Beim Lidschatten kannst du Töne verwenden, die am Rand des roten Farbspektrums liegen, wie Rostbraun, Kupfer, Pflaume, Violett, Rosé oder Mauve.

Lieber nicht: Blautöne

Braune Augen

Komplementärfarbe: Da Braun eine Mischfarbe darstellt, ist die Komplementärfarbe abhängig von deinem individuellen Braunton.

Der große Vorteil ist, dass zu braunen Augen fast alle Farben passen! Für ein dezentes Make-up eignen sich Brauntöne,

Violett und Taupe. Für einen auffallenderen Look Bronze und Gold oder auch knalliges Orange und Türkis.

Lieber nicht: blasse und helle Nuancen und rötliche Farben

Graue Augen

Komplementärfarbe: Da Grau eine Misch-farbe darstellt, ist die Komplementärfarbe abhängig von deinem individuellen Grauton.

Graue Augen haben meist einen blauen oder grünen Stich, sodass du dich – je nachdem, welche der beiden Farben deine grauen Augen dominiert – an den Lidschat-tenfarben der grünen und blauen Augen orientieren kannst.

Lieber nicht: helle Nuancen und blasse Blau- und Grüntöne

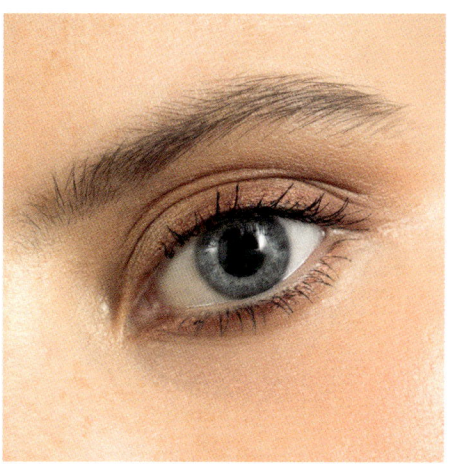

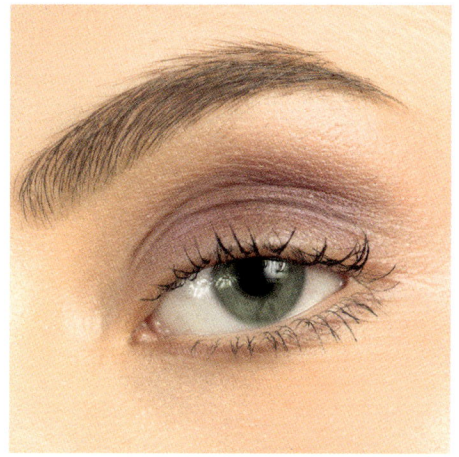

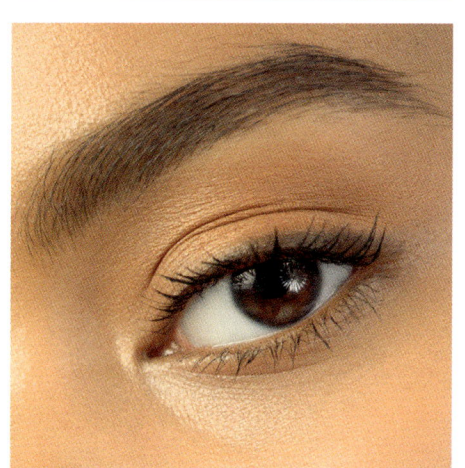

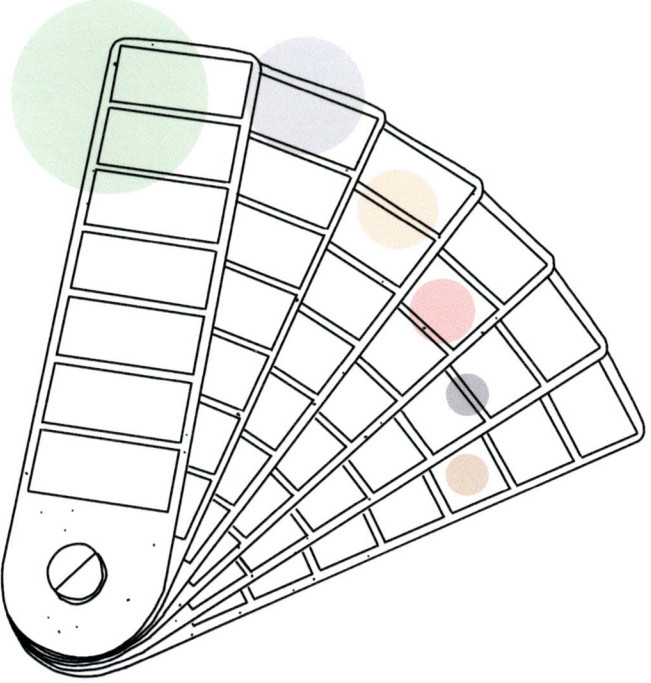

HAARFARBE

Lidschattennuancen für deine Haarfarbe

Nicht nur deine Augenfarbe, auch deine Haarfarbe sollte bei der Wahl deines Augen-Make-ups berücksichtigt werden. Ich persönlich finde eine harmonische Farbkombi deiner Augen mit dem Lidschatten zwar wichtiger, aber für einen absolut smoothen All-over-Look solltest du auch die Farbe deiner Haare beim Schminken berücksichtigen.

Blonde Haare

Welchen Blondton hast du? Bei sehr hellen Blondtönen wirken knallige und schillernde Farben besonders intensiv, können aber auch schnell nach Barbie aussehen. Wer nicht zu sehr auffallen will, verwendet lieber pastellene Nuancen wie Rosé oder Flieder. Bei aschblondem Haar bringen Goldtöne mehr Glow. Zu goldbraunen Haaren passen lilafarbene Nuancen.

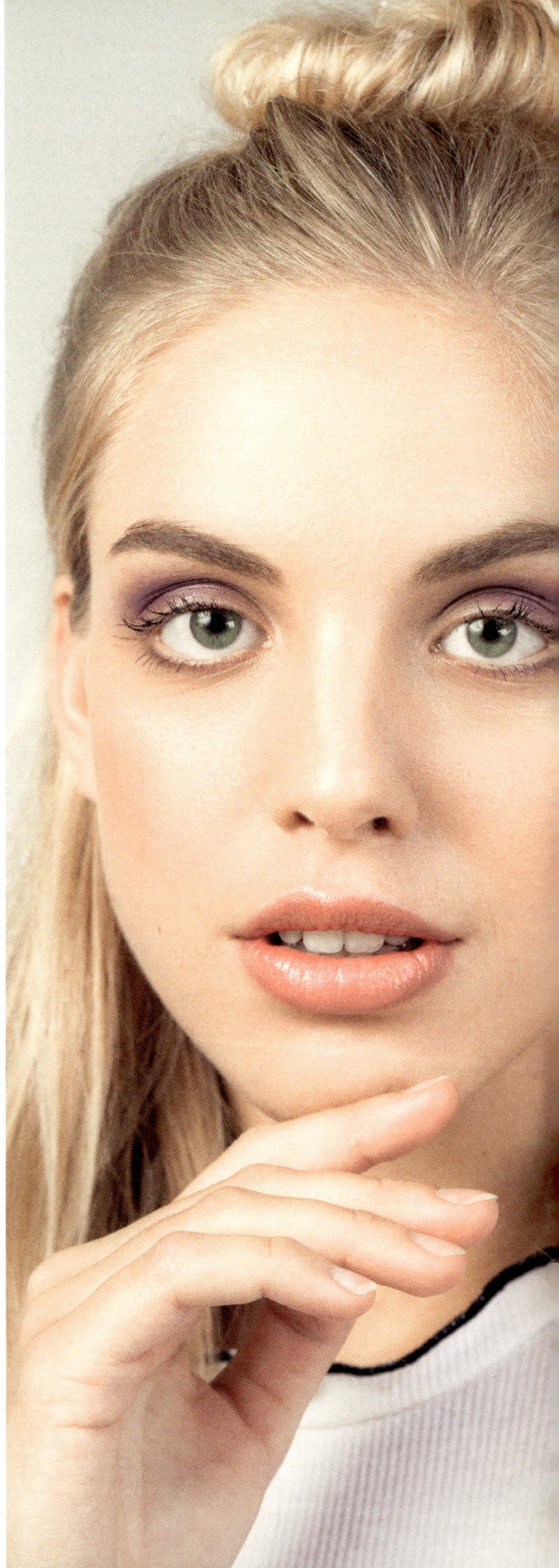

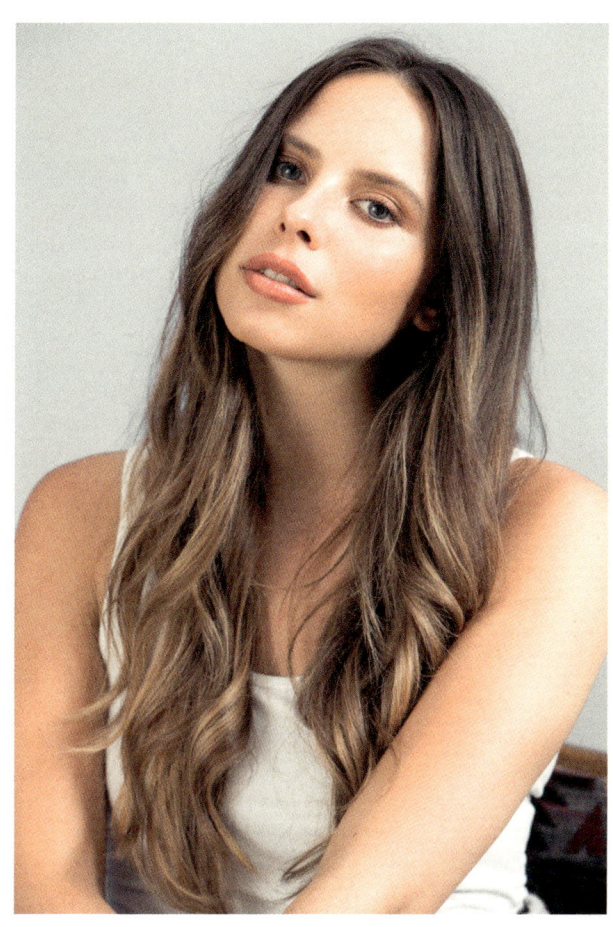

Schwarze Haare

Im Gegensatz zu Blondinen stehen Schwarzhaarigen auch Pearl-Lidschatten. Schillernde Blau- und Grüntöne hauchen Frische auf deine Lider. Wenn es etwas ruhiger sein soll, passen Beerentöne ganz toll zu deinem Haar – egal, welche Augenfarbe du hast. Insgesamt solltest du bei schwarzen Haaren aber darauf achten, dass deine Foundation nicht zu hell und dein Make-up nicht zu dunkel ist, sonst sieht es schnell nach Gothic aus (es sei denn, du willst das).

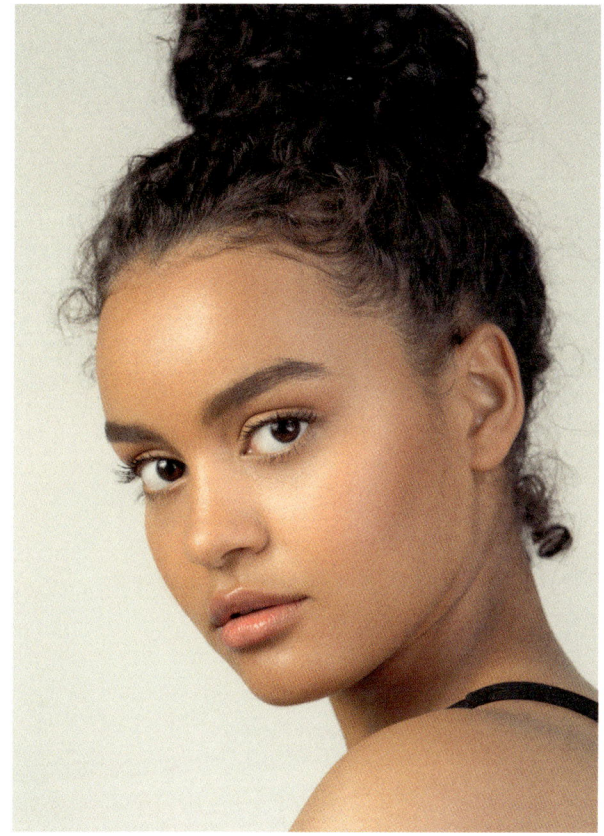

Braune Haare

Bei braunen Haaren ist es wie mit braunen Augen – dir stehen fast alle Farben. Graue und braune Nuancen unterstreichen deine dunkle Haarfarbe. Wer braune Augen und braune Haare hat, darf gerne etwas Farbe verwenden, um das Braun zu durchbrechen – entweder durch gedeckte Grüntöne oder zum Beispiel durch knalliges Orange und Türkis.

FOUNDATION
Basis für dein Make-up

Die Foundation, auch Grundierung, Base oder einfach Make-up genannt, ist die Basis deines Make-ups und dient als Grundlage für alle weiteren Schmink-Steps. Egal, welcher Hauttyp du bist, mit der richtigen Foundation wird dein Teint ebenmäßiger, Unreinheiten und Rötungen werden kaschiert und deine Haut wirkt frisch. Deine Foundation funktioniert aber nur, wenn du ein Produkt auswählst, das zu deinem Hauttyp und deiner Schminkroutine passt.

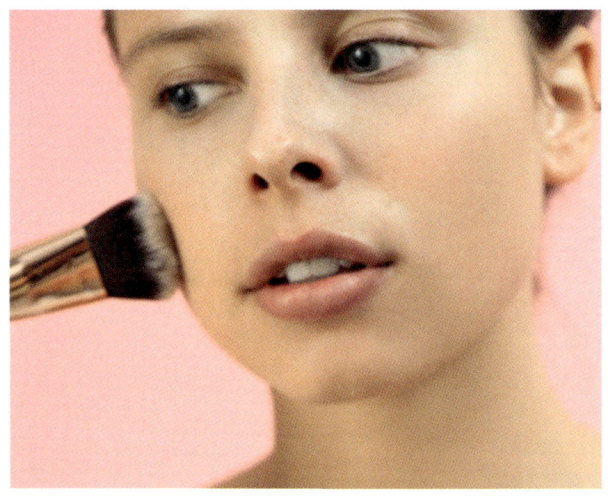

Die richtige Foundation finden ...
Bei der Wahl der richtigen Grundierung geht es um deinen Hauttyp, deine Hautfarbe und deinen Hautton.

... für deinen Hauttyp:
Schau dir vor dem Kauf die verschiedenen Marken an und wähle nur die aus, die zu deinem Hauttyp passen. Bei trockener Haut brauchst du eine Grundierung, die zugleich Feuchtigkeit spendet. Fettige Haut harmoniert besser mit Foundation mit einer festeren Konsistenz und einem Matteffekt. Wer mit stärkerer Akne kämpft, braucht ein Produkt mit einer höheren Deckkraft, während du bei einem reinen Hautbild eine leichte Base verwenden kannst.

... für deine Hautfarbe und deinen Hautton:
Teste die Foundation immer auf der Wange, nicht auf der Hand oder dem Arm. Am besten bist du dabei abgeschminkt. Wähle nun die 3 Nuancen aus, von denen du glaubst, dass sie am ehesten deinem Hautton entsprechen. Trage sie als dünnen

Strich nebeneinander mit etwas Abstand auf deine Wangen auf. Die Grundierung mit der perfekten Nuance „verschmilzt" regelrecht mit deiner Haut und ist meist eine Nuance heller als deine Hautfarbe. Schau dir die verschiedenen Foundations unbedingt auch bei Tageslicht an – nur so erlebst du später keine böse Überraschung. Wenn du dir dennoch unsicher bist, lass dich am besten in einem Kosmetikgeschäft beraten. Lieber einmal mehr testen und fragen, als das falsche Produkt zu kaufen.

Foundation-Arten

Flüssig-Foundation

Der Klassiker ist sehr leicht und sieht meist am natürlichsten aus. Flüssige Foundation deckt dezent und sorgt für ein ebenmäßiges Hautbild. Die perfekte Grundierung lässt dich nach dem Auftragen fast ungeschminkt aussehen – nur mit schönerer Haut. Es gibt sie in verschiedenen Varianten für die unterschiedlichen Hauttypen, zum Beispiel mattierend für fettige Haut und mit extra Feuchtigkeit für trockene Haut.

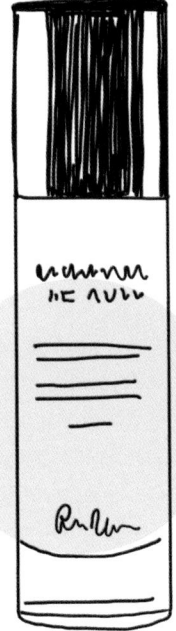

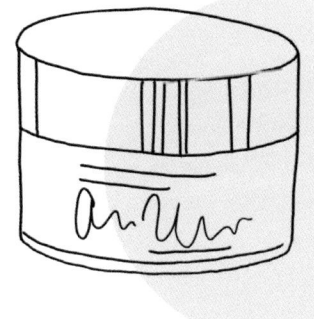

Puder-Foundation

Diese Grundierung ist kompakter und hat eine höhere Deckkraft – dafür weniger Feuchtigkeit. Sie eignet sich besonders, wenn du unter Akne, Pigmentflecken oder Narben leidest. Sie ist super für fettige Haut. Wenn du trockene Haut hast, achte darauf, ein Produkt mit einer cremigeren Konsistenz zu verwenden. Da die Base sehr deckend ist, immer nur kleine Mengen beim Auftragen verwenden.

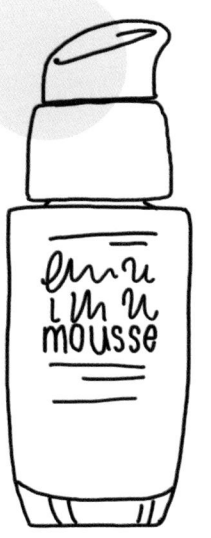

Mousse- oder Creme-Foundation

Ein Mittelding zwischen flüssiger und pudriger Foundation. Sie deckt stärker als die Flüssig-Foundation, ist aber etwas dicker. Dennoch ist sie leichter als die Puder-Foundation. Eignet sich super, wenn du nur unter leichten Hautunreinheiten leidest.

Foundation-Stick

Der Grundierungsstift ist einfach und megapraktisch. Damit kann man auch zwischendurch ruckzuck nachschminken. Einfach in Streifen auf dein Gesicht auftragen und mit einem Schwämmchen, Pinsel oder Blender gleichmäßig verteilen. Bei starken Hautunreinheiten würde ich dir davon allerdings abraten, da der Stick immer direkt über die Haut gezogen wird und so Schmutz in entzündete Pickel gelangen kann.

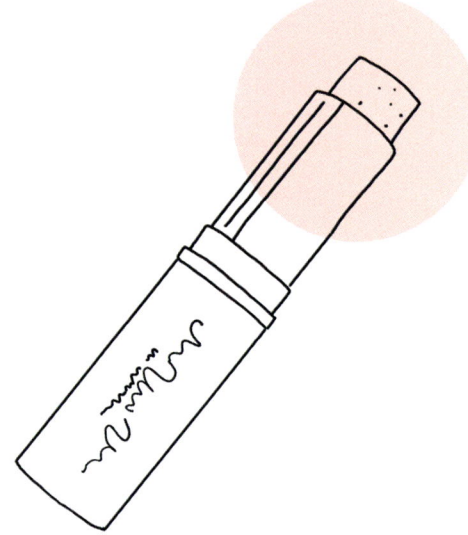

Getöne Tagescreme (BB- oder CC-Creme)

Einfacher und schneller lässt sich Foundation nicht auftragen. Die getönte Tagescreme wird wie ganz normale Creme im Gesicht aufgetragen und verschmilzt mit deiner Haut. Als spezielle CC-Creme kann sie

sogar Augenringe und Rötungen abdecken. Generell ist diese Grundierung aber eher für reinere Haut geeignet.

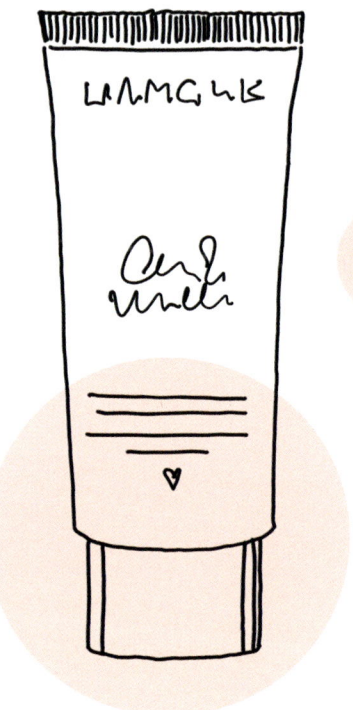

Foundation richtig auftragen

Damit deine Grundierung möglichst gleichmäßig ist und den ganzen Tag hält, ist es wichtig, sie richtig aufzutragen und zu verblenden. Das dauert etwas länger, als wenn du sie einfach in deinem Gesicht verteilst. Das Ergebnis ist aber tausendmal besser und den Aufwand wert.

1 Foundation immer auf die gereinigte Haut auftragen. Befinden sich noch Fett und Hautschüppchen auf der Haut, wird deine Foundation fleckig und dein Make-up sieht nicht lange schön und frisch aus.

2 Feuchtigkeitspflege auftragen. Verwende dabei immer eine Pflege, die zu deinem Hauttyp passt. Selbst wenn du BB-Creme verwendest, lohnt es sich je nach Hauttyp, trotzdem vorher eine passende Hautpflege zu verwenden.

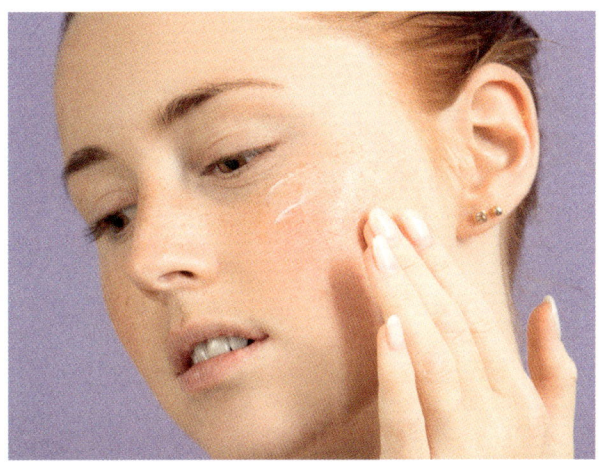

3 Wie du deine Grundierung richtig aufträgst, hängt davon ab, welche Art du benutzt. Flüssige oder cremige Foundation kannst du mit den Fingern, einem Pinsel oder Schwämmchen auftragen. Pudergrundierungen werden immer mit dem Pinsel oder passenden Pad aufgetragen. Grundsätzlich gilt: Make-up immer von innen nach außen verteilen und gut einarbeiten, damit keine unnatürlichen Ränder entstehen. Nicht zu viel Foundation auf einmal verwenden, lieber noch einmal nacharbeiten – so vermeidest du den Maskeneffekt und Ränder.

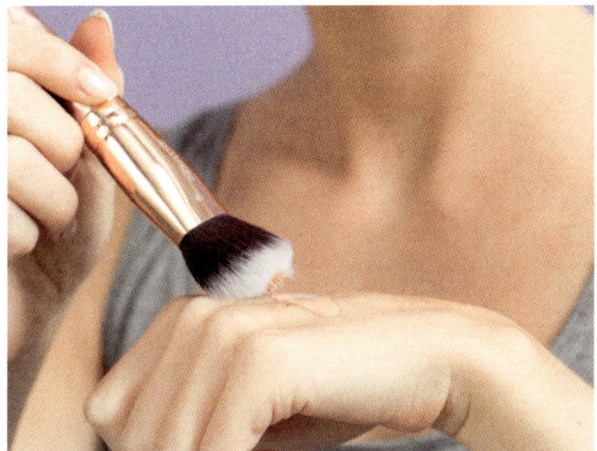

4 Nach der Grundierung kannst du mit Concealer, Contouring-Produkten, Highlighter, Blush und Bronzer etc. weiterarbeiten, wenn du das willst.

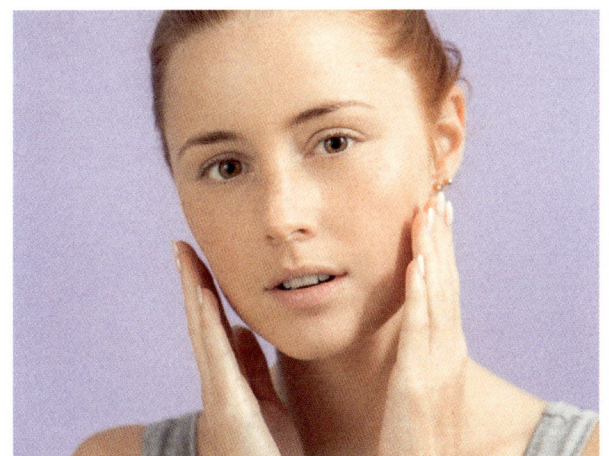

PUDER
Perfektes Finish

Bildet die Foundation die Basis deines Make-ups, ist das Puder das Finish. Und modernes Puder kann heute viel mehr, als nur deinen Teint zu mattieren: Es pflegt deine Haut mit kleinen feuchtigkeitsspendenden Mikrokapseln, Seidenmolekülen, Vitaminen etc. Gleichzeitig kann es, zum Beispiel dank Zinkoxid, unreine und entzündete Haut pflegen. Zudem kaschiert Puder vergrößerte Poren, versteckt Flecken und kann sogar Rötungen mindern. Außerdem fixiert es dein Make-up, damit es länger hält.

Kompakt- oder loses Puder

Puder gibt es in 2 Formen – lose oder kompakt. Beides gibt es für alle Hauttypen, aber loses Puder eignet sich etwas besser für fettige Haut als Kompaktpuder. Kompaktpuder ist dafür praktischer für unterwegs zum Nachschminken. Ansonsten ist es völlig dir überlassen, welche Puderart du bevorzugst. Für beide Puderformen gilt: sparsam verwenden, damit es keinen Fail à la „Mehlgesicht" gibt. Hast du aus Versehen mal etwas zu viel Puder erwischt, einfach mit einem sauberen Puderpinsel wieder abnehmen.

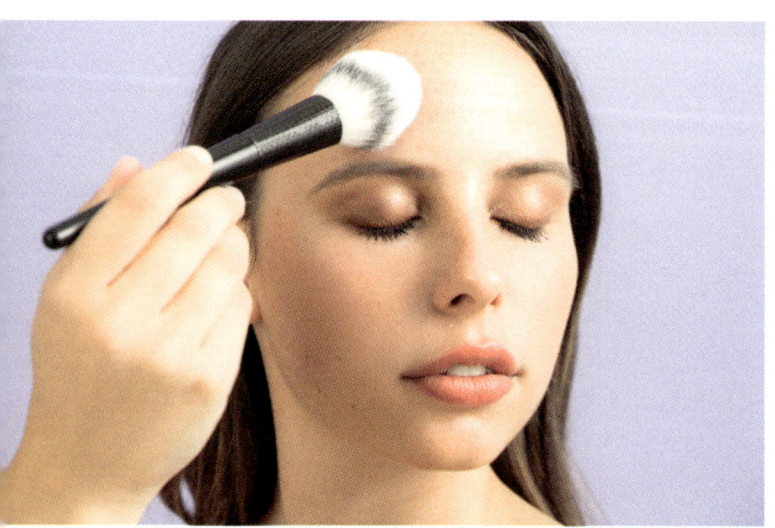

Richtige Puderfarbe

Das Puder soll nach dem Auftragen auf deine Haut nicht auffallen, sondern möglichst zart mit ihr verschmelzen. Deshalb unbedingt auf den richtigen Farbton achten. Vor allem: Kein zu helles Puder verwenden, sonst droht hier ebenfalls der „Mehlgesicht"-Effekt. Es gibt auch transparentes Puder. Dieses eignet sich hauptsächlich für rosagrundige und blasse Haut.

Puder auftragen ...

... mit dem Pinsel

Mit einem fluffigen Puderpinsel kannst du loses und kompaktes Puder auftragen. Beim losen Puder darauf achten, dass du nicht zu viel von dem zarten Staub erwischt hast. Im Notfall sanft am Rand der Puderdose abklopfen. Puder mit dem Pinsel dann von der Nase ausgehend nach außen, oben und unten verteilen. Dabei nicht von unten nach oben streichen – das richtet deine feinen Gesichtshärchen auf und lässt deinen Teint fahl wirken!

... mit dem Pad

Den meisten Produkten liegt ein Stoffpad bei, mit dem man das Puder auftragen kann. Für unterwegs ist das eine praktische Lösung. Zu Hause würde ich dir allerdings immer einen Pinsel zum Auftragen empfehlen. Der ist hygienischer und damit erzielst du ein schöneres Ergebnis.

„CALL OF BEAUTY"-TIPP

Deine Augenpartien sind Sperrgebiete für Puder. Und bei unreiner Haut und großen Poren solltest du besser auf Puder mit Glanzpartikeln verzichten.

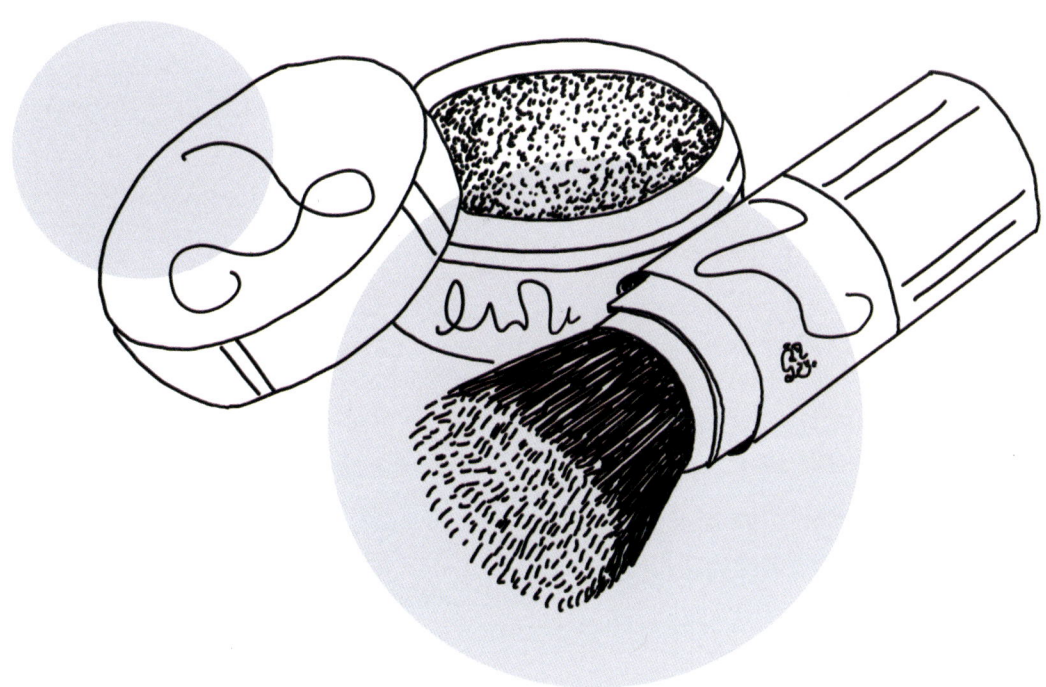

BEAUTY-TRICKKISTE
Concealer & Camouflage

Gerade wenn du zu Pickeln und Unreinheiten neigst, ist der Concealer dein bester Freund. „Conceal" kommt aus dem Englischen und bedeutet „verbergen" oder „verstecken". Und genau das macht der kleine Zauberstift oder -pinsel – er deckt Augenringe, Pickel, Pigmentflecken oder Fältchen ab. Die Abdeckcreme gibt es in flüssiger, cremiger oder pudriger Konsistenz, meist klassisch in Stiftform.

So findest du den passenden Concealer
Auch hier startest du mit der Beauty-Frage Nr. 1: Welcher Hauttyp bin ich? Bei öliger Haut eignet sich ein Concealer-Puder und für trockene Haut und Mischhaut ein cremiges bis flüssiges Produkt. Es gibt auch spezielle Concealer für unreine Haut. Bei der Farbwahl gilt: immer eine Nuance heller als dein natürlicher Hautton.

Und was ist Color Correcting?
Concealer gibt es nicht nur in Hautfarben, sondern auch in Gelb, Rot, Grün und Lila. Was auf den ersten Blick an Karnevalsschminke erinnert, ist aber ein toller Beauty-Trick, der mit den Komplementärfarben

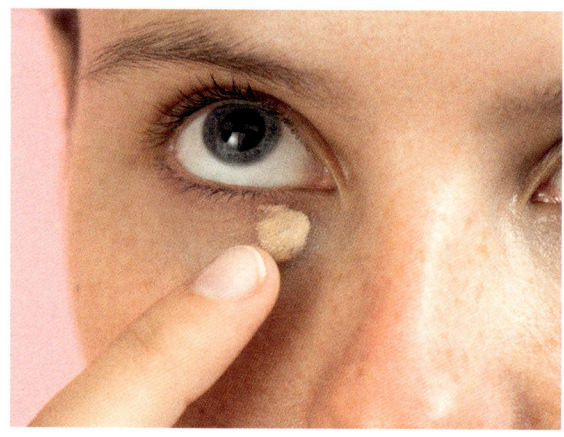

arbeitet. Farben, die sich im Farbkreis gegenüberstehen, neutralisieren sich gegenseitig.

Gelber Concealer
deckt lilafarbene Augenringe ab
Roter/Apricotfarbener Concealer
verdeckt bläuliche Augenringe
Grüner Concealer
lässt Rötungen verschwinden
Lilafarbener Concealer
frischt fahlen Teint auf

Wann wird der Concealer aufgetragen?
Es kommt darauf an, welchen Concealer du verwendest. Color-Correcting-Concealer werden immer vor der Foundation aufgetragen und von dieser dann verdeckt – sonst würde man die bunte Farbe in deinem Gesicht sehen.

Hautfarbenen Concealer zum Abdecken kannst du sowohl unter als auch über der Grundierung verwenden. Wenn du ihn nach der Foundation aufträgst, diese immer erst kurz trocknen lassen. Wenn du dein Gesicht mit dem Concealer highlighten willst, kommt er über der Base zum Einsatz. Und wenn du alles auf einmal willst? Dann zuerst den Color-Correcting-Concealer auftragen, dann die Foundation, etwas trocknen lassen und dann noch einmal Highlight-Concealer darüber.

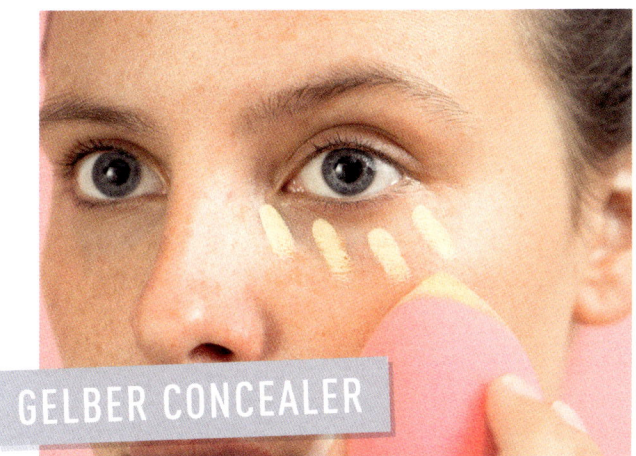

GELBER CONCEALER

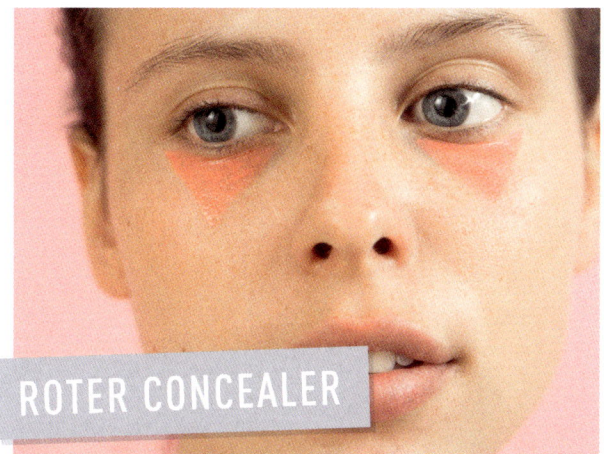

ROTER CONCEALER

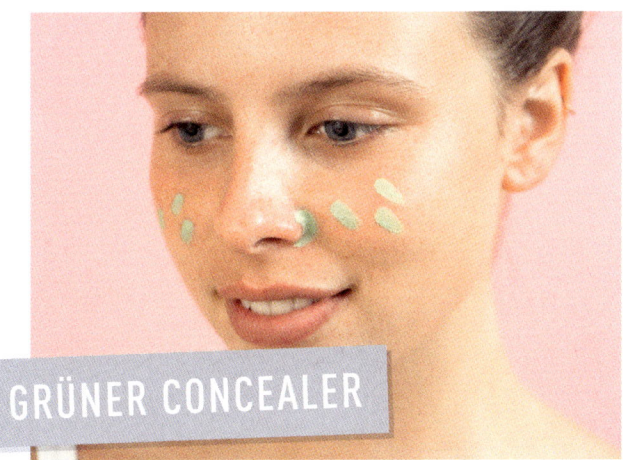

GRÜNER CONCEALER

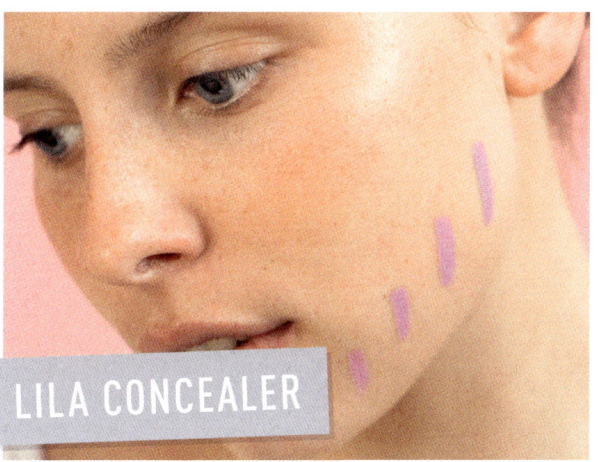

LILA CONCEALER

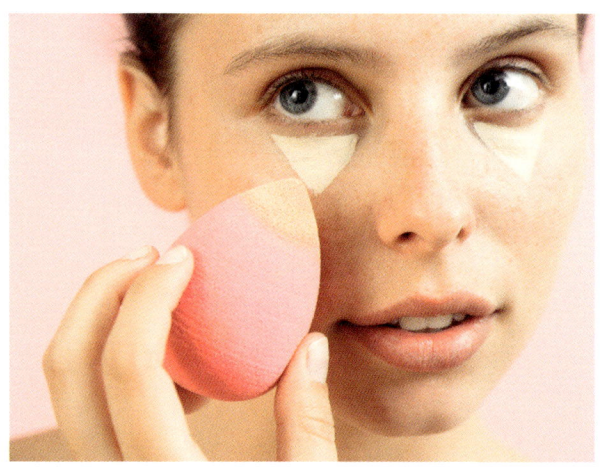

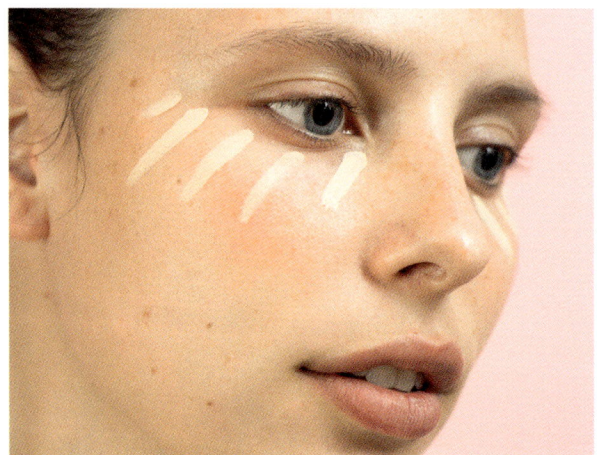

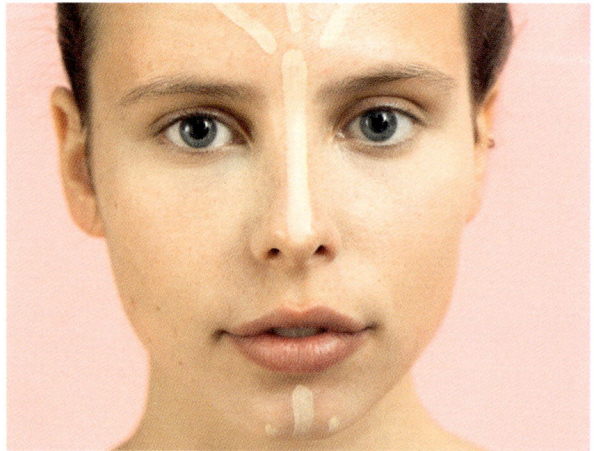

Wacheffekt

Um wacher auszusehen (besonders praktisch, wenn man (zu) früh aufstehen muss), trage den Concealer in Form eines Dreiecks (die Spitze zeigt nach unten) unter deinen Augen auf und klopfe ihn sanft mit den Fingern ein. Wenn deine oberen Lider auch etwas schwer und dunkel sind, kannst du auch hier etwas Concealer auftragen. Einige Concealer in cremiger Konsistenz werden nach dem Auftragen etwas pudrig. Diese Concealer verschmelzen toll mit der Haut, müssen aber auch sorgfältig verblendet werden, am besten mit einem Schwämmchen oder Blender. Achtung: immer tupfen, nicht wischen!

Highlighting

Du kannst deinen Concealer auch zum Highlighten einsetzen. Dazu trägst du ihn unter den Augen auf und verblendest ihn bis auf die Wangen und seitlich zu den Wangenknochen. Auch auf Stirn, Nase und Kinn, unter den Augenbrauen oder über dem Lippenherz kannst du so highlighten. Dafür verwende ich einen Concealer in einem sehr hellen Ton. Ich verblende erst meine Foundation und setze dann Highlights. Es gibt auch Concealer mit einem leichten Schimmereffekt, die du wie einen richtigen Highlighter einsetzen und dir so den Extrastep sparen kannst! Verblenden ist wieder das A und O!

Color Correcting

Wähle die Farbe oder die Farben, die du benötigst, um deine Problemzonen im Gesicht abzudecken. Hier siehst du, wie Concealer, Color Correcting und Highlighting im Zusammenspiel aussehen können.

Camouflage

Wenn du unter schwerer Akne, Narben oder Pigmentflecken leidest, reicht das Abdecken mit einem Concealer manchmal nicht aus. Für solche Fälle gibt es spezielles, stark deckendes Camouflage-Make-up. „Camouflage" kommt aus dem Französischen und bedeutet „Tarnung". Camouflage-Creme besitzt besonders viele Farbpigmente und ist deshalb superdeckend. Man kann damit sogar Tattoos verstecken. Außerdem ist es hitze-, wasser- und schweißbeständig. Es ist in verschiedenen Hauttönen sowie für das Color Correcting in Grün, Gelb, Orange und Weiß erhältlich. Da Camouflage superdeckend ist, darfst du es nur sparsam auftragen, sonst kommt's schnell zum Maskeneffekt und verstopften Poren.

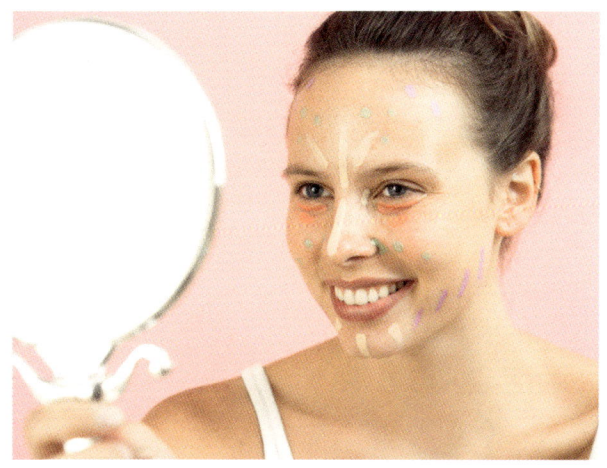

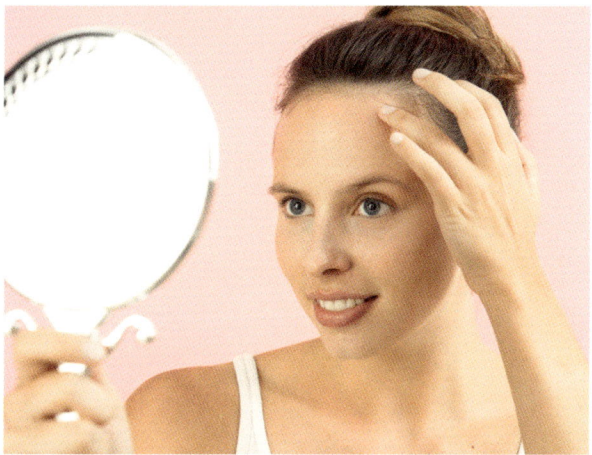

„CALL OF BEAUTY"-TIPP

Wenn du mit starken Problemzonen zu kämpfen hast, kannst du dich auch von einer Kosmetikerin hinsichtlich der richtigen Abdeckung beraten lassen. Viele Marken verkaufen ein Full-Coverage-Make-up, wozu ich dir aber nur in Ausnahmefällen raten würde.

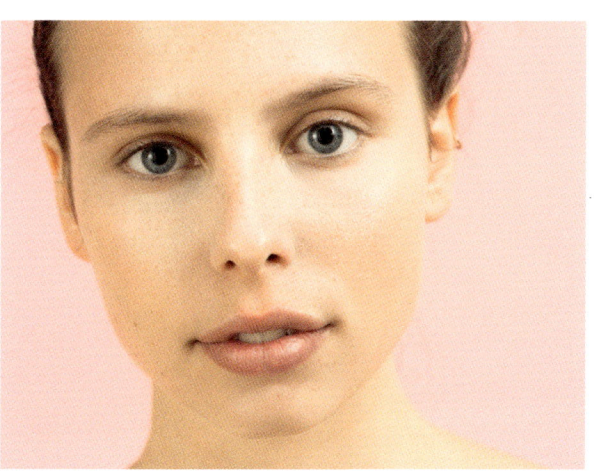

CONTOURING
Deine Gesichtsform richtig betonen

Contouring

Am Trend Contouring kommt man nicht vorbei – es verleiht deinem Gesicht mehr Tiefe und Dreidimensionalität. Die meisten haben es wirklich nicht nötig und wenn überhaupt, reicht ein leichtes Contouring völlig aus. Ob mit oder ohne Contouring – ich empfehle dir, immer so wenig Produkte und Schichten wie möglich zu verwenden. Eine ebenmäßige Grundierung mit Foundation und Concealer ist die Basis für jedes gute und natürliche Contouring.

„CALL OF BEAUTY"-TIPP

Für das Konturieren kannst du viele verschiedene Produkte verwenden, Cream, Stick und Puder sind die gängigsten Formen. In der Drogerie sowie im High-End-Bereich findest du viele Paletten, die gleichzeitig Töne für Contouring und Highlighting beinhalten. Aber Achtung: Contouring-Puder und Bronzing-Puder ist nicht dasselbe! Während das Contouring-Puder eher einen kühlen, aschigen Unterton hat, enthält Bronzing-Puder oft einen orangenen Unterton, der eine sonnengeküsste Haut zaubern soll.

So contourierst du richtig

Es gibt nicht EIN Contouring für alle. Dein Contouring muss immer auf deine individuelle Gesichtsform abgestimmt sein. Um herauszufinden, ob dein Gesicht rund, dreieckig, rechteckig oder oval ist, findest du Hinweise ab Seite 34.

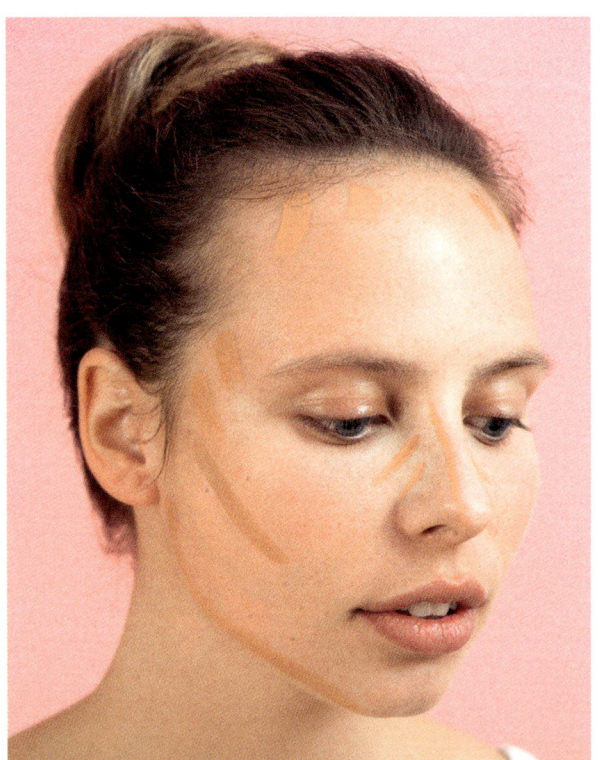

... für ein rundes Gesicht

+ Wangenknochen Richtung Mundwinkel mit einem aschigen Contouring-Ton abschattieren, um die Wangenknochen hervorzuheben.
+ Die Ecken der Stirn, direkt am Haaransatz entlang, konturieren.
+ Zwei Konturlinien seitlich an der Nase ziehen. Für den Kontrast: Nasenrücken mit Concealer aufhellen.

... für ein dreieckiges Gesicht

+ Contouring-Produkt auf der Erhöhung des Wangenknochens platzieren.
+ Durch Contouring entlang der Schläfe wird das Verhältnis zwischen Stirn und Kinn ausgeglichen.
+ Das Kinn wird hier am unteren Punkt konturiert, um es breiter aussehen zu lassen.

... für ein rechteckiges Gesicht

+ Hier wird von unterhalb der Wangenknochen bis hin zu den Mundwinkeln konturiert.
+ Etwas Contouring-Produkt in die Stirnecken aufbringen.
+ Bereich oberhalb der Wangenknochen, Kinn und Stirn mit Concealer aufhellen.

... für ein ovales Gesicht

+ Durch Contouring die Wangenknochen und die Stirn schattieren.
+ Die Nase und das Kinn durch Contouring optisch verkürzen.
+ Die Stirn, das Kinn und die obere Wangenpartie durch Highlights hervorheben.

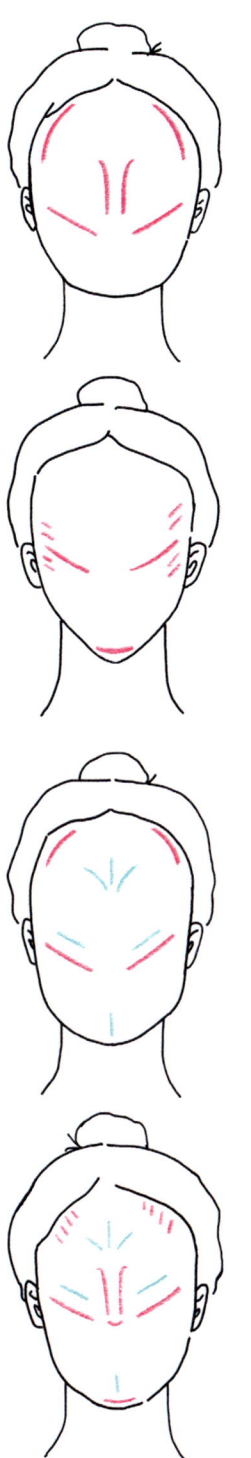

HIGHLIGHTING
Für einen natürlichen Glow

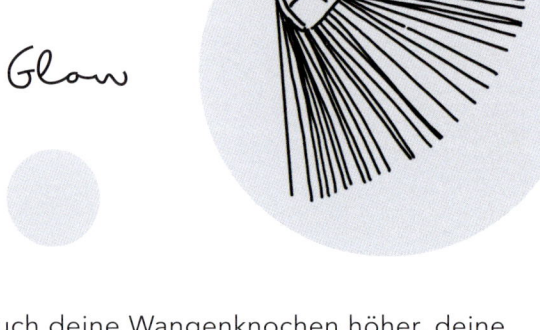

Highlighting ist der Teil des Contourings, bei dem einige Stellen des Gesichts aufgehellt, also heller geschminkt werden. Natürlich kannst du auch ohne Contouring Highlights in deinem Gesicht setzen.

Was dein Highlighter kann
Neben dem natürlichen Glow, den der Highlighter deinem Teint verleiht, kann er

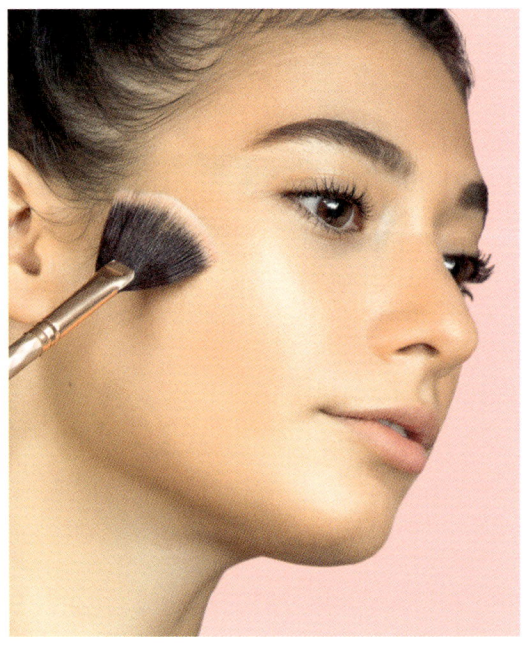

auch deine Wangenknochen höher, deine Lippen voller, dein Augen wacher und deine Nase schmaler wirken lassen.

Mit Schimmer oder ohne?
Highlighting hat also nicht nur das Ziel, bestimmte Gesichtspartien aufzuhellen, es verleiht deinem Look auch einen schönen Glow. Dafür verwendest du einen Highlighter mit Schimmereffekt. Produkte mit Schimmer und Glanz eignen sich jedoch nicht für jeden Anlass. Auch bei unreiner Haut sollest du die Finger davon lassen, da der schöne Schein Pickel und große Poren hervorhebt. Wenn du dennoch dein Gesicht highlighten willst, kannst du das mit einem einfachen Concealer (eine Nuance heller als deine natürliche Hautfarbe) tun.
In der Regel ist ein Highlighter fast transparent und schimmert nur leicht. Wenn du ein Produkt mit einer Färbung nehmen möchtest, solltest du genau darauf achten, dass sie zu deinem Hautton passt. Silbrige und weißliche Nuancen passen gut zu kühlen Typen, während Gold- und Kupfertöne dunklerem Teint einen warmen Glow verleihen.

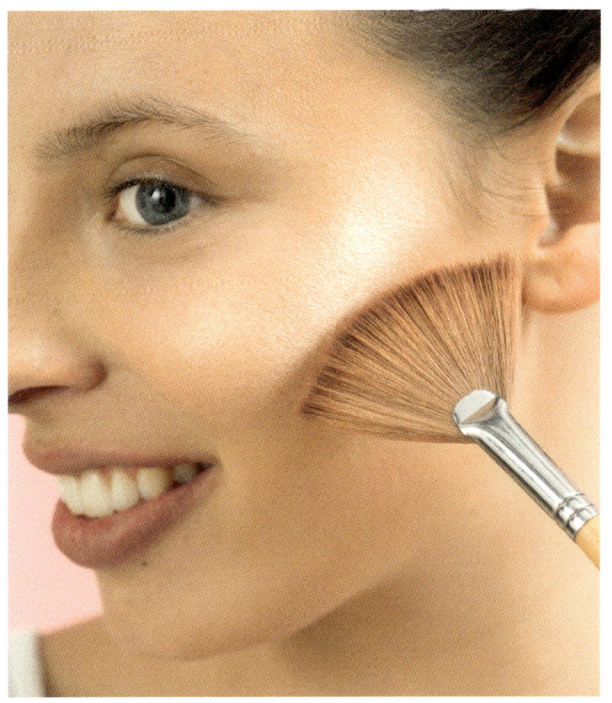
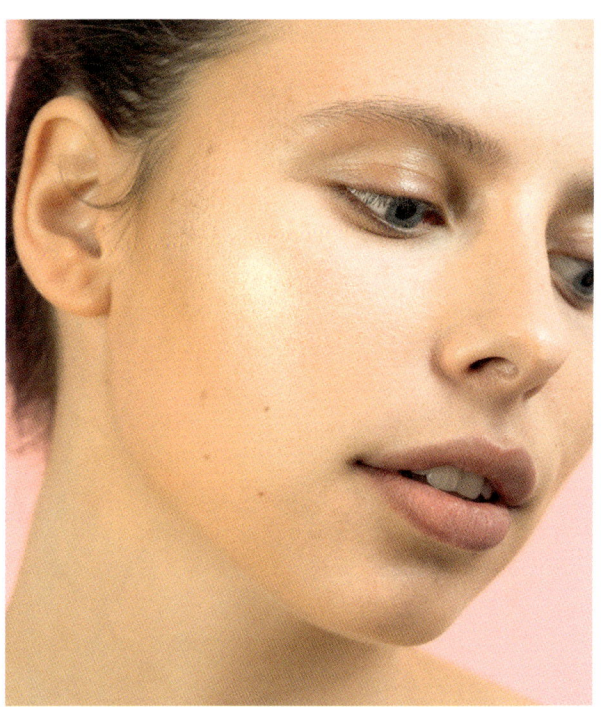

Highlighter richtig auftragen

Der Highlighter lässt sich mit dem Pinsel oder den Fingern auftragen. Gerade bei den Augen kannst du prima mit dem Finger arbeiten. Folge beim Auftragen immer dem individuellen Schwung deiner Gesichtslinien – schließlich sind Wangenknochen niemals schnurgerade, sondern machen meist einen leichten Bogen. Als Grundregel gilt: Highlighter gehört auf die erhöhten Gesichtspartien wie Wangenknochen, Stirn, Kinn, Nase und Augenbrauen. Aber auch hier ist es sehr wichtig, dass du die Highlights deiner Gesichtsform entsprechend setzt.

„CALL OF BEAUTY"-TIPP

Für punktuelle Highlights verwendest du am besten einen flüssigen Highlighter. Gehe sparsam damit um, damit es natürlich wirkt. Mit einem Fächerpinsel kannst du auch pudrigen Highlighter auftragen. Wenn du aber mal keinen Highlighter zur Hand hast, kannst du hell schimmernden Lidschatten (auf einen Ton passend zu deinem Hauttyp achten) und Concealer zum Highlighten verwenden.

BLUSH
Das Must-have für einen frischen Look

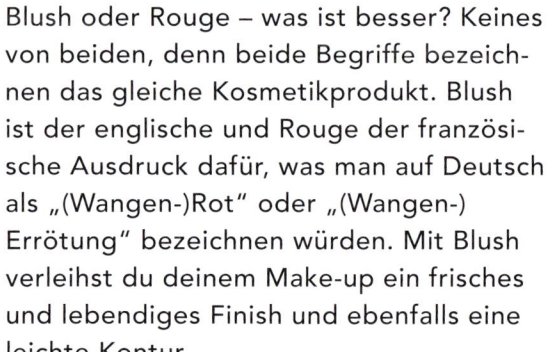

Blush oder Rouge – was ist besser? Keines von beiden, denn beide Begriffe bezeichnen das gleiche Kosmetikprodukt. Blush ist der englische und Rouge der französische Ausdruck dafür, was man auf Deutsch als „(Wangen-)Rot" oder „(Wangen-)Errötung" bezeichnen würde. Mit Blush verleihst du deinem Make-up ein frisches und lebendiges Finish und ebenfalls eine leichte Kontur.

Den richtigen Blush finden
Wenn es ums Contouring oder Betonen deiner Gesichtsmerkmale geht, musst du wie immer über deine Basics Bescheid wissen. Für die Wahl des richtigen Blushs musst du deine Hautfarbe und deinen Hauttyp kennen. Für das richtige Auftragen ist deine Gesichtsform ausschlaggebend.

Du hast helle Haut?
Für dich eignen sich zarte Töne wie Rosé und Pfirsich. Diese Nuancen lassen dich frisch und wach wirken und zaubern einen sanften Glow auf deine Wangen.

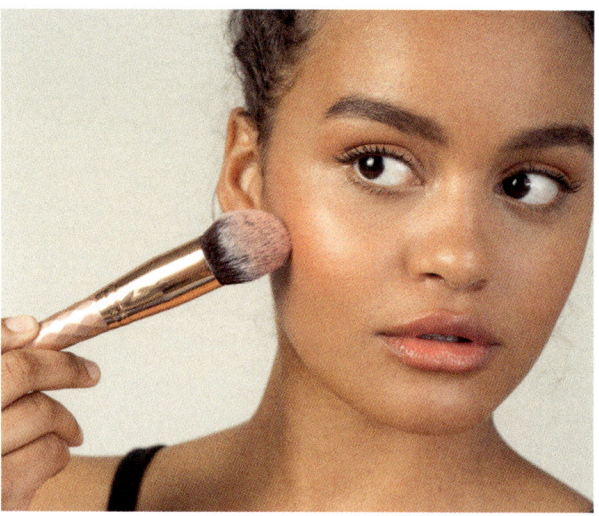

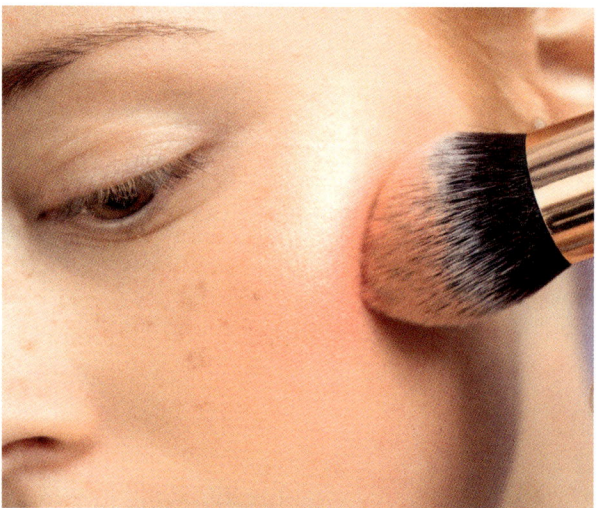

Du hast helle Haut und schwarze Haare?

Dann kannst du auch zu Pink und einem rosenholzfarbigen Ton greifen – das unterstreicht deinen feinen Teint ganz zart.

Du hast mitteldunkle Haut?

Aprikose und pinkstichige Beerentöne sind für dich ideal. Letztere sorgen für einen optischen Frischekick. Wenn du einen eher wärmeren Hautton hast, bringt das zarte Orange in der Aprikosennuance dein Gesicht zum Strahlen.

Du hast dunkle Haut?

Du darfst ruhig auch zu etwas intensiverem Rouge greifen. Terrakotta betont deine natürliche Bräune und Orange lässt dein Gesicht sommerlich leuchten.

Das richtige Produkt finden

Wie bei den meisten Produkten gilt auch beim Blush: Die Konsistenz sollte zu deinem Hauttyp passen.

Puder-Blush

Gibt es lose oder gepresst und wird am besten mit einem speziellen Rougepinsel über die Foundation bzw. das Puder aufgetragen. Perfekt für ölige Haut.

Creme-Blush

Die dicke Creme schmilzt bei Hautkontakt. Du trägst sie am besten mit den Fingern auf, ebenfalls nach der Foundation und dem Puder. Creme-Blush enthält relativ viel Fett und pflegt daher trockene Haut. Bei fettiger Haut solltest du diese Blush-Art eher meiden.

Blush-Stick

Im Prinzip ist der Stick das Gleiche wie Creme-Blush, nur noch etwas fester. Er wird direkt auf die Haut aufgetragen und dann mit den Fingern verrieben. Auch die Sticks sind perfekt für trockene und weniger gut für unreine Haut.

Flüssig-Blush

Sieht aus wie Nagellack, inklusive eines kleinen Pinsels im Deckel. Die meisten flüssigen Blushs sind wasser- und abriebfest – sie halten also besonders lang. Da dieses Rouge sehr schnell einzieht, musst du beim Auftragen schnell sein.

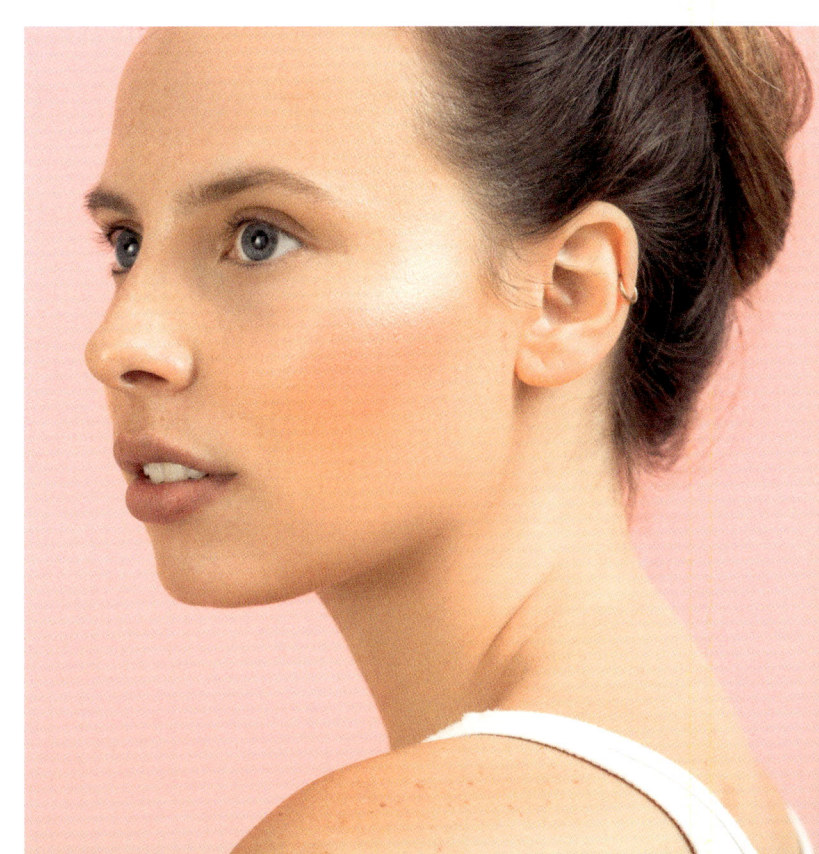

AUGENBRAUEN

Verleihe deinem Gesicht Charakter

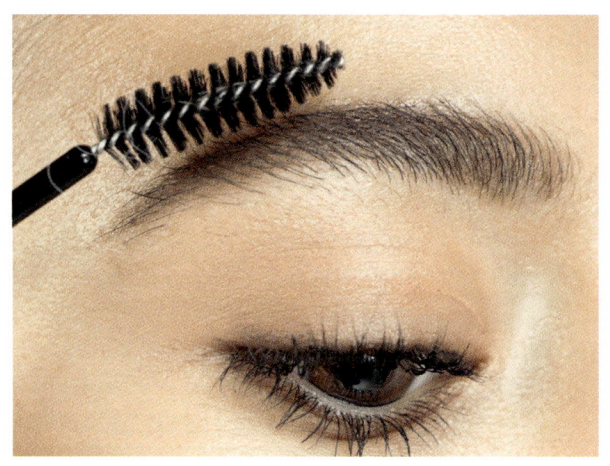

Wer mich und meine Videos kennt, der weiß, Augenbrauen sind ein großes Thema für mich. Für keinen anderen Teil meines Gesichts benötige ich so viel Zeit beim Schminken wie für meine Augenbrauen. Das liegt daran, dass ich sie während meiner Schminkanfänge regelmäßig stark gezupft habe. Das Ergebnis: grauenhaft dünne Brauen. Das Problem: Zupft man zu oft zu viele Härchen weg, wachsen diese nur schwer wieder nach. Deshalb zupfe ich seit über einem Jahr meine Brauen gar nicht mehr. Stattdessen hege und pflege ich sie, damit sie endlich wieder dichter nachwachsen.

Welche Augenbrauenform passt zu welcher Gesichtsform?
Es gab schon viele Augenbrauen-Trends im Laufe der Beauty-Geschichte: ganz dünn oder megabuschig, kunterbunt oder ganz natürlich, extrem gerade oder gebogen etc. Am Ende zählt zwar nur, was dir persönlich gefällt. Aber bedenk immer, dass deine Augenbrauen einen großen Einfluss auf die Wirkung deines Gesichts haben.

„CALL OF BEAUTY"-TIPP
Einer meiner Lieblingstipps: Zupfe deine Augenbrauen nicht oder nur ganz minimal, wenn du zum Beispiel richtig starken Wildwuchs hast. Dichte Brauen sind schön und geben deinem Gesicht einen individuellen Charakter. Statt zu zupfen, kannst du fehlplatzierte Härchen auch mit einem Concealer „verschwinden" lassen. Das mache ich manchmal. Meistens stehe ich aber zu all meinen Augenbrauenhaaren. Ich liebe jedes einzelne von ihnen!

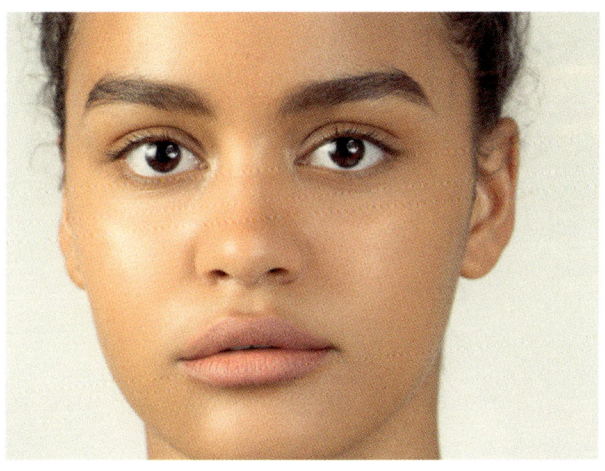

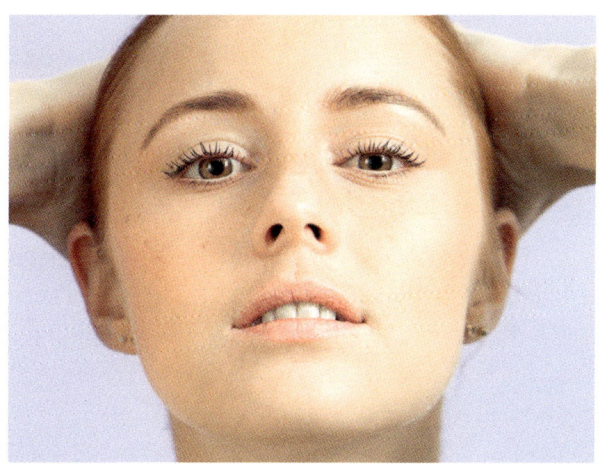

Form für ein rundes Gesicht
Deiner runden Gesichtsform stehen etwas breitere Augenbrauen mit schönem Schwung. Das lässt dein Gesicht etwas schmaler wirken und verleiht mehr Struktur.

Form für ein eckiges Gesicht
Zu dünne Brauen lassen dein Gesicht noch eckiger erscheinen. Trage deine Brauen lieber etwas voller – nicht zu buschig – mit einem eher flachen Bogen.

Form für ein ovales Gesicht
Dichte und breite Augenbrauen mit etwas Schwung ziehen den Blick auf deine Augen. Sind deine Brauen zu dünn, wirkt dein Gesicht gleich etwas runder.

Form für ein dreieckiges Gesicht
Harmonisch abgerundete Brauen mit Schwung und etwas mehr Fülle im Ansatz lassen dein Gesicht weicher, aber nicht zu puppenhaft wirken.

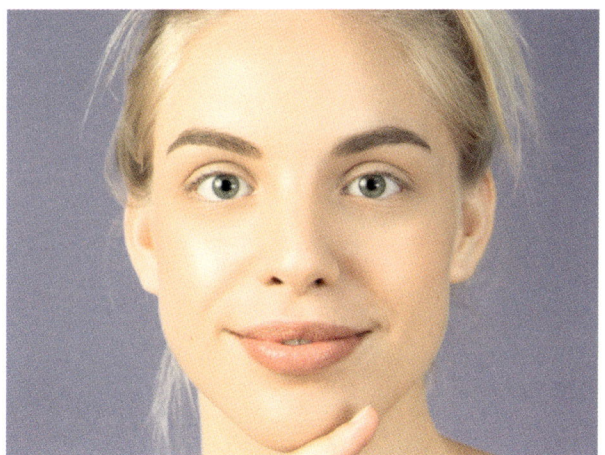

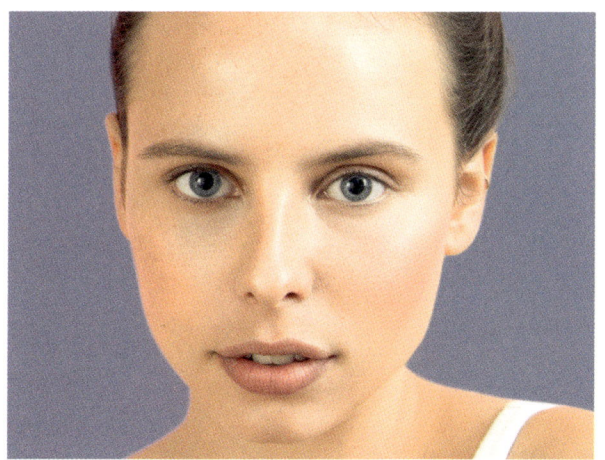

Zupfen, Waxen oder Rasieren

Wie bereits erwähnt, bin ich kein großer Fan von der Haarentfernung bei den Augenbrauen. Deshalb würde ich dir dazu raten, so wenige Haare wie möglich zu entfernen. Notwendig kann die Haarentfernung zum Beispiel sein, wenn in der Mitte zwischen den Augen viele dunkle Härchen wachsen. Beim Rest gilt: Durch das Entfernen der Haare kann es passieren, dass weniger Haare nachwachsen. Aber vielleicht gefallen dir in ein paar Monaten oder Jahren breitere Augenbrauen? Wenn du deine Brauen waxen willst, empfehle ich dir, zu extra dafür zugeschnittenen Kaltwachsstreifen zu greifen. Damit geht die Entfernung schnell und unkompliziert und tut auch nicht sehr weh. Wichtig: exakt arbeiten und nicht zu viel entfernen. Für den Feinschliff immer zur Pinzette greifen.

Oder eben gleich zupfen. Dazu eine gute, am besten abgeschrägte Pinzette verwenden, Haut straffen und mit einem Schwung die einzelnen Härchen entfernen. Es ist besser, wenn du am Abend zupfst, damit mögliche Rötungen über Nacht abklingen können. Auf gar keinen Fall am oberen Brauenrand zupfen und deine natürliche Augenbrauenlänge nicht kürzen. Zwischendurch immer kurz unterbrechen und den Zwischenstand im Spiegel betrachten. Von der Rasur deiner Augenbrauen rate ich eher ab. Meist sieht man sofort, wo rasiert wurde, und die Härchen wachsen auch viel zu schnell wieder nach, um dauerhaft schöne Brauen zu haben. Also entweder zupfen

oder – meine Empfehlung – mit Concealer überschminken.

Augenbrauen schminken

Du kannst deine Augenbrauen, gezupft oder ungezupft, auch mit Schminken in die gewünschte Form bringen. Ich liebe gestylte Augenbrauen! Beim Augenbrauen-Styling gibt es kein Richtig oder Falsch. Wenn du mit deiner Routine zufrieden bist, ist genau das perfekt für dich. Doch bitte nicht übertreiben, wir möchten keine Balken!

Meine persönliche Augenbrauen-Routine

Ich benutze folgende Produkte:
- Augenbrauenbürstchen bzw. Pinsel
- Augenbrauenstift
- Pinsel für Puder (leicht abgeschrägt und etwas fluffig)
- Augenbrauenpuder
- Concealer
- Augenbrauenmascara
- Farbloser Augenbrauenfixierer

Ab und zu verwende ich noch etwas Highlighter entlang des Brauenbogens. Dafür eignet sich am besten ein flüssiges oder cremiges Produkt, welches ich einfach mit den Fingern verblende.

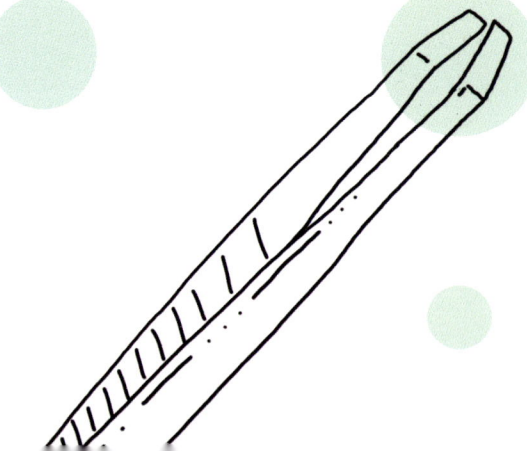

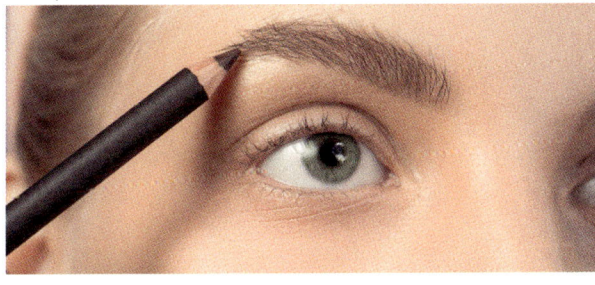

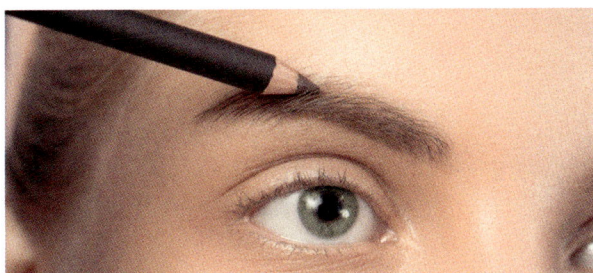

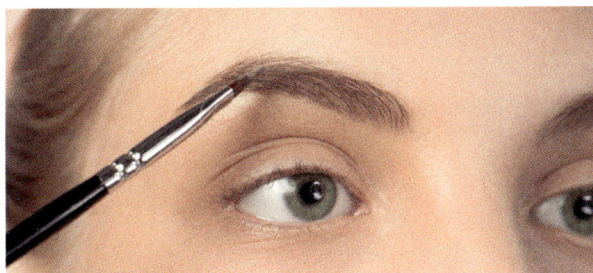

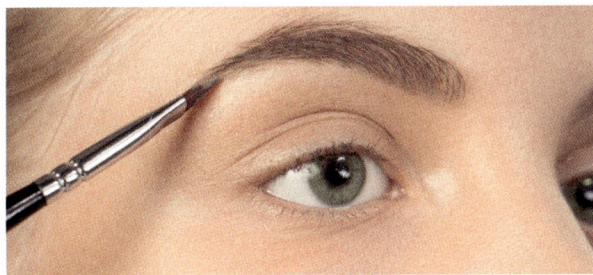

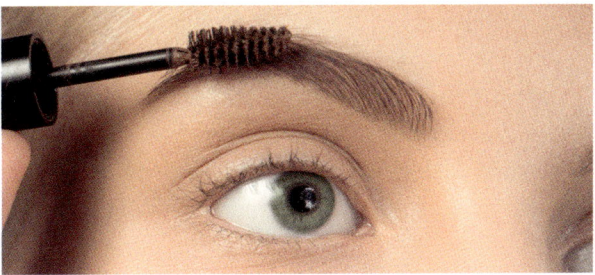

1. Härchen nach oben kämmen.

2. Untere Form der Braue mit Augenbrauenstift ziehen.

3. Härchen nach unten kämmen.

4. Oberen Brauenbogen malen.

5. Am Ansatz der Nasenwurzel einzelne Härchen malen, damit die Braue dort dichter wirkt.

6. Augenbraue mit Augenbrauenpuder auffüllen. Ich fange etwa in der Mitte an und arbeite von da Richtung innen und außen. Nicht zu viel Farbe benutzen.

7. Mit dem Bürstchen ausbürsten und Puder mit dem Augenbrauenpinsel verblenden.

8. Einzelne Härchen, die ober- oder unterhalb meiner Braue wachsen, zupfe ich nicht, sondern kaschiere sie mit einem Concealer.

9. Ich mag es, wenn die Braue im Ansatz dunkel ist. Deshalb betone ich den Ansatz mit einer dunklen Brauenmascara.

10. Abschließend der Braue mit einem farblosen Augenbrauengel Halt verleihen. Für einen stärkeren Look eignet sich auch farbiges Gel.

LIPPENPFLEGE

Zum Küssen schön

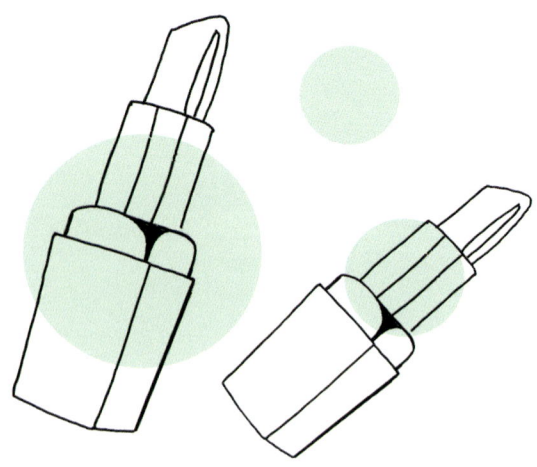

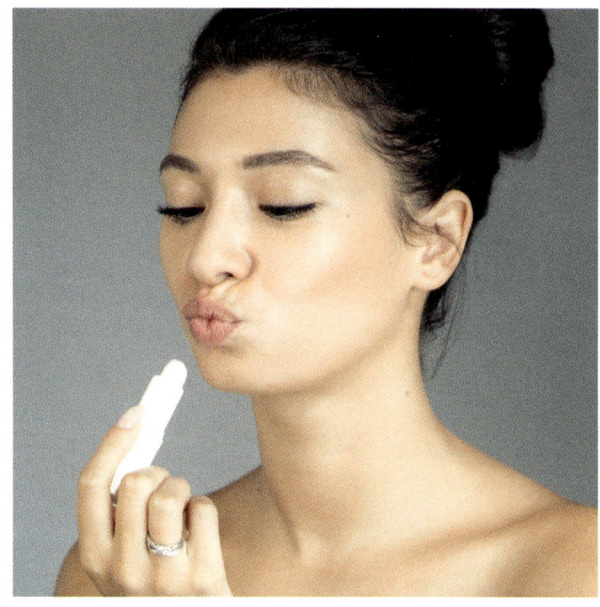

Neben den Augen sind die Lippen der Beauty-Hingucker in deinem Gesicht. Die Basis schöner Lippen – egal, ob du Lippenstift, Lipgloss oder gar kein Lippenprodukt benutzt – sind gepflegte Lippen.

Die Lippenhaut ist sehr empfindlich. Deine Lippen besitzen keine eigenen Talgdrüsen, können sich also nicht selbst mit Feuchtigkeit versorgen. Ob du zu trockenen und spröden Lippen neigst, ist Veranlagung.

Aber auch deine Umgebung spielt eine Rolle. So lassen trockene Heizungsluft und Kälte im Winter und Sonne und Hitze im Sommer Lippen gerne spröde werden. Die Lippen ablecken hilft übrigens nicht, um sie mit Feuchtigkeit zu versorgen. Im Gegenteil: So trocknen sie noch schneller aus. Was hilft, ist gute Lippenpflege!

Die richtige Lippenpflege

Trockene und gar rissige Lippen sind nicht nur unangenehm, sie sehen auch nicht sehr schön aus. Sind deine Lippen nicht ausreichend mit Feuchtigkeit versorgt, schuppen sie sich und wirken stumpf. Lippenstift hilft nur bedingt. Einige versorgen deine Lippen zwar mit Feuchtigkeit, aber die Farbe sieht schnell fleckig aus, wenn deine Lippen darunter richtig spröde sind. Was du jetzt brauchst, ist eine Lippenpflege. Diese versorgt deine empfindlichen Lippen mit Feuchtigkeit und Wirkstoffen. Ob du dabei einen gängigen Pflegestift, Balm aus dem Döschen oder eine gelartige Variante benutzt, ist dir überlassen. Hauptsache, deine Lippen bekommen die Pflege, die sie verdienen.

Wenn du regelmäßig unter angegriffenen Lippen leidest, kannst du auch einmal pro Woche ein Lippen-Peeling machen. Das gibt es fertig zu kaufen und ist auf die besonderen Bedürfnisse der sensiblen Lippenhaut abgestimmt. So entfernst du abgestorbene Hautschüppchen und bekommst extraweiche Lippen. Die Pflege danach nicht vergessen!

Die richtige Lippenstiftfarbe finden

Um die richtige Lippenstiftfarbe für dich herauszufinden, musst du deinen Hautton kennen. Mit dem Test ab Seite 94 kannst du ihn einfach bestimmen.

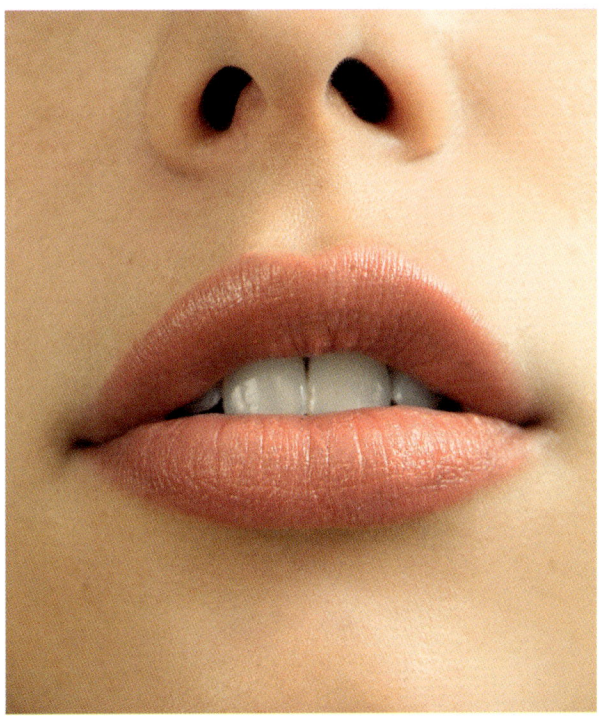

Lippenfarbe für kühle Hauttöne

Wenn du einen kühlen Hautton hast, kannst du bei Lippenstiften mit leicht violettem und blauem Unterton zugreifen. Die Nuancen dürfen gerne etwas dunkler und beerig sein.

Lippenfarbe für warme Hauttöne

Warm zu warm – sprich: Farben mit einem warmen Ton wie klassisches Rot oder knalligere Orangetöne harmonieren gut mit deinem Typ.

Lippenfarbe für neutrale Hauttöne

Zu dieser Gruppe gehören sehr wenige Frauen. Aber solltest du eine von ihnen sein, steht dir prinzipiell jede Lippenfarbe. Teste aber jeden Ton sicherheitshalber bei Tageslicht auf deinen Lippen, bevor du ihn kaufst.

Lippenfarbe für schmale Lippen

Auch deine Lippenform kann die Wahl deiner Lippenstiftfarbe beeinflussen. Wenn du eher schmale Lippen hast, solltest du lieber keine zu dunklen Töne auftragen. Dadurch wirken sie noch dünner.

Lippenfarbe für volle Lippen

Du bist ein Glückspilz und von Natur aus mit richtig prallen Lippen gesegnet. Daher kannst du eigentlich alle Farben tragen. Zu knallige und glänzende Lippenfarben betonen deinen Mund jedoch noch zusätzlich und können dich leicht barbiehaft aussehen lassen.

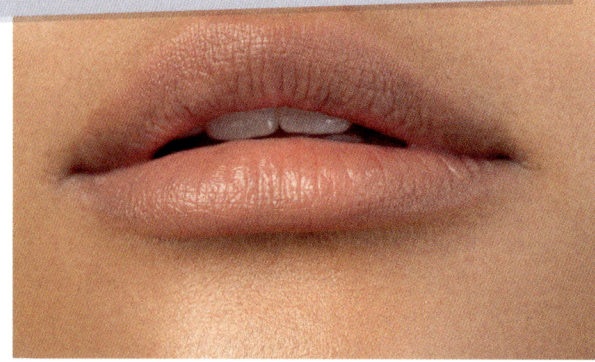

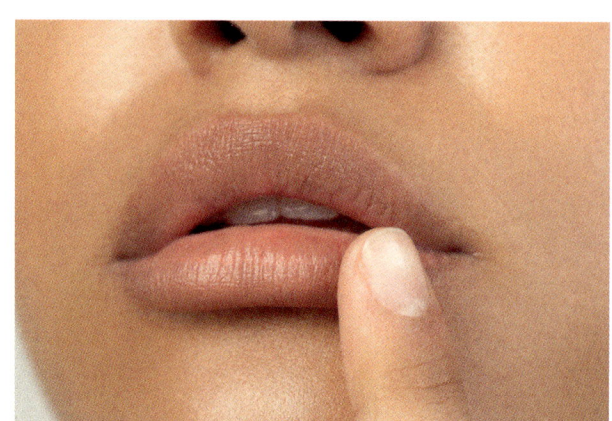

1 Achte darauf, dass deine Lippen richtig gepflegt und nicht zu trocken sind. Benötigen deine Lippen ein Peeling, solltest du dieses vor dem Beginn deiner Schminkroutine machen.

2 Am besten hält dein Lippenstift, wenn du vorher einen Lip Primer aufträgst. Du kannst aber auch ganz einfach etwas von deiner Foundation auf die Lippen tupfen.

3 Ich beginne mit einem Lipliner am Lippenherz und umrande danach meine Lippen. Nun den Lippenstift auftragen – eventuell auch mit einem Pinsel. Für einen besonders intensiven Look den Lippenstift zweimal auftragen.

4 Mit einem Tuch deinen Lippenstift abtupfen und die überschüssige Farbe abnehmen (diese landet sonst auch gerne auf deinen Zähnen). Für extralangen Halt den Lippenstift dann noch einmal leicht auftragen.

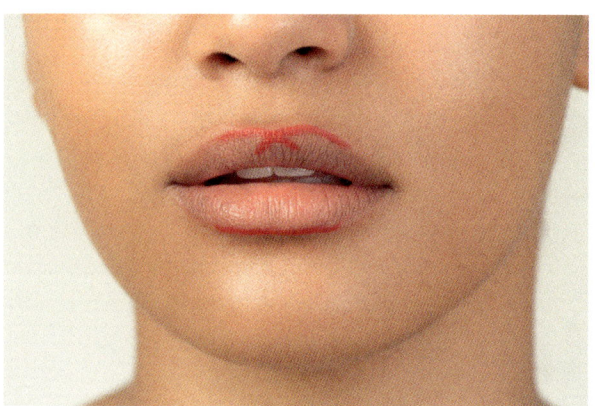

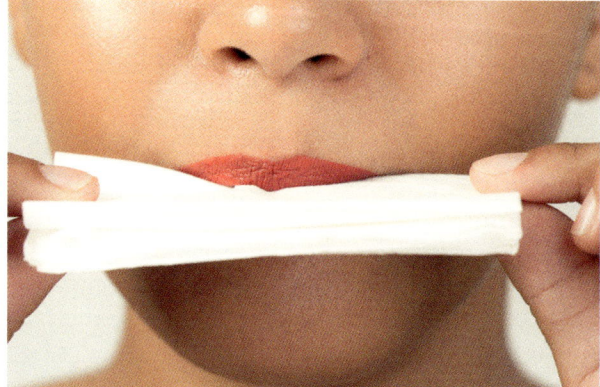

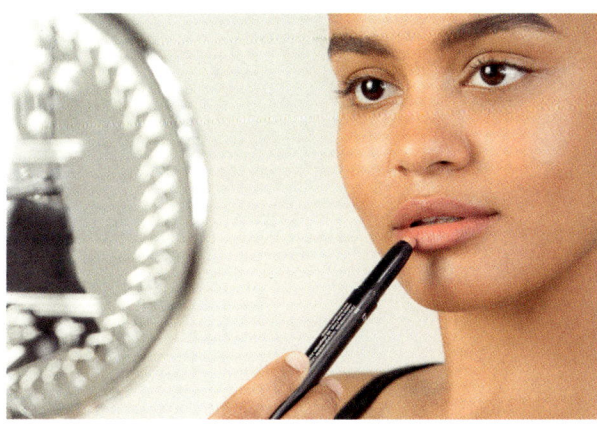

Lippen-Produkte

Lipliner

Mit einem Lipliner werden die Lippen um-
randet, damit die Farbe nicht ausfranst. Bei
schmalen Lippen kann man damit die Konturen auch etwas breiter schummeln. Aber
nicht übertreiben, sonst sieht es schnell albern aus. Du kannst mit Lipliner auch deine
kompletten Lippen ausmalen und ihn so als
Primer benutzen. Was du auf keinen Fall tun
solltest: einen zu dunklen Farbton wählen.

Lipgloss

Lipgloss kommt aus dem Englischen und
bedeutet „Lippenglanz". Und genau den
bringt er auf deine Lippen. Er ist flüssig,
mit Pflegestoffen und Feuchtigkeit angereichert und es gibt ihn in allen Farben, mit
Schimmer, Glitzer oder Geschmack. Er lässt
die Lippen je nach Produkt voluminöser
wirken. Lipgloss enthält nur ein Viertel der
Farbpigmente eines Lippenstifts und hat
deshalb weniger Deckkraft.

Lippenstift

Lippenstifte gibt es in allen erdenklichen
Farben, mit mattem oder glänzendem
Effekt, mit Pflegewirkung, mit extralan-
gem Halt (Vorsicht: Dieser lässt sich auch
mit Make-up-Entferner nur schwer wieder
entfernen), mit Volumen-Booster etc. Er hat
mehr Farbkraft als ein Lipgloss und betont
deine Lippen dadurch stärker.

Matte Lipcream

Lipcream ist weder Lippenstift noch
Lipgloss, sondern etwas dazwischen. Sie
hat die hohe Deckkraft eines Lippenstifts
und die cremige Pflegeformel eines Gloss.
Lipcream lässt sich wie Lipgloss auftragen,
hinterlässt aber im Gegensatz dazu einen
matten Look.

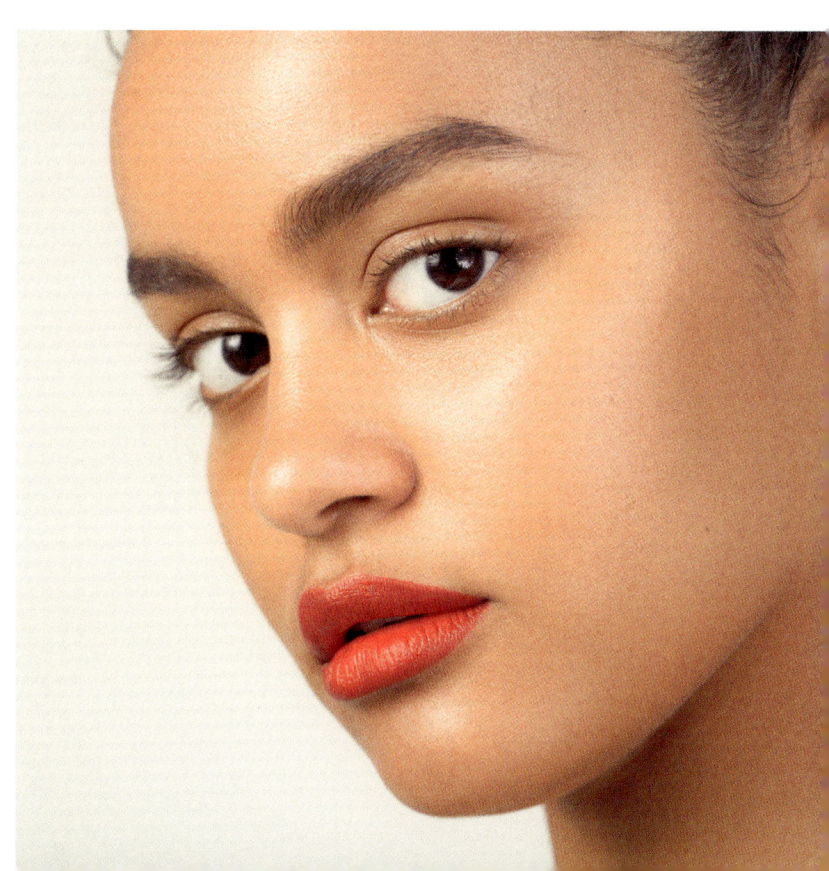

AUGEN-MAKE-UP
Dein perfekter Augenaufschlag

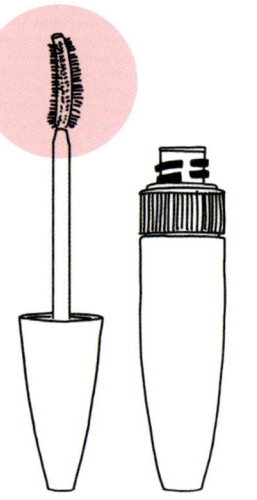

Die Augen sind der absolute „Blickfang" in deinem Gesicht. Sie verleihen dir Ausdruck und Persönlichkeit – auch ohne Make-up. Mit dem richtigen Augen-Make-up kannst du die Wirkung deiner Augen aber zusätzlich unterstreichen. Dein Augen-Make-up muss nicht unbedingt sehr aufwendig sein – ich fühle mich bereits mit Wimperntusche schön geschminkt!

Die 6 Basis-Steps für dein Augen-Make-up

Step 1 – Reinigung
Bevor du irgendein Produkt auf deine Augen oder Wimpern aufträgst, solltest du deine Augenpartie immer gründlich reinigen.

Step 2 – Pflege
Darauf folgt die Pflege, passend zu deinem Hauttyp. Kurz einziehen lassen, damit dein Augen-Make-up nicht verwischt.

Step 3 – Base & Foundation
Bereite deine Augen mit einem Concealer oder einem Primer auf Lidschatten & Co. vor. Welcher Concealer für dich am besten passt, kannst du ab Seite 108 noch einmal nachlesen. Danach die Foundation verwenden.

Step 4 – Lidschatten auftragen
Welchen Lidschatten du wählst, hängt von deiner Augenfarbe ab und davon, welchen Look du tragen möchtest. Den passenden Lidschatten zu deiner Augen- und Haarfarbe findest du ab Seite 100. Anregungen für Looks zu verschiedenen Anlässen wie Schule, Party, Date etc. findest du in Kapitel 4.

Step 5 – Wimpern tuschen
Erst Mascara verleiht deinen Augen so richtig Ausdruck, indem sie deine Wimpern länger und voller wirken lässt. Immer mehrmals tuschen. Wichtig: Aber nur, solange die Wimpern nicht verkleben.

Step 6 – Lidstrich
Kleiner Strich, große Wirkung. Der Lidstrich setzt deine Augen sofort in Szene, aber er muss richtig sitzen.

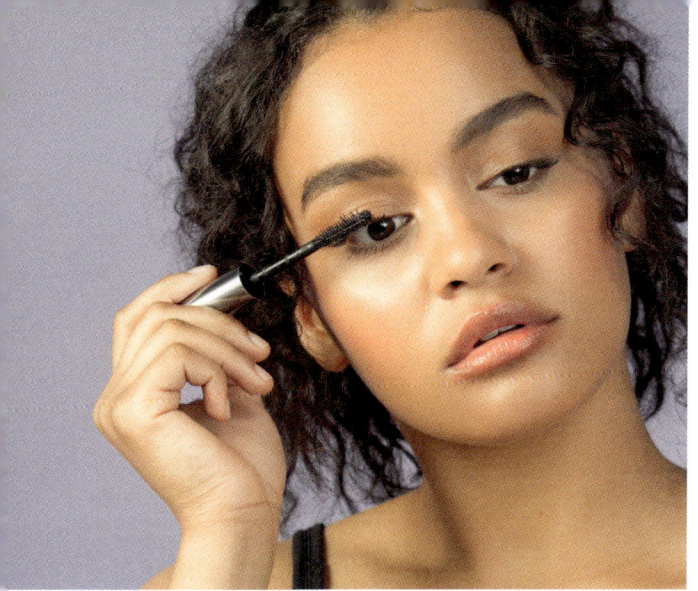

Wimpern

Egal, ob du von Natur aus mit langen oder kurzen, hellen oder dunklen Wimpern gesegnet bist – schöne Wimpern sind nur eine Frage der richtigen Pflege und eines guten Make-ups.

Wimpernpflege

Eine Wimper hat eine Lebensdauer von circa 5 bis 8 Wochen. Danach fällt sie aus und eine neue wächst nach. Damit deine Wimpern möglichst lange leben, reinige deine Augenpartie täglich – am besten mit einer ölhaltigen Reinigung. Zur Pflege kannst du spezielles Wimpernöl oder einfach Oliven- oder Kokosöl benutzen. Trage die Pflege täglich über einen Zeitraum von mindestens 2 Wochen auf, sonst bewirkt sie nichts. Wenn du wasserfeste Mascara benutzen möchtest, achte besonders darauf, beim täglichen Abschminken sehr vorsichtig vorzugehen. Zu starkes Rubbeln ist weder gut für deine Wimpern noch für deine empfindliche Augenpartie.

Meine persönliche Mascara-Routine

1. Mit einer Wimpernzange verleihst du deinen Wimpern einen tollen Schwung. Wichtig: die Wimpernzange nur bei ungetuschten Wimpern anwenden.

2. Wimpern mit einem speziellen Wimpernbürstchen oder einer alten, gesäuberten und trockenen Mascara-Bürste bürsten.

3. Als Nächstes benutze ich eine Primer-Mascara, um meine Wimpern vorzubereiten.

4. Wimpern noch einmal bürsten. Mascara mit Zickzackbewegung vom Wimpernansatz bis in die Spitzen auftragen. 2 bis 3 Mal, dazwischen trocknen lassen.

5. Klumpige Wimpern noch einmal bürsten.

6. Reste oder Patzer einfach mit einem nassen Wattestäbchen entfernen.

„CALL OF BEAUTY"-TIPP
Es muss nicht immer Schwarz sein. Wenn du einen ganz natürlichen Look kreieren willst, kannst du auch eine braune Mascara verwenden. Für extra Schwung die Wimpernzange ganz kurz mit einem Fön anwärmen.

Lidschatten

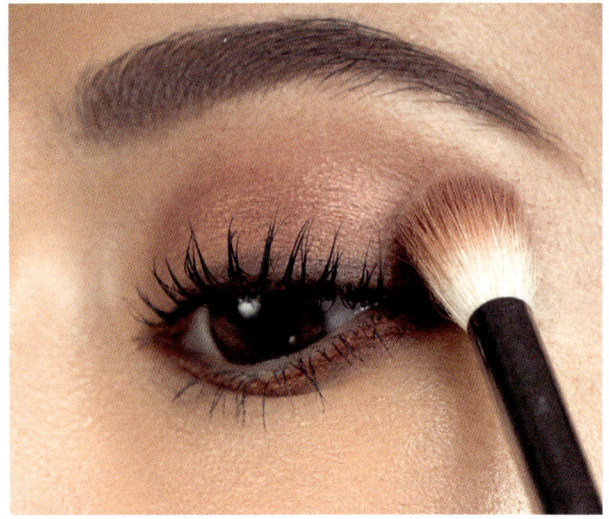

1 Auf das bewegliche Lid wird ein heller Ton aufgetragen.

2 In die Lidfalte kommt die dunkelste Farbe deines Looks. Die Töne auf dem Lid und in der Lidfalte werden gut verblendet.

3 Im äußeren Augenwinkel kannst du je nach Look Lidschatten und/oder Eyeliner in V-Form auftragen.

4 Oberhalb der Wimpern direkt am Wimpernkranz entlang wird der Lidstrich aufgetragen. Mit einer dünnen Linie beginnen, verbreitern geht immer.

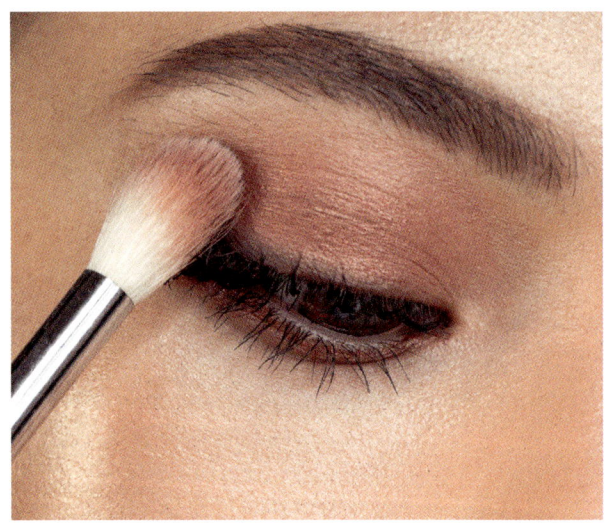

5 Wenn es zu deinem Look passt, wird entlang des unteren Wimpernkranzes manchmal noch dunkler Lidschatten aufgetragen.

6 Auf die untere Wasserlinie kommt der Kajal, wenn du welchen trägst. Schwarz oder Dunkelbraun sorgt für Dramatik, Weiß oder Nude für einen weiten, wachen Blick.

7 Für einen wachen Blick im inneren Augenwinkel etwas hellen Concealer oder Highlighter auftragen.

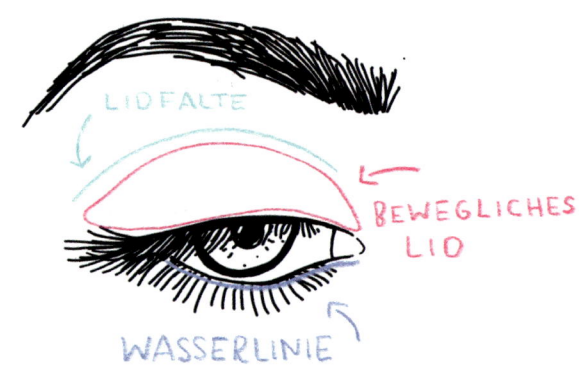

LIDFALTE

BEWEGLICHES LID

WASSERLINIE

Eyeliner

5 Schritte zum perfekten Lidstrich

1 Wähle deinen Eyeliner –- ob du Gel- oder Flüssig-Eyeliner mit Pinsel, einen Kajal oder einen Filz-Eyeliner verwendest, ist dir überlassen. Benutze das Produkt, mit dem du am besten zurechtkommst.

2 Schließe ein Auge so weit, dass du entlang des oberen Wimpernkranzes malen kannst, aber das Lid nicht zittert. Ziehe von der Mitte des Lids bis zum äußeren Augenwinkel einen ersten dünnen Strich.

3 Ziehe nun mit ruhiger Hand einen Strich von der Mitte bis zum inneren Augenwinkel. Bleibe dabei nah am Wimpernkranz. Für manche ist es einfacher, wenn sie erst einmal viele kleine Striche ziehen und diese dann am Ende verbinden. Probiere aus, wie es für dich am leichtesten geht.

4 Füge am äußeren Winkel noch einen schönen Schwung oder einen Wing hinzu. Hier macht Übung den Meister!

5 Patzer ganz einfach mit einem nassen Wattestäbchen korrigieren.

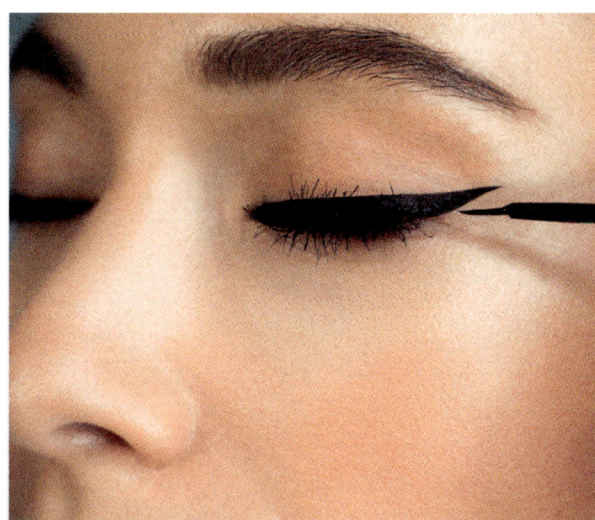

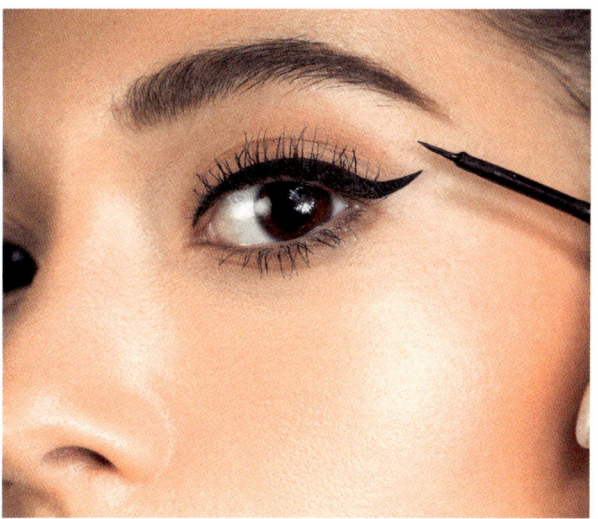

„CALL OF BEAUTY"-TIPP
Du kannst zum Malen auch spezielle Schablonen zu Hilfe nehmen. Mein Tipp: Den Lidstrich nie zu dick auftragen, denn das drückt optisch zu sehr auf dein Auge.

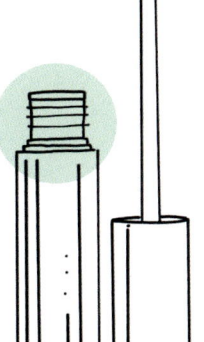

SCHLUPFLIDER

Den Blick öffnen

Keiner will sie, und doch haben sie viele – Schlupflider. Auch viele Promi-Damen wie Jennifer Lawrence, Taylor Swift, Karlie Kloss und Blake Livley „leiden" unter „hängenden Augen". Klingt fies, aber wie die Stars auf dem roten Teppich und bei Fotoshootings beweisen – Schlupflider sind kein Schönheitsmakel. Mit dem richtigen Make-up fallen sie kaum auf.

Was sind Schlupflider?

Von Schlupflidern spricht man, wenn dein bewegliches Augenlid bei geöffnetem Auge kaum oder gar nicht sichtbar ist. Das

kann deine Augen kleiner und deinen Blick müder wirken lassen.

Schlupflider richtig schminken

Es gibt verschiedene Techniken, um Schlupflider zu kaschieren, sodass du verschiedene Looks tragen kannst.

Bei leichten Schlupflidern

Ein einfacher Trick, um von Schlupflidern abzulenken und deine Augen optisch zu öffnen, sind volle und lange Wimpern. Wenn deine Wimpern trotz Mascara zu kurz oder dünn sind, kannst du auch mit Fake Lashes oder einer Wimpernverlängerung nachhelfen. Ich liebe meine Wimpernverlängerung!

Bei leichten bis mittelstark ausgeprägten Schlupflidern

So geht's: einen hellen Lidschatten auf dein bewegliches Lid auftragen und es so betonen. Hier kannst du auch gerne Lidschatten mit Schimmer oder leichtem Glanz und Glitzer verwenden. Wichtig: vorher immer einen Primer verwenden, damit der Lidschatten oder Eyeliner (solltest du welchen

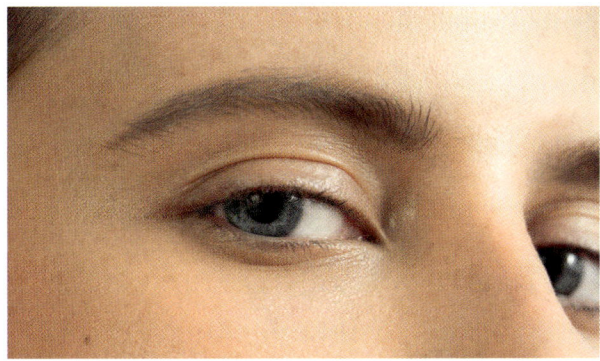

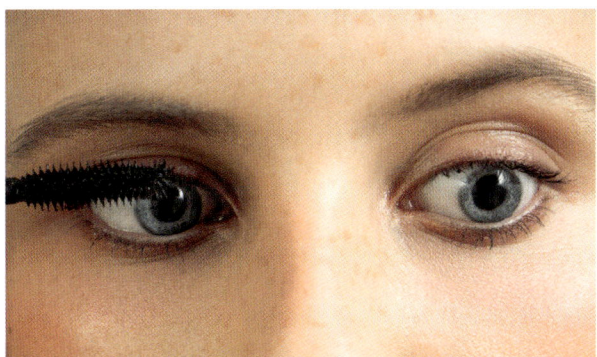

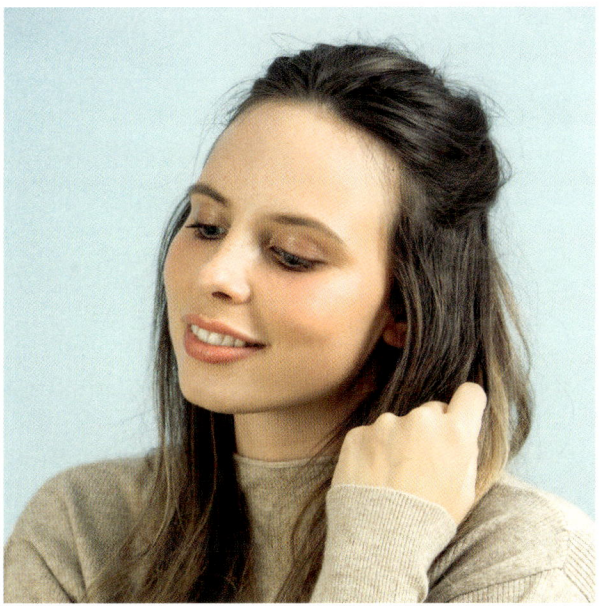

verwenden) nicht verläuft. Danach einen dunklen Lidschatten entlang des Augenknochens oberhalb des beweglichen Lids auftragen und sanft verblenden.

Bei stark ausgeprägten Schlupflidern
Grundiere dein gesamtes Augenlid mit einem Primer und einer Foundation. Dann trage sehr dunklen Lidschatten auf das ganze bewegliche Lid auf. Unterhalb des Brauenbogens trägst du einen Highlighter auf. Dieser Look wirkt etwas dramatischer durch den dunklen Lidschatten, lässt deine Augen aber schön strahlen.

Ablenkung
Indem du deine Lippen besonders betonst, kannst du den Blick von deinen Augen auf deine Lippen lenken. Damit sind deine Augen mit den Schlupflidern nicht mehr direkt im Fokus. Zum Betonen deiner Lippen musst du nicht unbedingt zu knallrotem Lippenstift greifen, auch schön glänzende Lippen mit Gloss sind ein Eyecatcher.

„CALL OF BEAUTY"-TIPP
Ganz viele Mädchen und Frauen haben Schlupflider – sie sind genetisch angeboren. Mit dem Alter lässt jedoch zusätzlich die Spannkraft der Haut nach, wodurch sie sich verstärken. Damit du möglichst lange schöne, straffe Augenlider hast, solltest du früh mit der Augenpflege beginnen. Eine feuchtigkeitsspendende Augencreme reicht dafür aus.

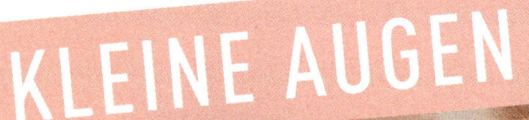

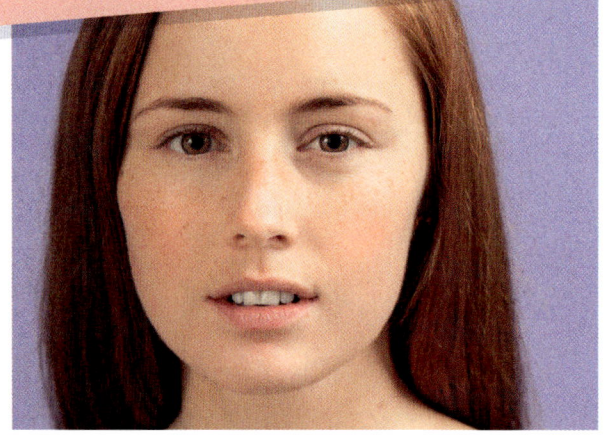

Kleine Augen wirken schnell müde und etwas ernster. Mit dem richtigen Make-up lässt sich das aber korrigieren.

Lidschatten

Wenn du kleine Augen hast, solltest du lieber hellen Lidschatten verwenden – das öffnet deine Augen optisch. Im Alltag empfehle ich dir matten Eyeshadow, etwas auffälliger wird es durch schimmernde oder glitzernde Lidschatten. Trage einen helleren Ton vom inneren Augenwinkel bis zur Mitte des beweglichen Lids auf und von da bis zum äußeren Augenwinkel einen dunkleren. Verwende dazu 2 Nuancen aus der gleichen Farbfamilie. Verblende beide Nuancen gut.

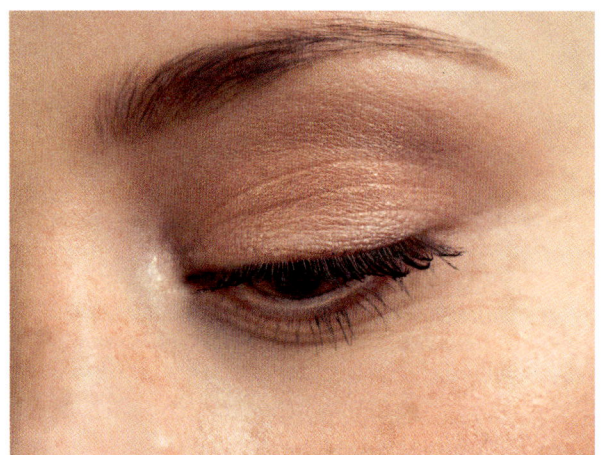

Highlighter

Mit etwas Highlighter unterhalb deines Brauenbogens lässt du dein gesamtes Auge schnell und einfach größer und wacher wirken. Auch ein Tupfer Highlighter im inneren Augenwinkel öffnet deinen Blick sofort.

Mascara

Lange und volle Wimpern mit einem schönen Schwung lassen kleine Augen größer wirken. Dazu deine Wimpern vor dem Tuschen mit einer Wimpernzange in Form bringen und dann kräftig dunkel tuschen!

Kajal

Eine hell betonte untere Wasserlinie ist perfekt für kleine Augen. Einfach einen hellen Kajal in Weiß oder Nude auf die Wasserlinie aufbringen.

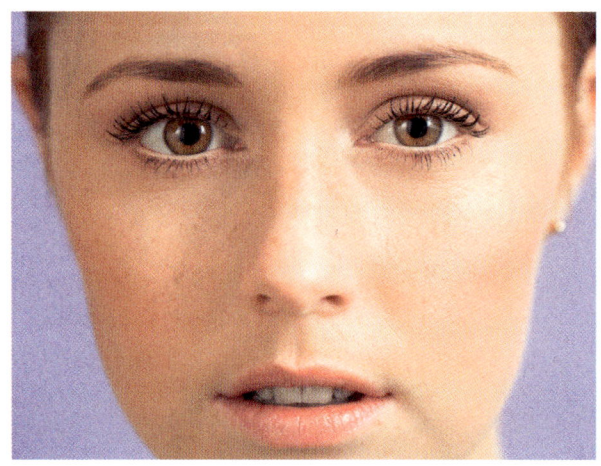

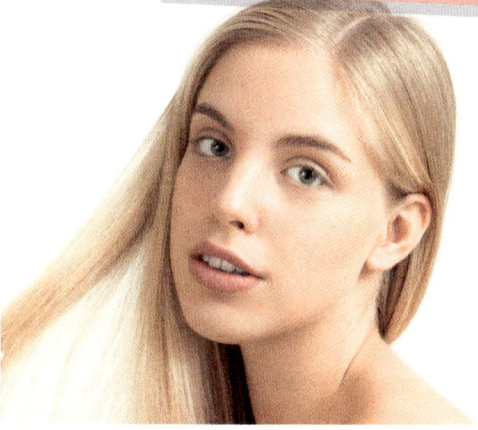

Eher selten wirken Augen „zu groß", außer wenn du beispielsweise sehr runde oder hervorstehende Augen hast. Auch bei Brillenträgern, die Gläser mit einer vergrößernden Wirkung tragen, können große Augen schnell überdimensioniert wirken. Dazu mehr ab Seite 134.

Runde Augen richtig schminken

Du kannst deine Augen optisch in die Länge strecken. Das erreichst du, indem du auf dem beweglichen Lid von innen bis zur Mitte hellen Lidschatten aufträgst und von der Mitte nach außen dunkleren. Beide Nuancen sanft verblenden. Auch ein nach außen breiter werdender Lidstrich zieht dein Auge in die Breite.

Hervorstehende Augen schminken

Manche bezeichnen diese Augenform ganz fies als Glubschaugen. Das ist total gemein und will natürlich keiner hören. Auch hervorstehende Augen sind schön – lass dir nichts anderes erzählen! Wenn du sie trotzdem etwas kaschieren willst, verwendest du am besten dunklen und matten Lidschatten. Lass die Finger am besten ganz von schimmernden und glänzenden Nuancen. Dunkler Lidstrich über dem oberen Wimpernkranz setzt deine Auge ebenfalls optisch etwas zurück.

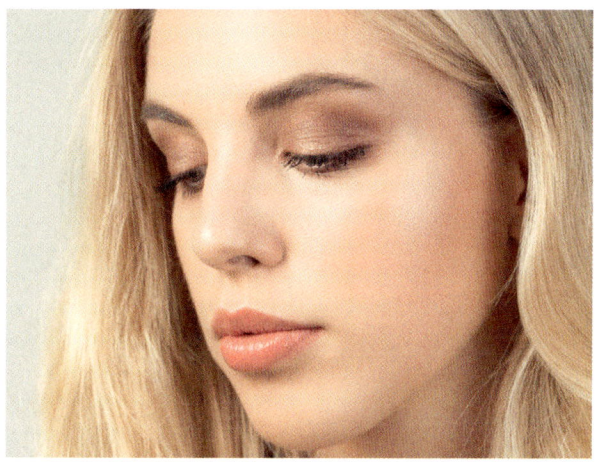

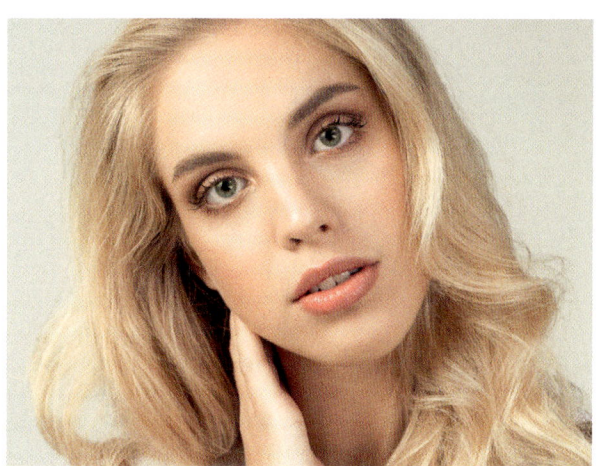

MAKE-UP FÜR BRILLENTRÄGER

Das richtige Zusammenspiel

Wer eine Brille trägt, muss nicht auf schönes Augen-Make-up verzichten – man muss dann nur ein paar Kleinigkeiten beachten. Denn damit dein Look richtig wirkt, muss er mit deiner Brille und deinen Brillengläsern harmonieren.

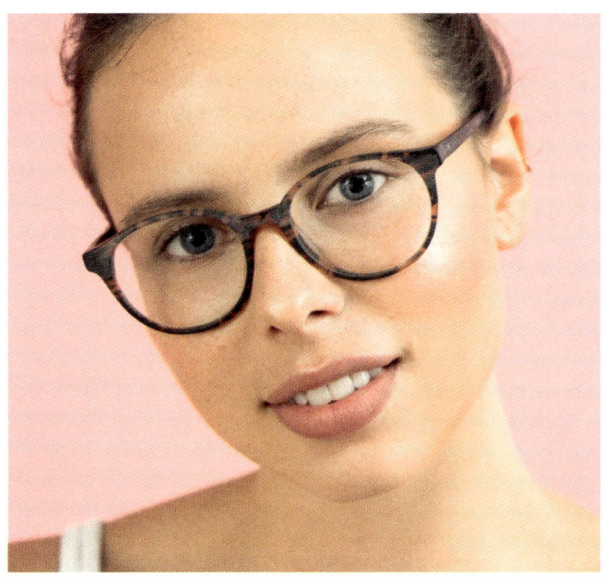

Basic-Tipps für Brillenträger

+ Je ausgefallener deine Brille, desto zurückhaltender sollte dein Augen-Make-up sein.
+ Stimme die Farbe deines Lidschattens immer auf die Farbe deiner Brille ab.
+ Wähle deinen Look so, dass er mit deinen Brillengläsern harmoniert: Brillengläser für Kurzsichtige verkleinern deine Augen optisch, Brillengläser für Weitsichtige vergrößern sie.
+ Deine Brillenform sollte nicht nur zu deiner Gesichtsform, sondern auch zu deinen Augenbrauen passen.
+ Auch deine Augenbrauen bekommen durch deine Brille besonders viel Aufmerksamkeit. Also immer auf eine saubere Form achten.
+ Deine Brille wirkt wie eine Art Rahmen für dein Augen-Make-up und betont es dadurch. Deshalb immer besonders ordentlich arbeiten und kleine Patzer sauber ausbessern.
+ Deine Brille wirft einen Schatten auf dein Gesicht. Dagegen hilft Concealer unter dem Auge – wie bei Augenringen.
+ Achte auch bei der Wahl deiner Lippenfarbe darauf, dass sie mit deiner Brille harmoniert.

Schminkhilfen für Weitsichtige

Besonders wenn du weitsichtig bist, kann Schminken eine große Herausforderung sein – denn ohne Brille siehst du dich im Spiegel nicht scharf. So kann man sich natürlich nicht ordentlich schminken. Und mit Brille kommst du nicht richtig an deine Augen heran. Was tun? Kaufe dir am besten eine extra Schminkbrille für Weitsichtige, bei der sich die einzelnen Gläser hoch- und runterklappen lassen. So kannst du ein Auge mit weggeklapptem Glas ordentlich schminken, während du mit dem anderen trotzdem scharf siehst. Zum Auftragen der Foundation solltest du die Brille jedoch lieber nicht tragen, damit alles schön gleichmäßig verteilt wird. Bei Contouring, Highlighting oder anderen Gesichtsmodellagen kannst du die Brille tragen, wenn du Partien außerhalb des Brillenrahmens schminkst. Bei Bereichen um die Augen, Nase und Stirn lieber die Brille absetzen und nach je-

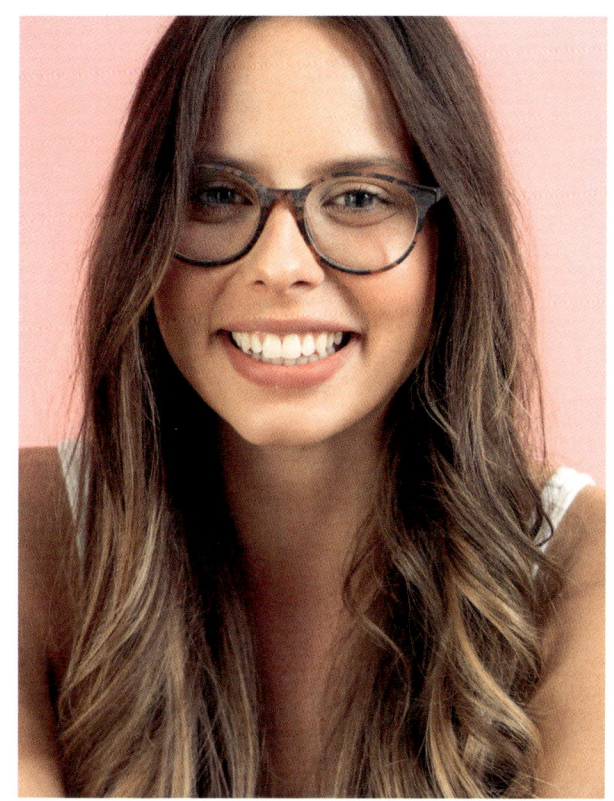

dem Schritt zur Kontrolle wieder aufsetzen. Das ist etwas mühsam, garantiert aber ein schönes, ebenmäßiges Ergebnis.

Augen-Make-up für Kurzsichtige

Deine Brillengläser lassen deine Augen kleiner wirken, als sie wirklich sind. Dieser Effekt lässt sich mit dem richtigen Make-up aber ganz einfach ausgleichen. Und natürlich sieht der Look auch ohne Brille noch gut aus.

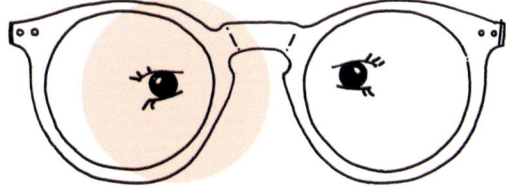

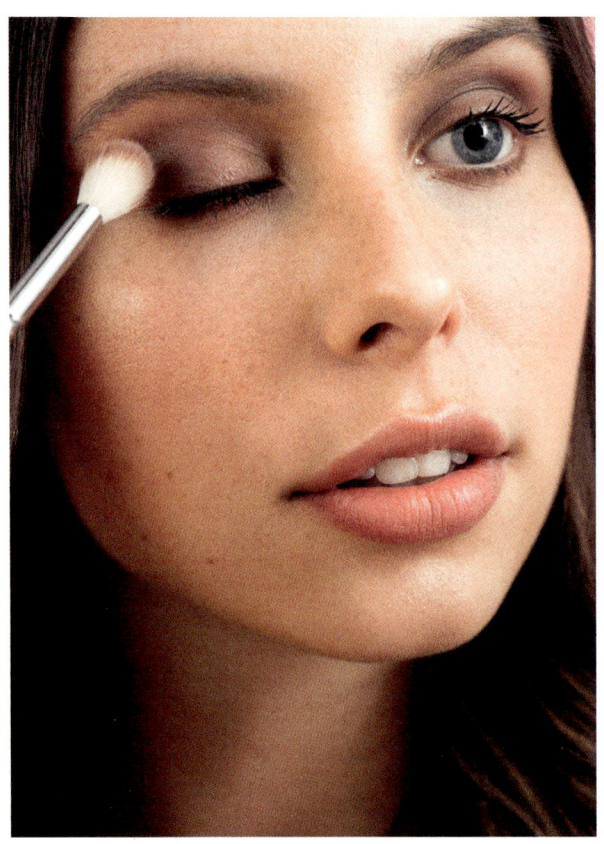

Augenbrauen

Achte auf ordentlich gezogene Augenbrau-en – Tipps dazu findest du ab Seite 118. Einzelne Härchen, die etwas von deinem Brauenbogen entfernt wachsen, kannst du mit einem Concealer abdecken. Ein High-lighter unterhalb deines Brauenbogens öff-net dein Auge und lässt es größer wirken.

Lidschatten

Du solltest am besten nur helle Lidschat-tennuancen verwenden. Auch hier gilt: Sie müssen zu deiner Brillenfarbe passen. Auch wenn du entlang der Wasserlinie Kajal

verwenden möchtest, greifst du am besten zu einem hellen Ton wie Weiß, Nude oder Beige.

Wimperntusche

Volle und lange Wimpern lassen dein Auge größer wirken, also ruhig kräftig tuschen.

Augen-Make-up für Weitsichtige

Wenn du weitsichtig bist, lassen deine Bril-lengläser deine Augen größer wirken. Ein großer Vorteil, denn große Augen gelten schließlich als Schönheitsideal. Damit deine Augen aber nicht zu einseitig in den Fokus geraten, beachte bitte Folgendes:

Lidschatten

Du solltest lieber auf schimmernden und glitzernden Lidschatten verzichten – diese wirken bei Brillengläsern für Weitsichtige oft nicht schön. Greife lieber zu matten Tö-nen. Farblich bist du hingegen unabhängig. Solange der Ton zu deiner Brille und deiner Augenfarbe passt, ist alles erlaubt, auch richtig dunkle Farben.

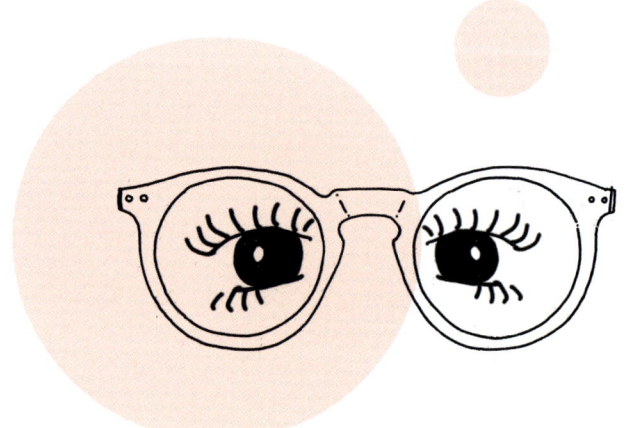

Eyeliner

Da deine Brille alles vergrößert, tut sie dies auch mit deinem Lidstrich. Deshalb lieber einen etwas feineren Strich ziehen.

Wimperntusche

Schön getuschte Wimpern stehen auch Weitsichtigen. Aber tusche nicht zu kräftig, da durch deine Brillengläser verklebte und klumpige Wimpern schneller auffallen. Es reicht auch völlig aus, wenn du nur deine oberen Wimpern tuschst.

Augenbrauen

Hier gilt der gleiche Tipp wie für Kurzsichtige: Deine Brille lenkt den Blick besonders auf deine Brauen. Diese deshalb besonders ordentlich nachschminken. Einzelne Härchen außerhalb des Brauenbogens kannst du mit einem Concealer abdecken.

Make-up-Tipps für Kontaktlinsenträger

Wenn du keine Brille, sondern Kontaktlinsen trägst, habe ich auch ein paar nützliche Schminktipps für dich. Deine Linsen verändern zwar die Größe deiner Augen nicht, dafür gibt es bei der richtigen Schminktechnik und Produktwahl einiges zu beachten, damit – im wahrsten Sinne des Wortes – nichts ins Auge geht.

+ Kontaktlinsen immer vor dem Schminken einsetzen. So geraten keine Schminkpartikel unter deine Linsen und du verwischst dein frisches Augen-Make-up nicht beim Versuch, deine Linsen nachträglich einzusetzen.

+ Übe beim Schminken deiner Augenlider nicht zu viel Druck aus. Das kann die Augen reizen und zum Tränen bringen.

+ Kajal immer nur am Außenrand deiner Wimpern auftragen, nicht auf der Wasserlinie.

+ Sollte dir doch mal ein Make-up-Partikel ins Auge kommen, nimm deine Linsen am besten sofort heraus und reinige sie gründlich mit Kontaktlinsenlösung. Ist dein Auge davon gereizt, lass es sich erst ein bisschen beruhigen.

+ Lieber auf Lidschatten mit Glitzer verzichten – die Partikel gelangen zu leicht ins Auge.

+ Verwende besser keinen zu flüssigen Eyeliner. Wenn der frisch gezogene Lidstrich nicht schnell genug trocknet, kann dir – besonders im inneren Augenwinkel – Farbe ins Auge und auf deine Kontaktlinse geraten.

SCHMINKPINSEL-LEXIKON
Die Qual der Wahl

Creme-Foundation kann man mit den Fingern auftragen. Concealer auch. Ebenso Gel-Eyeshadow und cremiges Rouge. Aber für Eyeliner, Puder oder gar Contouring benötigst du Pinsel. Die passenden Beauty-Tools sind für deinen perfekten Look mindestens so wichtig wie die richtigen Produkte.

Für das Gesicht

Foundation-Pinsel
Alleine für das Auftragen der Foundation gibt es viele verschiedene Pinsel mit unterschiedlichen Formen. Der klassische Foundation-Pinsel ist abgerundet und hilft dir, eine Grundierung gleichmäßig aufzutragen. Der flache Foundation-Pinsel kann das Gleiche, ist aber besonders praktisch für Hals und Dekolleté. Ein abgeschrägter Foundation-Pinsel eignet sich für schwierige Stellen wie Nase und Augenpartie. Und der Flat-Top-Pinsel ist perfekt zum Verblenden von Concealer und Foundation. Ihr braucht nicht alle Pinsel – einer reicht. Wählt den aus, mit dem ihr am besten zurechtkommt.

Concealer-Pinsel
Um deinen Concealer punktgenau auf Unreinheiten aufzutragen, eignet sich ein schmaler, spitz zulaufender Pinsel. Zum Abdecken von Augenringen kannst du einen dichten und kompakten Concealer-Pinsel verwenden, der etwas schmaler und kürzer ist als der Foundation-Pinsel. Es gibt ihn in verschiedenen Breiten. Du kannst deinen Concealer aber auch einfach mit dem Finger auftragen.

Puderpinsel
Ein fluffiger Puderpinsel ist ideal, um loses und kompaktes Puder gleichmäßig auf deinem Gesicht zu verteilen. Für Mineral-Make-up oder -puder eignet sich auch der weiche, runde Buffing Brush oder der Kabuki-Pinsel besonders gut. Einen Fächerpinsel kannst du als Korrektur-Tool verwenden, zum Beispiel um überflüssiges Puder oder lose Lidschattenpartikel zu entfernen.

Schwämmchen
Statt mit einem Pinsel kannst du deine Foundation auch mit einem weichen Make-up-Schwämmchen auftragen.

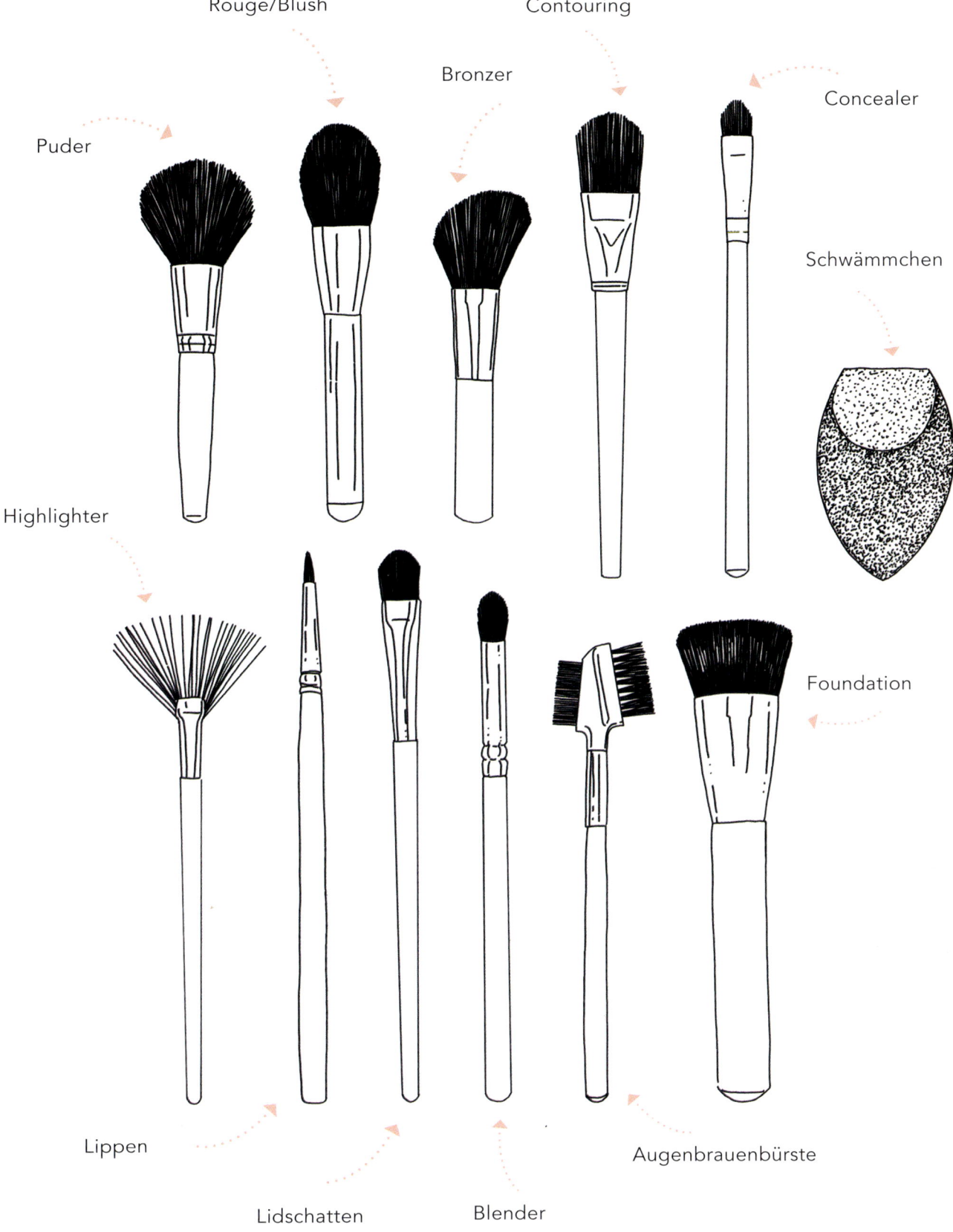

Puder

Rouge/Blush

Bronzer

Contouring

Concealer

Schwämmchen

Highlighter

Foundation

Lippen

Lidschatten

Blender

Augenbrauenbürste

Für Wangen, Contouring & Highlighting

Rougepinsel
Ein runder, weicher Rougepinsel verteilt zartes Puderrouge besonders fein auf deinen Wangen. Du kannst aber auch einen abgeschrägten Rougepinsel verwenden.

Bronzer-Pinsel
Um Bronzer etwas großflächiger aufzutragen, gibt es gerundete, weiche Bronzer-Pinsel mit einer großen Fläche. Für exakteres Arbeiten einen abgeschrägten Pinsel benutzen.

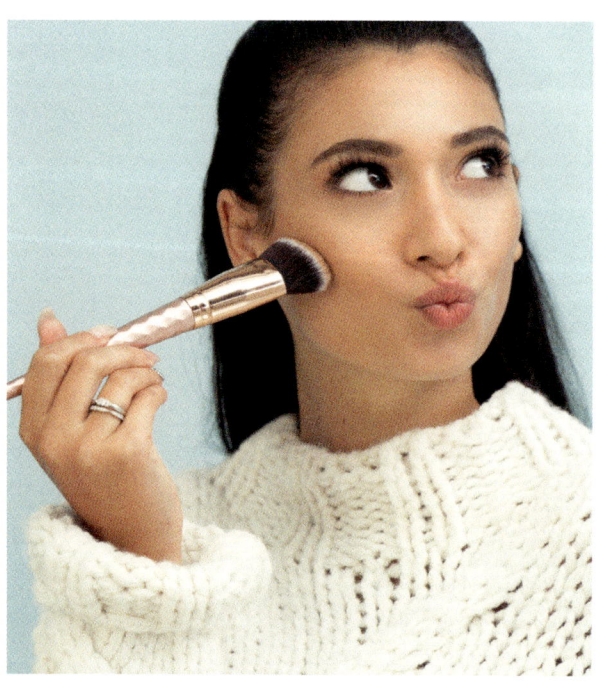

Contouring-Pinsel
Für mehr Kontur in deinem Gesicht arbeitest du am besten mit einem flachen Konturpinsel. Das Verblenden nicht vergessen!

Highlighter-Pinsel
Hier kommt es darauf an, ob du ein flüssiges, cremiges oder pudriges Produkt verwendest. Du kannst für größere Flächen und cremigen oder flüssigen Highlighter einen Foundation- oder Puderpinsel nehmen. Für kleine Flächen, zum Beispiel direkt unter den Augenbrauen, greifst du zu einem schmalen Pinsel.

Blender
Das saubere Verblenden von Foundation und Concealer, aber auch beim Contouring und Highlighting ist das A und O für einen ebenmäßigen Look. Du kannst dafür einen speziellen Blender-Pinsel oder Blender-Schwamm benutzen.

Für deine Augen

Lidschattenpinsel
Es gibt unzählige verschiedene Lidschattenpinsel. Für die meisten Looks genügt ein dichter Pinsel mit leicht abgeschrägten Borsten, Blender genannt. Er trägt Lidschatten präzise auf, ist aber auch zum Verblenden von Übergängen geeignet.

Augenbrauenpinsel
Um deine Augenbrauen zu füllen oder kleine Löcher zu überpinseln, benutzt du einen flachen, dünnen, abgeschrägten Pinsel.

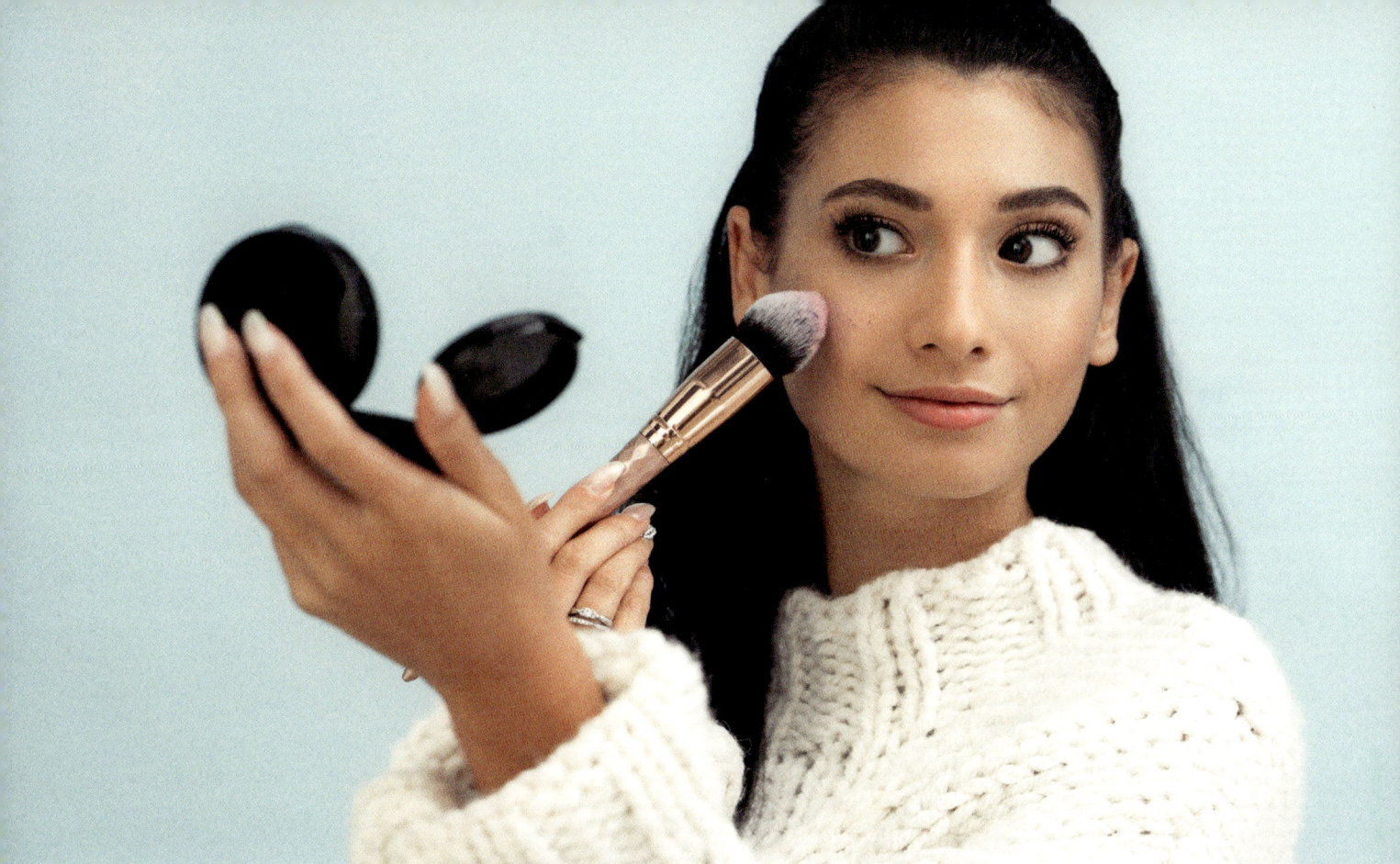

Eyeliner-Pinsel

Für einen sauberen Lidstrich brauchst du einen feinen Pinsel mit guter Spitze und etwas härteren Borsten. Es gibt sie als Spitzpinsel und in einer breiteren Variante mit schrägen Borsten. Probiere doch auch mal einen geknickten Eyeliner-Pinsel – mit diesem kannst du deine Hand beim Malen auf deiner Wange ablegen.

Wimpernkamm & Augenbrauenbürste

Für ordentlich getrennte Wimpern kannst du einen extra Wimpernkamm benutzen oder einfach ein altes, gereinigtes und trockenes Mascarabürstchen. Letzteres eignet sich auch für deine Augenbrauen. Oder du kaufst dir ein spezielles Augenbrauenbürstchen.

Für deine Lippen

Lippenpinsel

Mit dem feinen Lipliner-Pinsel lässt sich Lippenstift besonders sauber entlang deiner Lippenkante auftragen. Du kannst ihn anschließend auch zum Ausmalen deiner Lippen benutzen. Schneller geht es mit einem etwas breiteren, aber dennoch flachen und schmalen Lippenfüllerpinsel.

GÜNSTIG VS. TEUER
Make-up für jeden Geldbeutel

Muss gutes Make-up teuer sein? Diese Frage habe ich mir auch schon oft gestellt und genau wie verschiedene Produkttests, zum Beispiel von Ökotest, bin ich zu dem Ergebnis gekommen: Nein! Zumindest in den meisten Fällen nicht.

Hautpflegeprodukte
Beim Thema Hautpflege ist es in erster Linie wichtig, dass deine Produkte zu deinem Hauttyp passen und du die Pflege gut verträgst. Hier heißt es: ausprobieren, mit was du und deine Haut sich am wohlsten fühlen. Ob das am Ende das günstige Drogeriemarktprodukt, die teure Markenware aus der Apotheke oder eine exklusivere Marke ist, wird sich dann zeigen. Teilweise nutzen teure Hersteller hochwertige Inhaltsstoffe, dies ist aber nicht pauschal der Fall. Ich benutze für meine Haut einen Mix aus Drogeriemarktprodukten und speziellen Artikeln von etwas teureren Kosmetikanbietern.

Haarpflege- & Styling-Produkte
Auch hier kommt es in erster Linie darauf an, dass deine Haarpflege- und Styling-Produkte zu deinem Haartyp und Haarpro-blem passen. Bei Tests haben ebenfalls die günstigeren Produkte nicht schlechter abgeschnitten als die teureren. Als Faustregel kannst du dir aber merken: Je länger ein Produkt im Haar bleibt, desto wichtiger ist es, dass es aus hochwertigen Komponenten besteht. Shampoo und Conditioner lässt du normalerweise nur kurz einwirken – hier reicht oft ein günstiges Produkt. Bei Masken, Kuren und vor allem bei Leave-in-Produkten sollten die Wirkstoffe hochwertiger sein und dürfen daher auch etwas mehr kosten. Das ist aber kein Muss: Ich benutze Haarpflege- und Styling-Produkte verschiedener Preisklassen.

Make-up
Gerade bei Make-up-Produkten ist die Preisspanne zwischen Low Budget und High End enorm. Bei einem Eyeliner kann der Preisunterschied schon einmal zwischen 5 und 30 Euro liegen – bei Foundation noch mehr. Während es bei Concealer und Foundation besonders darauf ankommt, dass dein Produkt zu deinem Hauttyp passt, kannst du bei Lidschatten, Wimperntusche, Eyeliner und Lippenfarbe fröhlich

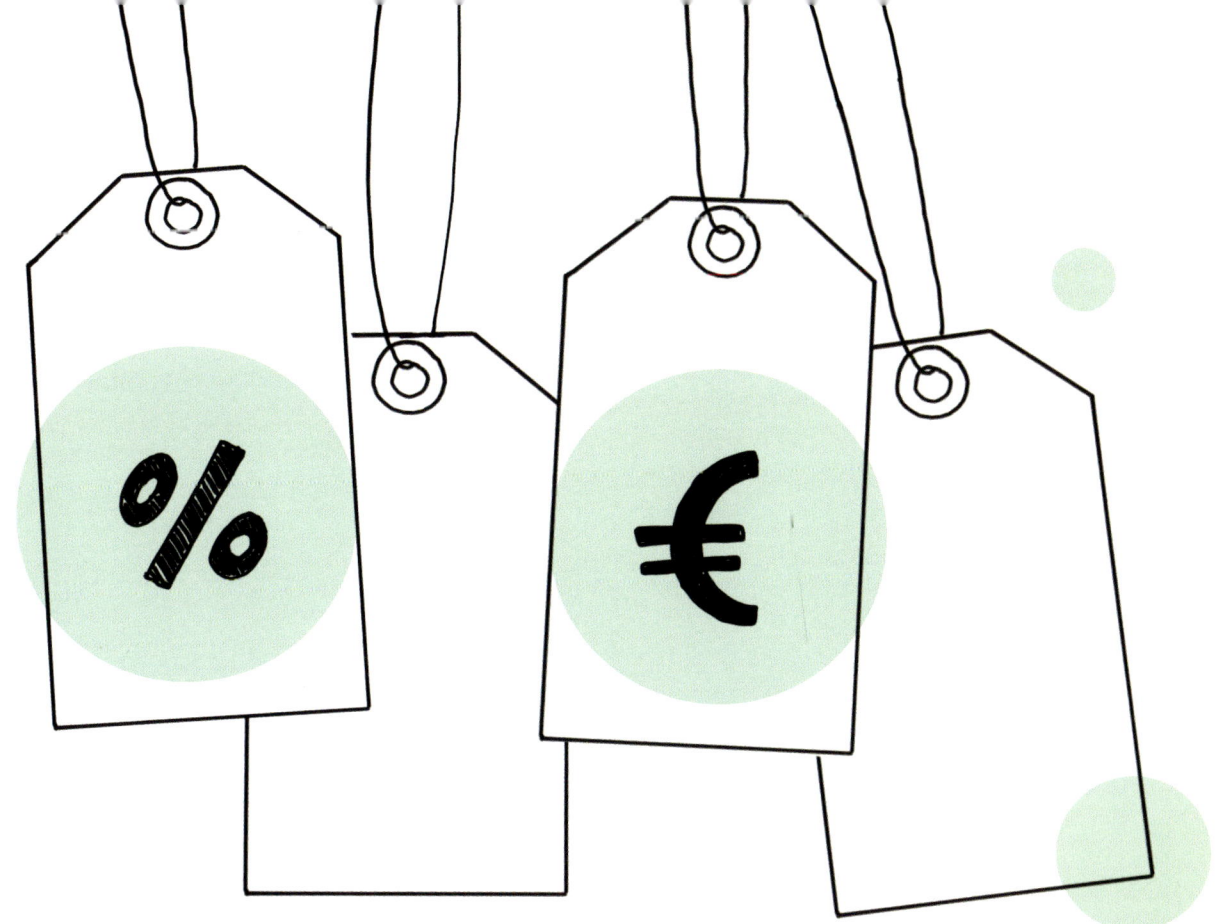

experimentieren, bis du passende Produkte für dich gefunden hast. Wichtiger als der Preis ist oft, dass die Nuance auch wirklich passt und du mit der Textur beim Auftragen gut zurechtkommst.

Nagellack

Wenn du häufig die Farbe auf deinen Nägeln wechselst, fährst du mit günstigem Nagellack besser. Der kostet nicht viel und du kannst dir mehrere verschiedene Nuancen leisten. Ich würde dir aber empfehlen, dir ab und an eine Maniküre zu gönnen, damit deine Nägel lange schön bleiben. Wer einer einzigen Nagelfarbe treu bleibt, kann auch etwas mehr Geld in einen besonders pflegenden und lang haltenden Nagellack

investieren. Entscheide selbst, was dir wichtig ist.

Mein Fazit: Low Budget vs. High End

Es kommt am meisten darauf an, dass die Produkte zu dir, deinem Hauttyp und deiner Beauty-Routine passen. Der Preis ist meist zweitrangig. Natürlich fühlt es sich toll an, wenn man auch mal ein exklusives Produkt benutzt – aber brauchen tust du es nicht. Ich bin auch mit meinen günstigen Lieblingsprodukten total zufrieden!

Dos

Beim Schminken ist alles erlaubt, solange das Ergebnis am Ende stimmt und die Produkte zu deinem (Haut-)Typ passen. Aber diese ausgewählten Dos lege ich dir trotzdem ans Herz:

1 Nimm dir Zeit und finde deinen Hautton heraus, damit du bei Foundation & Co. auch wirklich die richtige Nuance triffst.

2 Stimme deine Looks farblich auf deine Augen- und Haarfarbe ab – das wirkt schön harmonisch.

3 Foundation und Concealer müssen zu deinem Hauttyp passen.

4 Benutze Concealer, um deine kleinen Schönheitsmakel, wie Pickel, Narben oder Augenringe, abzudecken. Concealer ist dein Freund.

5 Contouriere dein Gesicht deiner Gesichtsform entsprechend – so erzielst du das beste Ergebnis.

6 Blush sorgt sofort für mehr Frische in deinem Gesicht – nutze diese Wunderwaffe.

7 Schminke deine Augenbrauen sorgfältig. Sie beeinflussen den Look deines Gesichts mehr, als du denkst.

8 Pflege deine Lippen, damit dein Lippenstift oder Lipgloss schön wirken kann.

9 Wähle deine Pflege danach aus, dass sie zu dir passt und bei dir gut wirkt – nicht nach dem Preis.

10 Weniger ist mehr: Trage beim Make-up (egal, ob Lidschatten, Eyeliner oder Blush) immer erst eine geringe Menge auf. Je nachdem einfach den Vorgang wiederholen. Auftragen ist nämlich leichter als Entfernen.

Auch wenn man eigentlich nichts falsch machen kann, kann man es doch. Es gibt ein paar grobe Don'ts, die du unbedingt beachten solltest:

1. Zu dunkle oder zu helle Foundation benutzen, weil du deinen eigenen Hautton bzw. deine eigene Hautfarbe nicht magst? Ein klares don't!

2. Jegliche Farbregeln missachten? Manchmal landet man dabei zwar einen Zufallstreffer und der Look sieht an dir gut aus. Aber meistens ist eher das Gegenteil der Fall.

3. Zu viel Foundation oder Puder auftragen und nicht verblenden? So wirkt dein Make-up wie eine Maske.

4. Zu viel oder unpassenden Concealer zum Abdecken verwenden? Damit deckst du deine Makel nicht ab, sondern hebst sie noch hervor.

5. Dein Contouring nicht richtig verblenden? Das sieht immer unschön aus.

6. Zu viel Blush oder Blush an der falschen Stelle? Das sorgt nicht für mehr Frische, sondern eher für unvorteilhafte Bäckchen.

7. Augenbrauen zu dünn zupfen oder rasieren? Einfach don't!

8. Dein Lippenstift passt nicht zu deiner Hautfarbe, deinen Augen, deinen Haaren oder deinem Lidschatten? Dann trage lieber gar keinen.

9. Eine Brille als Makel ansehen? Deine Brille ist ein idealer Rahmen, um deine Augen besonders zu betonen, und dazu noch ein tolles Fashion-Accessoire.

10. Denken, dass teure Produkte einen guten Look zaubern? Schön machst nur du dich selbst, dafür brauchst du keine kostspieligen Hilfsmittel.

Don'ts

Und so geht's

LOOKS UND FRISUREN FÜR JEDEN ANLASS

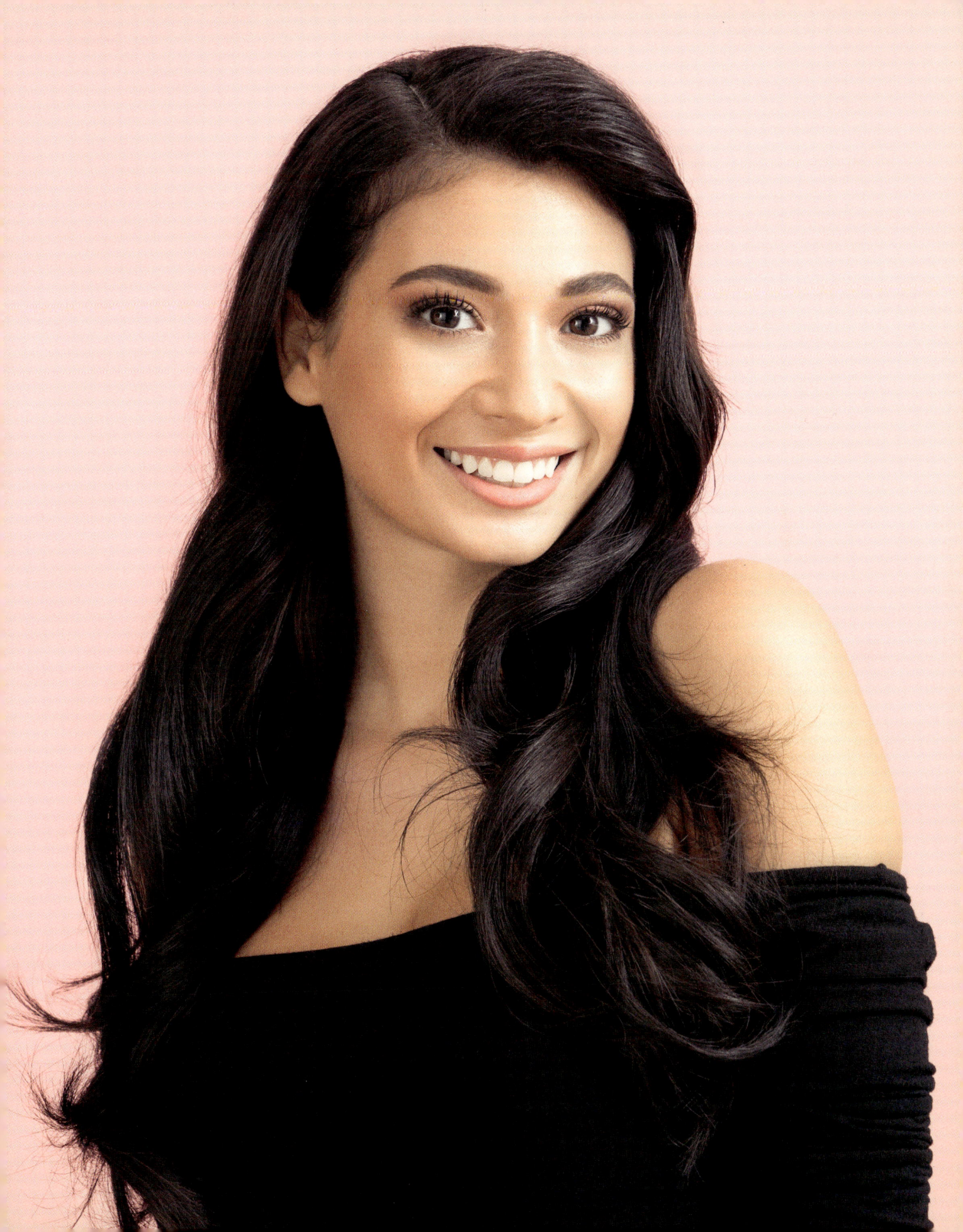

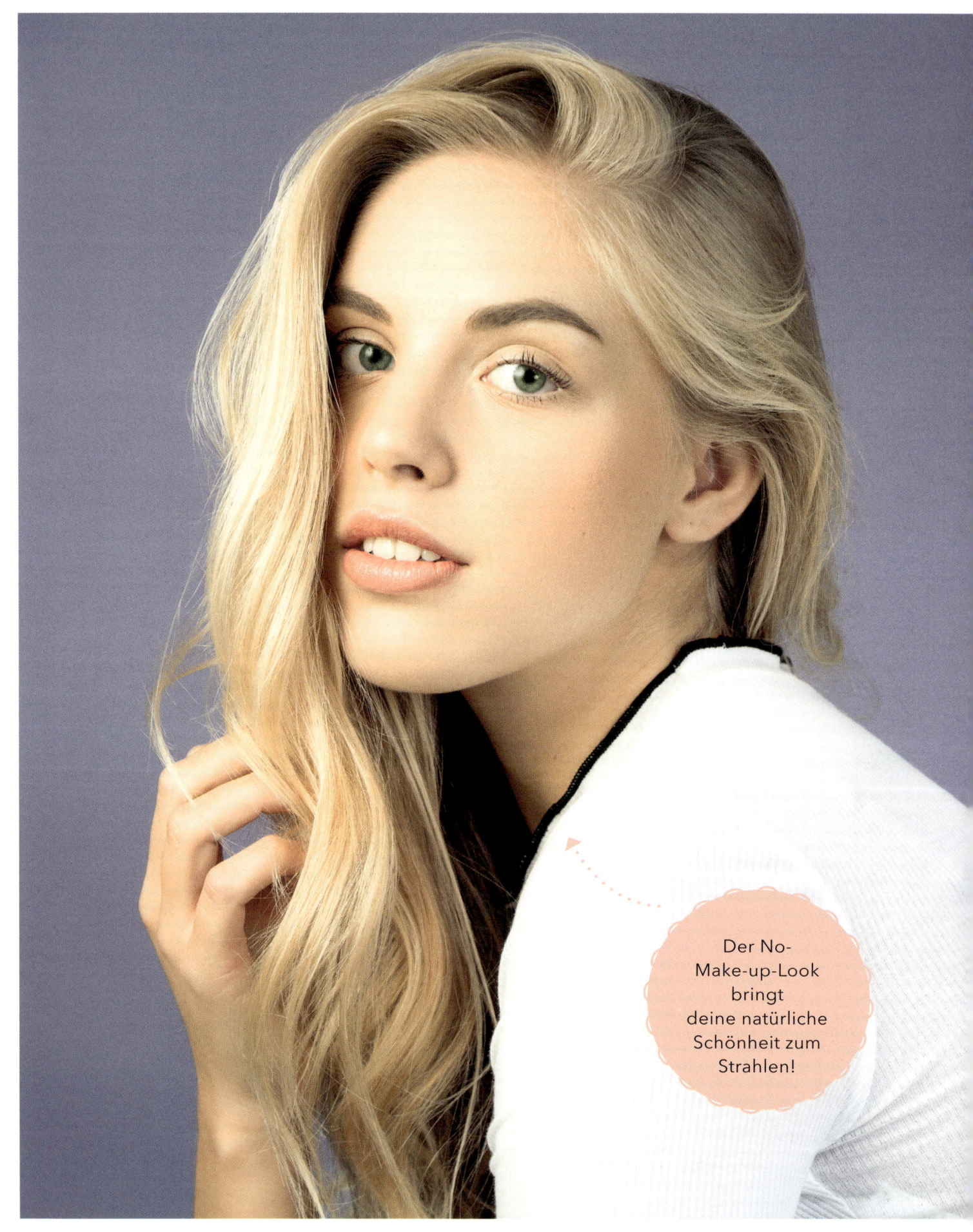

Der No-Make-up-Look bringt deine natürliche Schönheit zum Strahlen!

NO-MAKE-UP-LOOK
Geschminkt ungeschminkt

Beim No-Make-up-Look, häufig auch Nude Look genannt, geht es darum, sich so zu schminken, dass man eigentlich gar nicht geschminkt aussieht. Das perfekte Ergebnis lässt deine Haut natürlich makellos aussehen und zaubert dir einen frischen Glow ins Gesicht.

Auf vielen großen Fashion Shows in Paris, New York, Berlin und Mailand konnte man den Nude Look schon auf dem Catwalk bewundern. Viele Models und Schauspielerinnen tragen den No-Make-up-Look aber auch im Alltag. So sehen sie auf ihren Instagram-Fotos – oder wenn sie von Paparazzi beim Shoppen geknipst werden – immer total natürlich aus, aber mit dem gewissen Etwas.

Wer jetzt denkt, dass man sich beim No-Make-up-Look einfach gar nicht schminken muss, der liegt falsch. Ein guter Nude Look muss genauso präzise geschminkt werden wie jeder andere Look auch. Deine Haare trägst du bei diesem natürlichen Look am besten ebenfalls ganz unaufgeregt zu einem Pferdeschwanz oder lockeren Dutt gebunden – oder wie unser Model mit sanften Wellen, die die Natürlichkeit des Looks unterstreichen.

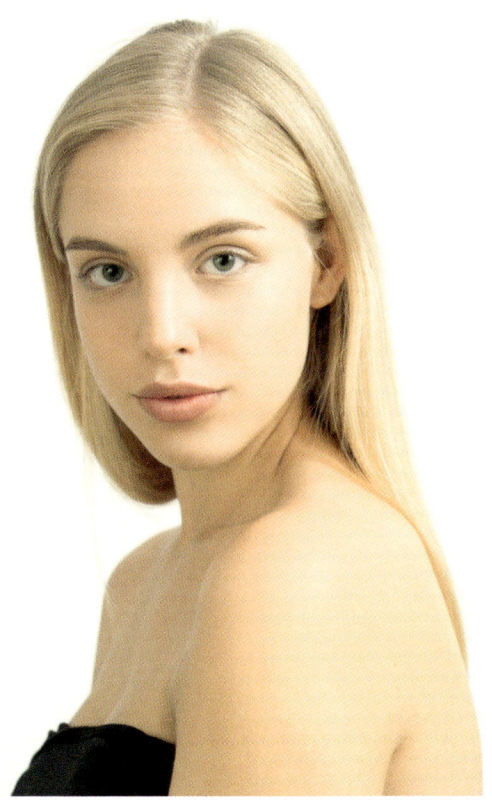

Unser Model hat übrigens Mischhaut. Welcher Hauttyp du bist und wie du die richtigen Nuancen für Concealer, Foundation und Blush findest, kannst du in den vorangegangenen Kapiteln nachlesen.

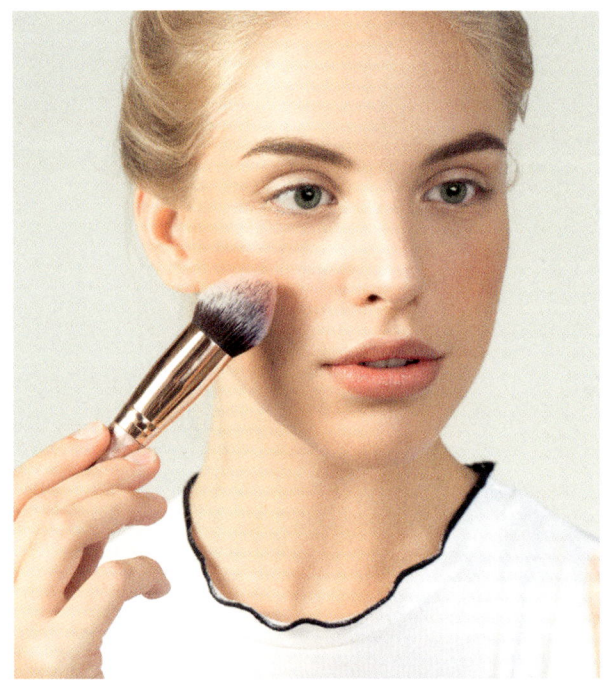

1 Trage auf das gereinigte Gesicht zuerst deine übliche Tagespflege auf. Anschließend etwas Concealer unter die Augen tupfen – für einen frischen und offenen Blick. Wer zu Hautunreinheiten neigt, deckt diese mit etwas Camouflage ab. Danach wird die Foundation aufgetragen – entweder mit Pinsel, Schwämmchen oder den Fingern. Bei fettiger Haut oder Mischhaut nun die T-Zone abpudern. Die Augenbrauen werden bei diesem Look nur leicht betont. Es reicht, wenn du sie in Form kämmst (bei kräftigen Brauen) oder leicht mit einem Augenbrauenstift nachmalst. Der Look erhält seinen natürlichen finalen Glow mit einem Hauch von Blush auf deinen Wangen.

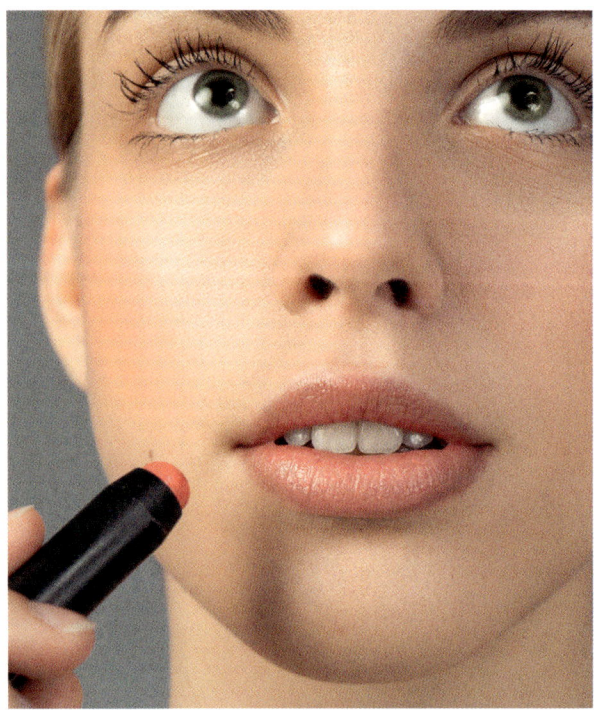

2 Für einen schönen, wachen Augenaufschlag die Wimpern sanft tuschen. Beim No-Make-up-Look reicht es, wenn du die Mascara nur einmal aufträgst. Zu stark getuschte Wimpern sehen sonst sofort zu geschminkt für diesen Look aus. Bei hellen Wimpern kannst du statt schwarzer auch braune Wimperntusche verwenden. Das macht den Look noch natürlicher. Die Lippen werden mit einer einfachen Lippenpflege oder einem nicht zu glänzenden bzw. matten Lipgloss in einem Roséton ganz zart betont.

3 Für die sanften Wellen, wie sie unser Model trägt, dein Haar mit einem Hitzeschutz besprühen, ordentlich durchbürsten und dann einen Teil der Haare so zur Seite stecken, dass du ungehindert an einzelnen Strähnen arbeiten kannst. Drehe nun die einzelnen, nicht zu dünnen Strähnen auf den Lockenstab auf, kurz halten und dann sanft den Lockenstab herausziehen. Die Locken anschließend auskühlen lassen. Sei besonders vorsichtig, denn du kannst dich leicht verbrennen. Ein spezieller Hitzehandschuh schützt vor Unfällen.

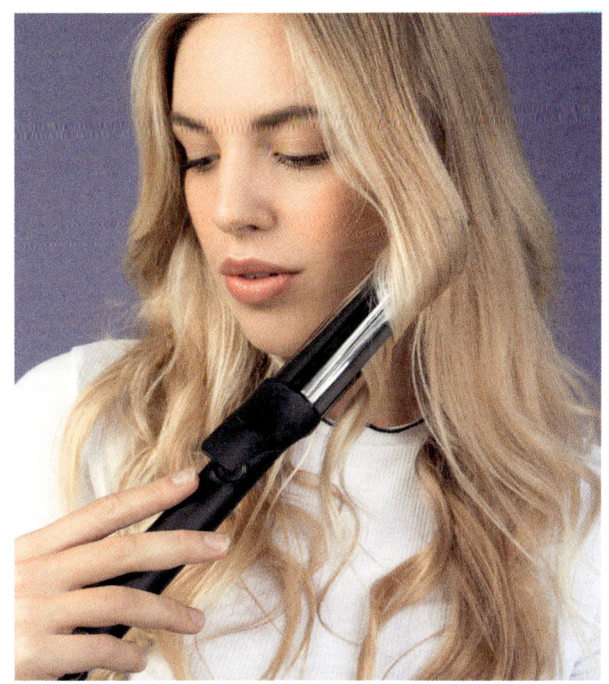

4 Wenn alle Locken fertig und ausgekühlt sind, die Haare mit den Fingern vorsichtig durchwuscheln. Nicht zu fest, sonst verlierst du deine Locken gleich wieder. Abschließend mit Glanzhaarspray fixieren. Die Locken werden sich im Laufe des Tages, je nach Haarstruktur, immer weiter aushängen, aber das macht bei diesem Look nichts. Alles ganz natürlich!

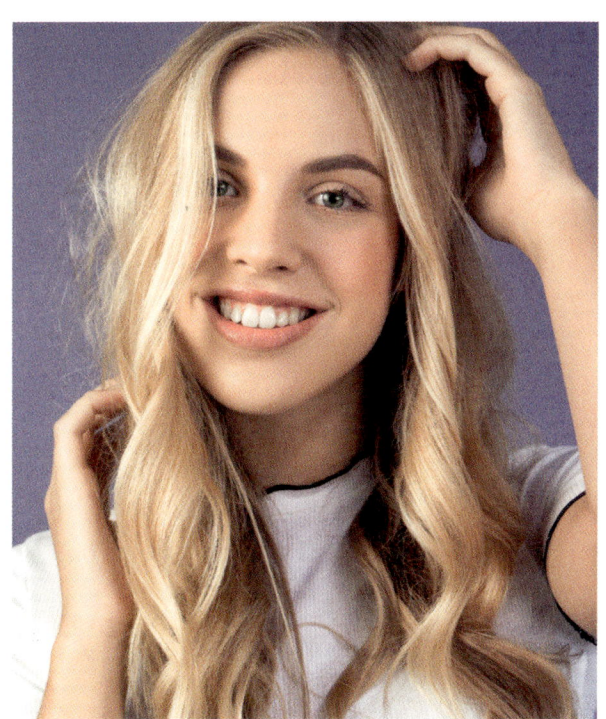

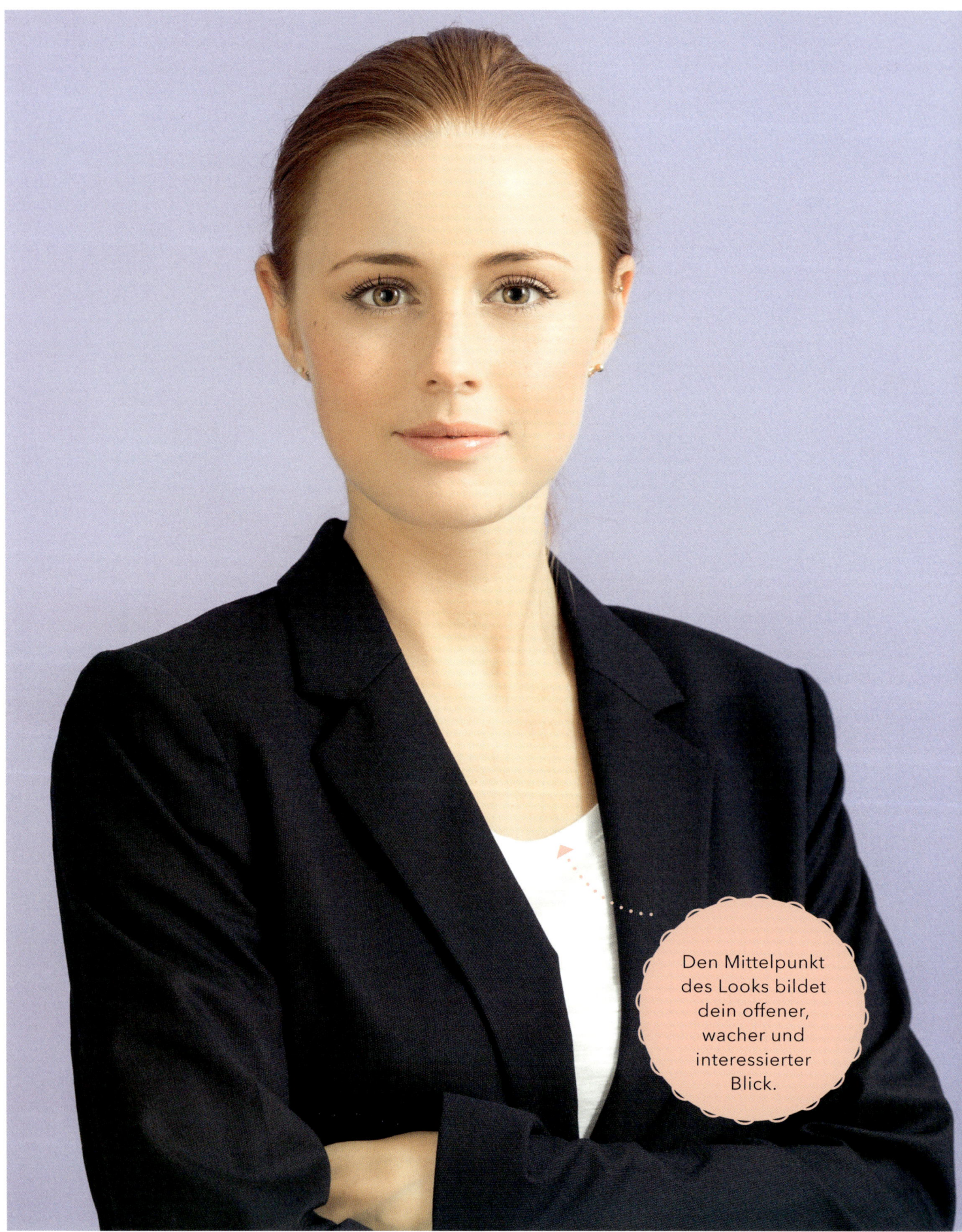

Den Mittelpunkt des Looks bildet dein offener, wacher und interessierter Blick.

BEWERBUNGSGESPRÄCH

Ein voller Erfolg

Ein Vorstellungsgespräch ist kein Catwalk – dabei musst du mit Köpfchen und Wissen punkten, nicht mit deinem Aussehen. Und trotzdem ist es wichtig, dass dein Look für diesen Anlass perfekt ist. Denn nichts zählt bei so einem Gespräch mehr als der erste Eindruck. Deshalb empfehle ich dir für dein Bewerbungsgespräch einen Look, der natürlich wirkt, aber dennoch deine Augen in den Mittelpunkt rückt. Denn der Blickkontakt ist das A und O bei einem Vorstellungsgespräch.

Das richtige Make-up für dein Bewerbungsgespräch ist nicht zu bunt, sodass es dein Gegenüber nicht ablenkt. Farbiger Lidschatten oder stark betonte Lippen richten den Blick zwar auf deine Augen und deine Lippen, aber irritieren deinen Gesprächspartner möglicherweise so sehr, dass er sich gar nicht mehr darauf konzentrieren kann, was du eigentlich sagst. Außerdem besteht bei einem starken Make-up immer die Gefahr, dass es aus Versehen verwischt, ohne dass du es merkst. Gerade wenn man vor einem Vorstellungsgespräch nervös ist, fährt man sich gerne mal unbedacht durchs Gesicht – und schon ist es passiert. Mein Look für diesen Anlass ist hingegen absolut dezent, unterstreicht deine natürliche Schönheit und wirkt superprofessionell. So kannst du dich bei deinem Gespräch ganz auf den Inhalt konzentrieren und musst dir keine Sorgen um deinen Look machen.

Unser Model hat übrigens empfindliche Haut. Welcher Hauttyp du bist und wie du die richtigen Nuancen für Concealer, Foundation und Blush findest, kannst du in den vorangegangenen Kapiteln nachlesen.

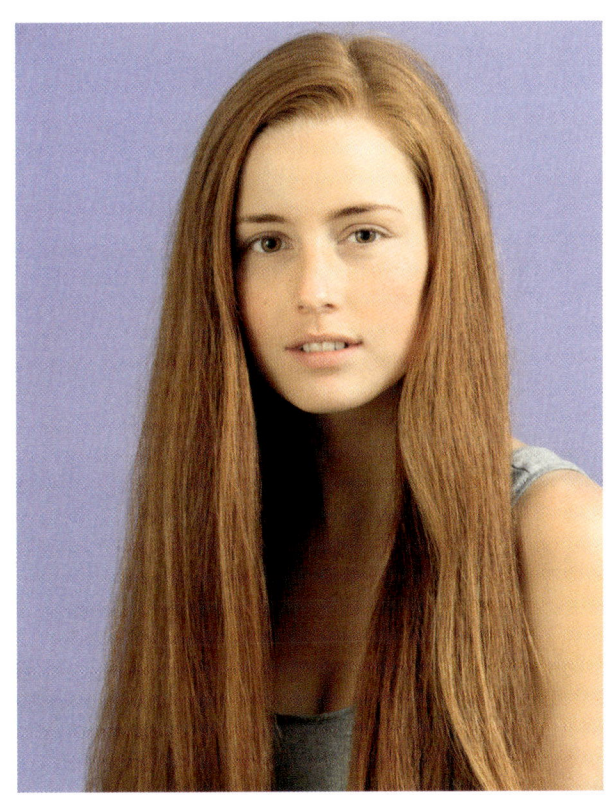

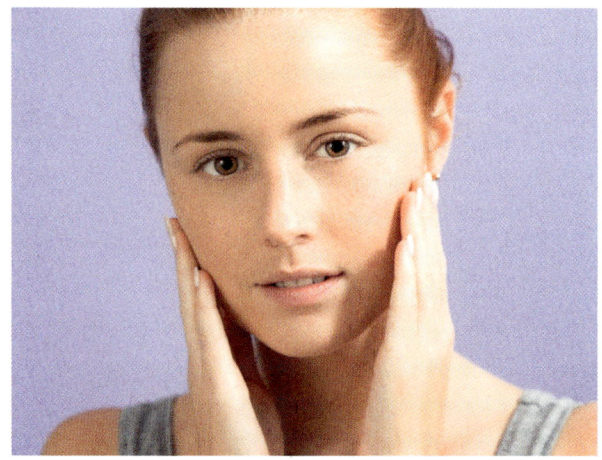

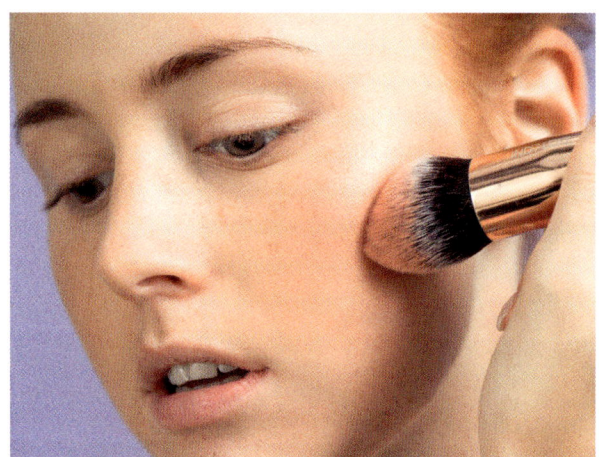

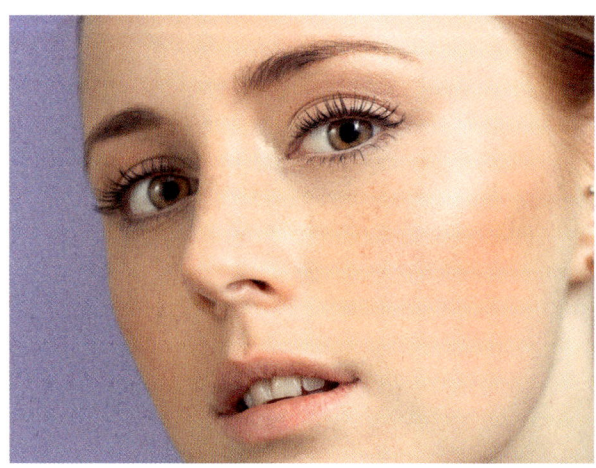

1 Trage auf die gereinigte Haut wie gewohnt deine Tagespflege auf. Anschließend mit Concealer die Partie unter den Augen etwas aufhellen und – wenn nötig – Unreinheiten abdecken. Danach gleichmäßig flüssige Foundation auftragen und gut verblenden. Den Teint mit einem Puder leicht mattieren. Mit dieser Make-up-Basis lassen sich auch leichte Rötungen, zu denen es beispielsweise schnell bei Aufregung kommt, kaschieren.

2 Deinen Wangen verleihst du mit etwas Blush in zartem Rosé einen frischen Look. Deine Brauen werden bei diesem Look nur leicht betont: einfach mit einem Brauenstift in einem passenden Ton nachziehen und in Form bürsten. Etwas Highlighter im inneren Augenwinkel sowie auf den Wangenknochen bringt den Look zusätzlich zum Strahlen.

3 Auf dem beweglichen äußeren Augenlid einen dezenten Lidschatten auftragen, um das Auge optisch zu öffnen. Es geht aber auch ohne. Ziehe nun mit einem hellen Kajal einen Strich auf der unteren Wasserlinie, um deine Augen wacher wirken zu lassen. Anschließend die Wimpern dezent tuschen. Für deine Lippen reicht eine einfache Lippenpflege oder ein nicht zu glänzender Lipgloss.

4 Für ein Vorstellungsgespräch empfehle ich dir, lange Haare aus dem Gesicht zu nehmen und zu einem Pferdeschwanz zu binden. Das wirkt gleich ordentlicher und seriöser. Dafür dein Haar gut durchbürsten, zu einem tiefen Pferdeschwanz oberhalb deines Nackens zusammenfassen und mit einem dünnen Haargummi fixieren. Dann eine circa 2 Zentimeter dicke Haarsträhne nehmen und das Haargummi damit umwickeln.

5 Das Ende der Strähne mit einer Haarklammer unter dem Haargummi feststecken und kontrollieren, dass alles schön fest sitzt und bei Bewegung nicht herausrutscht. Anschließend fliegende Härchen mit Haar-

spray glätten und auch etwas zum Fixieren auf den umwickelten Haarknoten sprühen. Sollten die Längen und Spitzen deines Pferdeschwanzes etwas spröde und trocken sein, einfach etwas Haaröl einmassieren: So sieht das Haar sofort gepflegter aus.

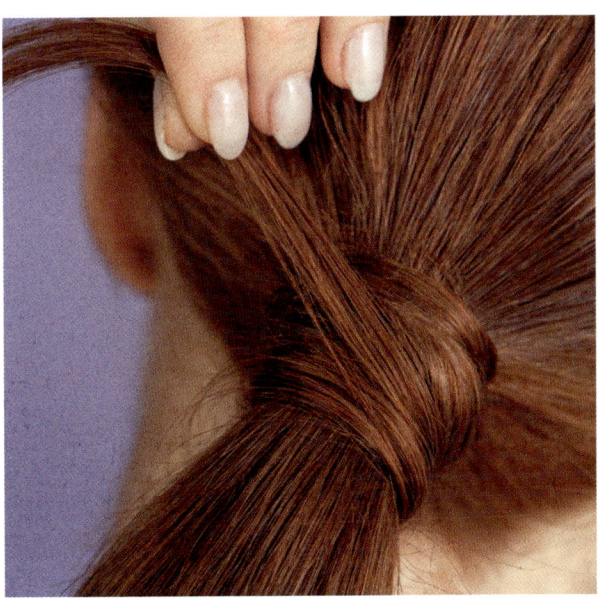

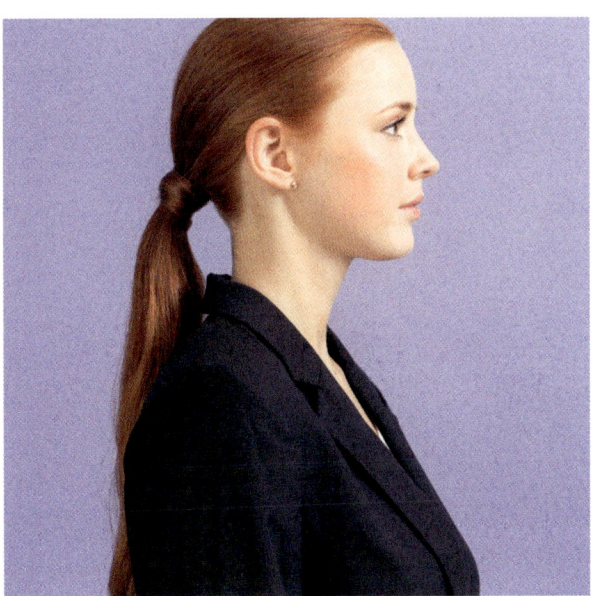

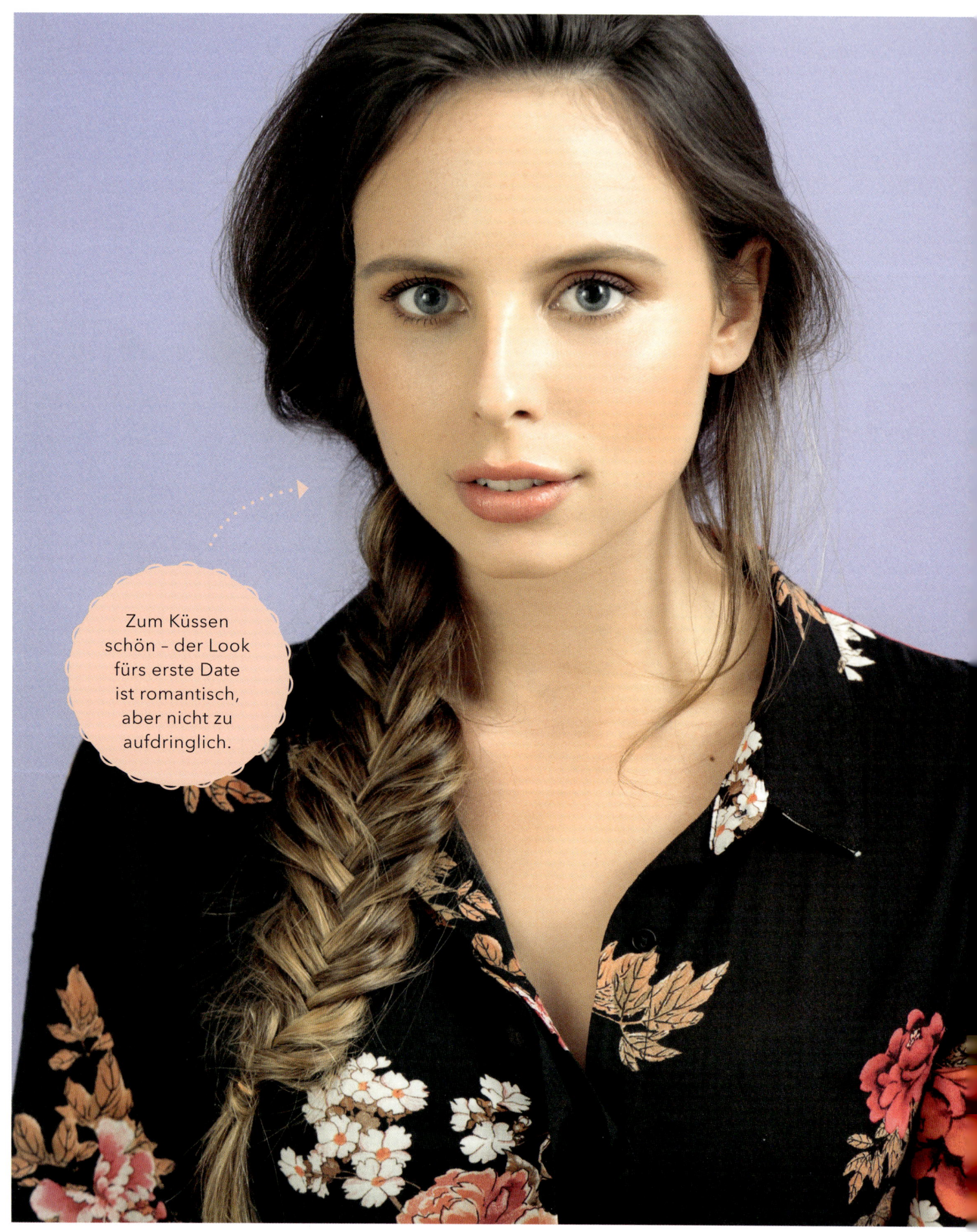

Zum Küssen
schön – der Look
fürs erste Date
ist romantisch,
aber nicht zu
aufdringlich.

DAS ERSTE DATE
Ein Look zum Verlieben

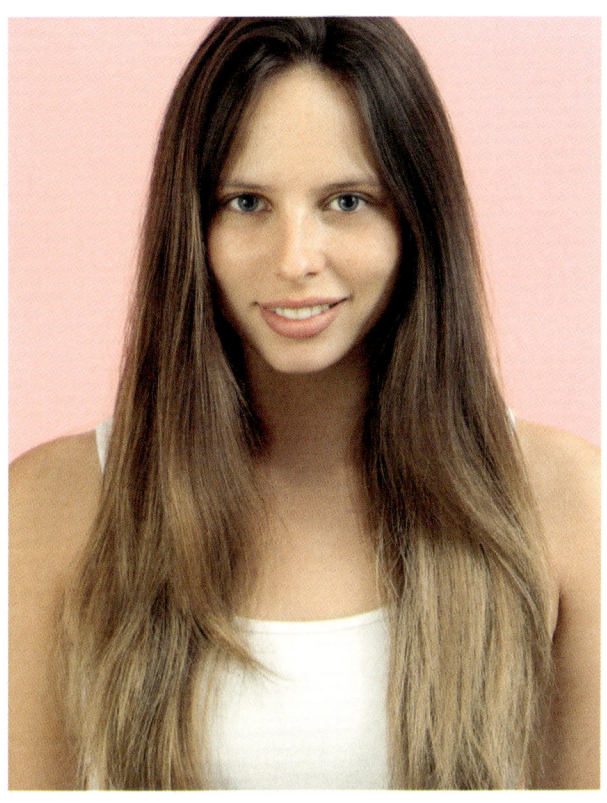

Du hast endlich ein Date mit deinem Traumtyp – da muss natürlich alles perfekt sein. Während du schon seit Tagen über das richtige Outfit nachdenkst, brauchst du dir um dein Make-up nun keine Sorgen mehr machen. Ich habe den perfekten Look für dein erstes Date – natürlich und romantisch, aber nicht zu süß.

Und das Beste bzw. Wichtigste an diesem Look: Er ist einfach zu schminken und verwischt nicht so leicht. Du sollst dich beim Date wohlfühlen und dir keine Gedanken machen müssen, ob das Augen-Make-up noch sitzt oder der Lippenstift verschmiert ist.

Ich sage deshalb: Beim ersten Date ist weniger mehr. Du zeigst damit dein wahres Gesicht und versteckst deine natürliche Schönheit nicht hinter Lidschatten, Lippenstift & Co. Außerdem weiß ich aus Erfahrung, dass man vor einem Date schon mal so aufgeregt ist, dass man beim besten Willen keinen geraden Lidstrich hinbekommt. Deshalb lässt du es bei diesem Look ganz entspannt angehen und siehst trotzdem zum Verlieben aus.

Unser Model hat übrigens trockene Haut. Welcher Hauttyp du bist und wie du die richtigen Nuancen für Concealer, Foundation und Blush findest, kannst du in den vorangegangenen Kapiteln nachlesen.

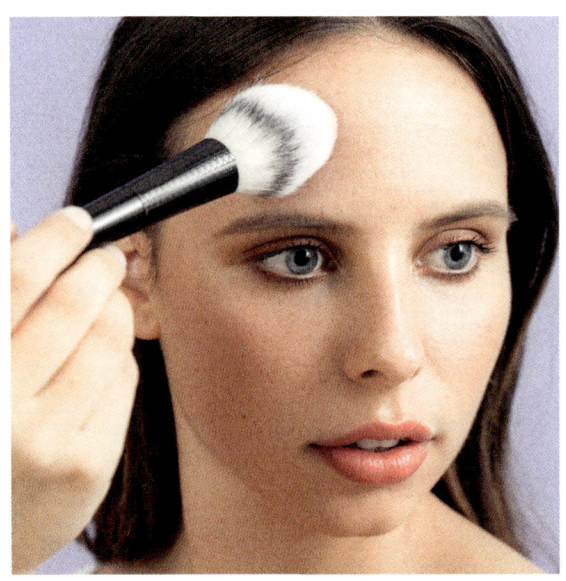

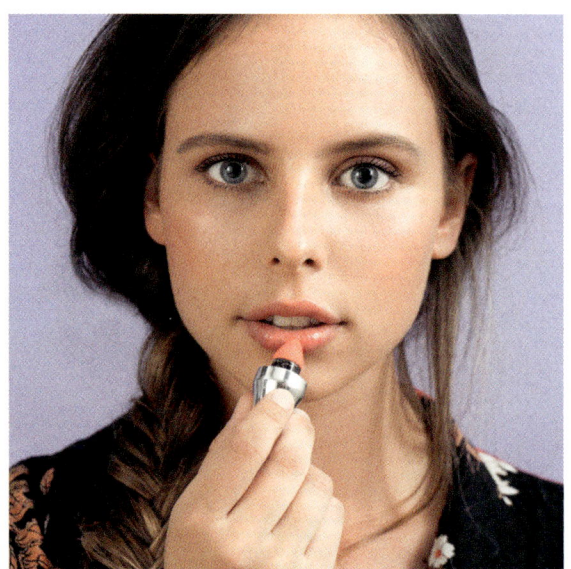

1 Trage auf die gereinigte Haut deine übliche Tagespflege auf. Danach unter den Augen mit Concealer arbeiten, um deine Augenpartie aufzuhellen. Hautunreinheiten kannst du ebenfalls mit Concealer oder Camouflage abdecken. Darauf eine flüssige Foundation auftragen und gut verblenden, damit keine Ränder entstehen. Die T-Zone – bei fettiger Haut das ganze Gesicht mit Ausnahme der Augen – mit einem Puder mattieren. Die Augenbrauen dezent mit einem Brauenstift nachmalen und in Form bürsten. Das bewegliche Lid und den unteren Wimpernkranz mit einem zart schimmernden Lidschatten betonen. Wer möchte, kann im inneren Augenwinkel noch einen Highlighter setzen. Abschließend die Wimpern kräftig tuschen.

2 Beim ersten Date sollten neben deinen Augen auch deine Lippen betont werden. Zu diesem Look passt ein schön glänzender Lipgloss oder ein matter Lippenstift in Rosé oder Nude-Nuancen. Auf deine Wangen trägst du rosigen Blush und bei Bedarf etwas Highlighter auf, um dir eine leichte Frische auf die Wangen zu zaubern.

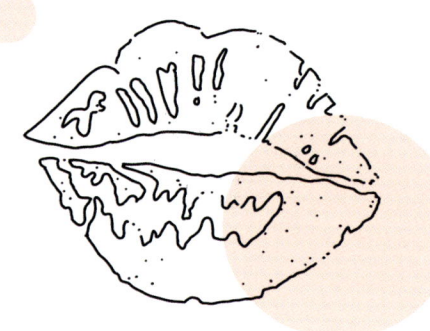

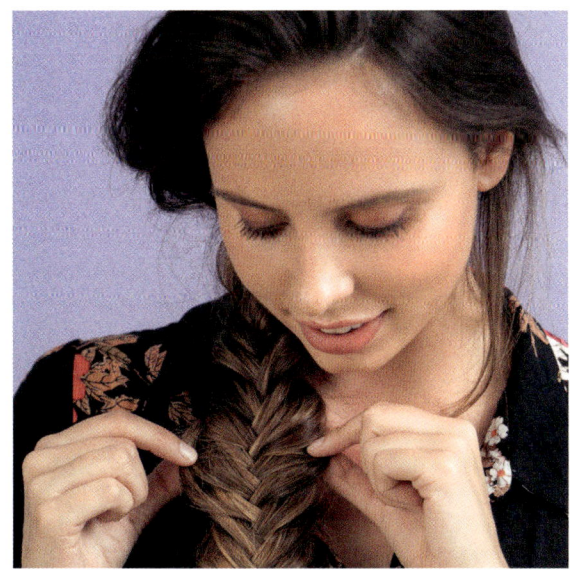

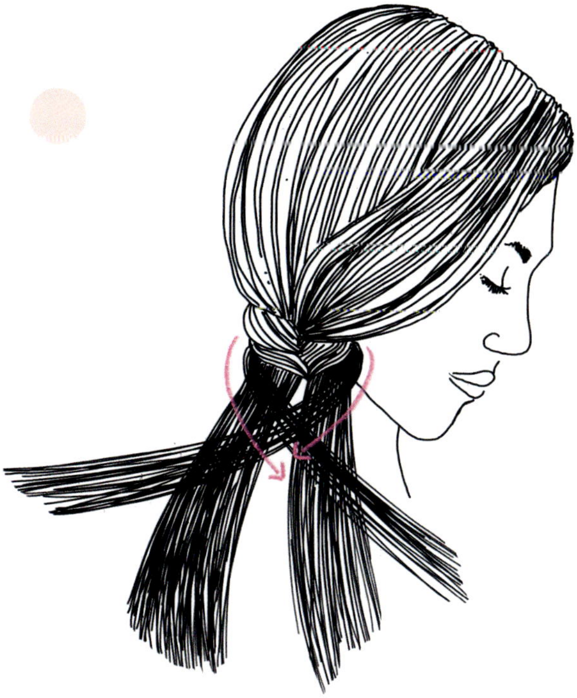

3 Für einen verspielten Fischgrätenzopf die Haare ordentlich durchbürsten und im Nacken zu einem lockeren Zopf zusammenbinden. Nun
einen Fischgrätenzopf flechten und
am Ende mit einem dünnen Haargummi fixieren. Vielleicht kann dir
eine Freundin dabei helfen. Wenn
deine Haare für einen geflochtenen
Zopf nicht lang genug sind, kannst
du sie für einen romantischen Look
auch mit einem Lockenstab sanft
wellen (siehe No-Make-up-Look).

4 Löse schließlich das obere Haargummi vorsichtig wieder. Wenn der Zopf
nach dem Entfernen des Haargummis noch zu fest sitzt, einfach einzelne Strähnen vorsichtig mit den
Händen lockern. Abschließend alles
mit etwas Haarspray fixieren.

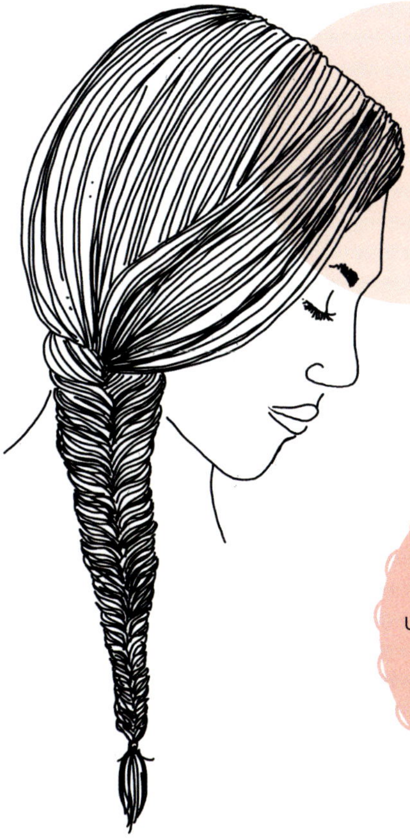

Teile dein Haar
in 2 große Partien
und lege abwechselnd
dünne Haarsträne
von einer Seite auf
die andere.

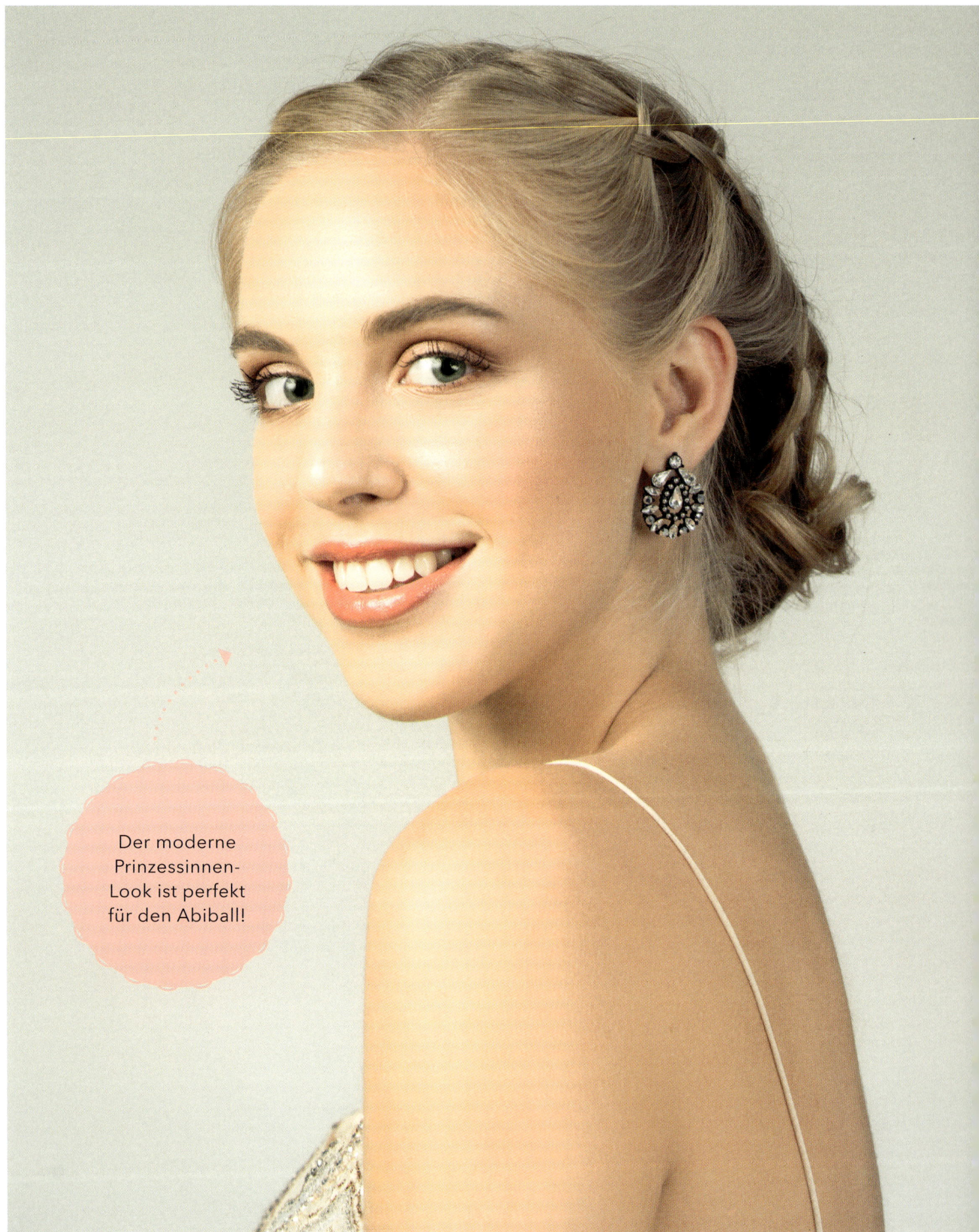

Der moderne Prinzessinnen-Look ist perfekt für den Abiball!

DEIN ABIBALL

Ein unvergesslicher Abend

Der Abi- oder Abschlussball ist für die meisten von uns eine der wenigen Gelegenheiten, um einmal im Leben auf einen richtigen Ball zu gehen – Ballkleid und pompöser Look inklusive. Nach diesem Abend beginnt ein neuer Lebensabschnitt und das sollte man mit einem speziellen Look feiern.

Dein perfekter Auftritt zeichnet sich dadurch aus, dass er nicht zu niedlich oder übertrieben ist. Eine klassische Hochsteckfrisur mit kleinen Flechtdetails ist perfekt für diesen Anlass. Das sieht glamourös aus und gelingt relativ einfach. Außerdem hat eine lockere Hochsteckfrisur den Vorteil, dass du dazu schöne Statement-Ohrringe tragen kannst und diese auch richtig schön zu Geltung kommen. Das Gleiche gilt für Halsschmuck, wenn du welchen trägst.

Das passende Make-up bleibt eher dezent und setzt auf feine Highlights wie frische Wangen, einen strahlenden Blick und zarte Lippen. Dafür hält es die ganze Ballnacht. Und wenn es nach dem Abiball noch weiter in den Club zum Feiern ohne Lehrer und Eltern geht, macht der Look auch das ohne Probleme mit.

Unser Model hat übrigens Mischhaut. Welcher Hauttyp du bist und wie du die rich-

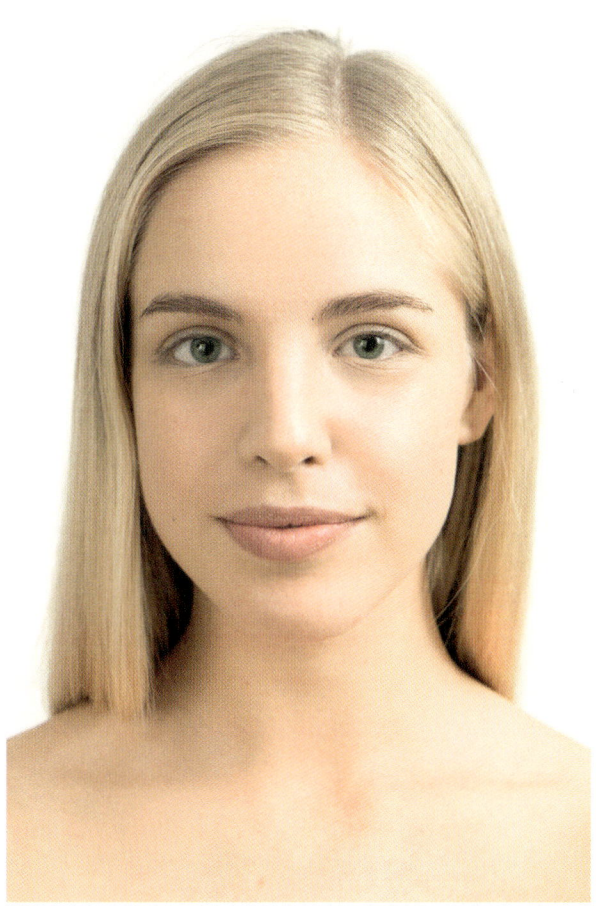

tigen Nuancen für Concealer, Foundation und Blush findest, kannst du in den vorangegangenen Kapiteln nachlesen.

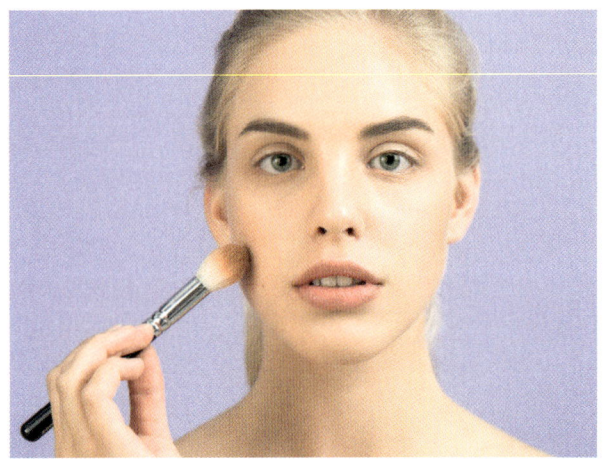

1 Auf die gereinigte Haut zuerst deine übliche Tagespflege auftragen. Darauf folgt ein Primer für extralangen Halt. Mit Concealer Unreinheiten abdecken. Darauf deine Foundation auftragen und sauber verblenden. Die Augenbrauen mit einem Brauenstift nachziehen und in Form bürsten. Verleihe deinem Gesicht mit Contouring etwas mehr Tiefe – aber nicht übertreiben!

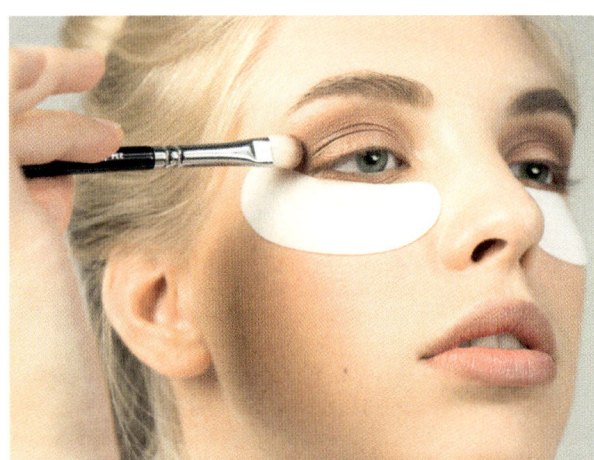

2 Um während einer langen Nacht richtig wach auszusehen, kannst du deinen Augen mit einem kühlenden Pad im Vorfeld einen Frischekick geben. Unterhalb der Brauen und im inneren Augenwinkel einen Highlighter setzen, um das Auge optisch zu öffnen. Auf das obere Augenlid und den unteren Wimpernkranz vorsichtig glitzernden Lidschatten in einer dezenten Nuance wie Kupfer, Rosé oder Gold (je nach Haut- und Augenfarbe) auftragen.

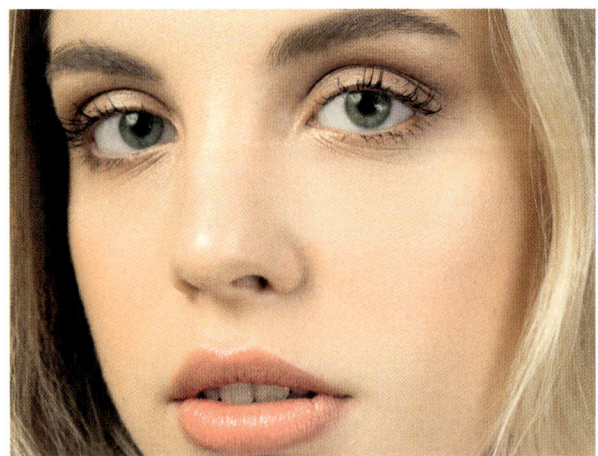

3 Die Pads wieder entfernen. Concealer unter den Augen auftragen und das Gesicht final pudern – Achtung: nicht zu hell! Nun die Wimpern kräftig tuschen, ohne dass die Wimpern verkleben, und zarten Blush auf den Wangen auftragen. Die Lippen kannst du mit einem Lipgloss oder natürlichen Lippenstift betonen.

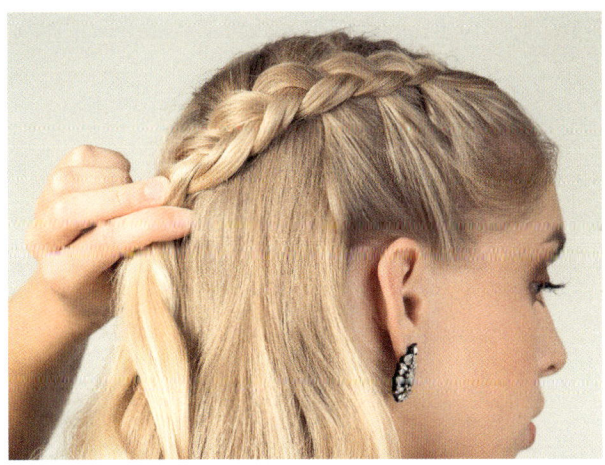

4 Für die geflochtene Hochsteckfrisur einen Seitenscheitel ziehen. Dann zuerst an der einen Schläfe 3 gleich große Strähnen abteilen und zu einem lockeren holländischen Zopf parallel zum Scheitel bis zum Hinterkopf flechten und dort mit einer Klammer feststecken. Ebenso auf der anderen Seite verfahren. Achte darauf, dass die Zöpfe nicht zu eng entlang der Kopfhaut geflochten sind.

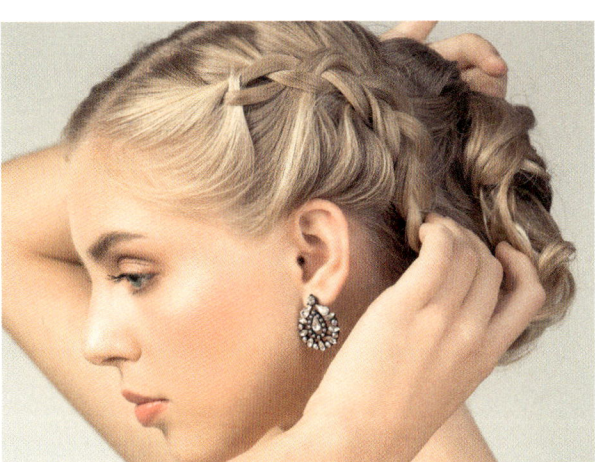

5 Die restlichen Haare, inklusive der Enden der Flechtzöpfe, mit dem Lockenstab bearbeiten. Die entstandenen Locken mit den Fingern durchwuscheln, zu einem lockeren Haarnest im Nacken zusammennehmen und mit Haarnadeln nicht sichtbar fixieren. Auch hier ist es einfacher, wenn dir eine Freundin hilft. Du kannst statt normaler auch verzierte Klammern nehmen. Am Ende alles mit extrastarkem Haarspray fixieren.

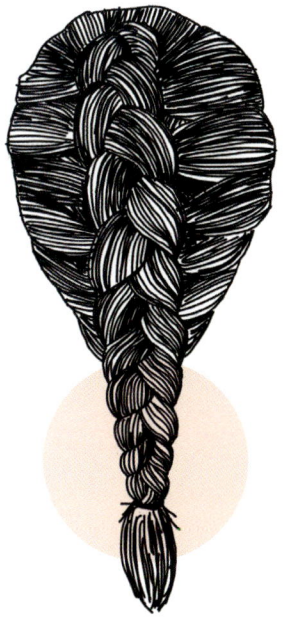

Beim holländischen Zopf werden die äußeren Strähnen beim Flechten nicht über, sondern unter die mittlere Partie gelegt.

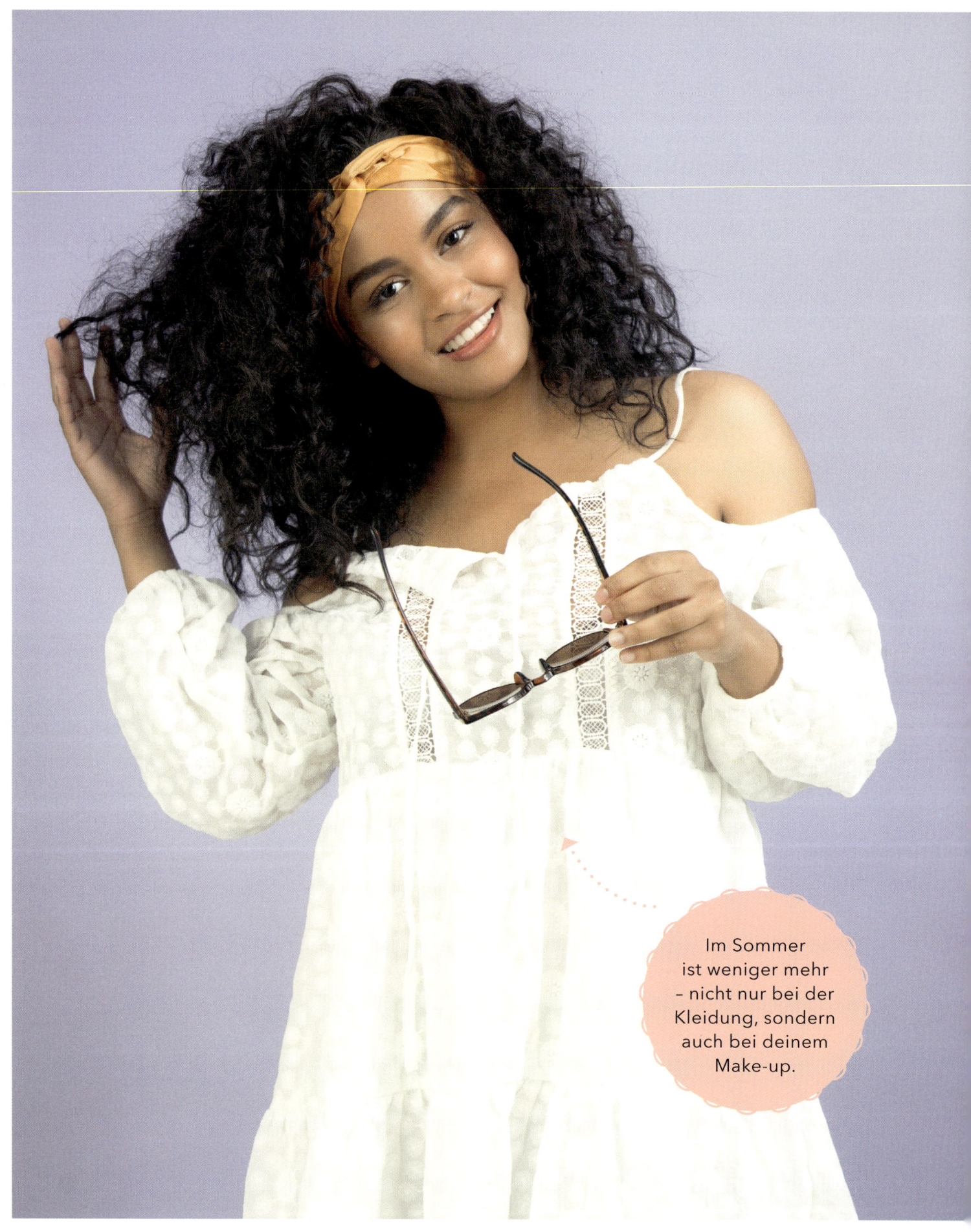

Im Sommer
ist weniger mehr
– nicht nur bei der
Kleidung, sondern
auch bei deinem
Make-up.

BEACH LOOK
Get the Glow

Um den Beach Look zu tragen, braucht man nicht unbedingt einen Strand. Der lässige Look eignet sich natürlich auch fürs Freibad, für den Baggersee oder für ein Picknick im Park.

Der natürliche Beach Look zeichnet sich durch eine wuschelige Frisur (hier hat es unser Model mit seinen Locken besonders leicht!), einen schönen Glow und absolute Anti-Verwisch-Garantie aus. Denn es ist doch wirklich nervig, wenn du dir an einem entspannten Tag im kühlen Nass oder im schattigen Park Gedanken machen musst, ob dein Make-up verläuft oder deine Mascara verwischt.

Im Sommer sehen wir ja sowieso immer entspannter, gesünder und frischer aus, weil unser Teint dank der Sommerbräune schön strahlt. Dafür muss man übrigens nicht tief gebräunt sein. Schon ein Hauch von Bräune lässt dich wie von der Sonne geküsst aussehen und verleiht dir den speziellen Sommer-Glow. Der Beach Look unterstreicht diese sommerliche Schönheit nur.

Unser Model hat übrigens Mischhaut. Welcher Hauttyp du bist und wie du die richtigen Nuancen für Concealer, Foundation und Blush findest, kannst du in den vorangegangenen Kapiteln nachlesen.

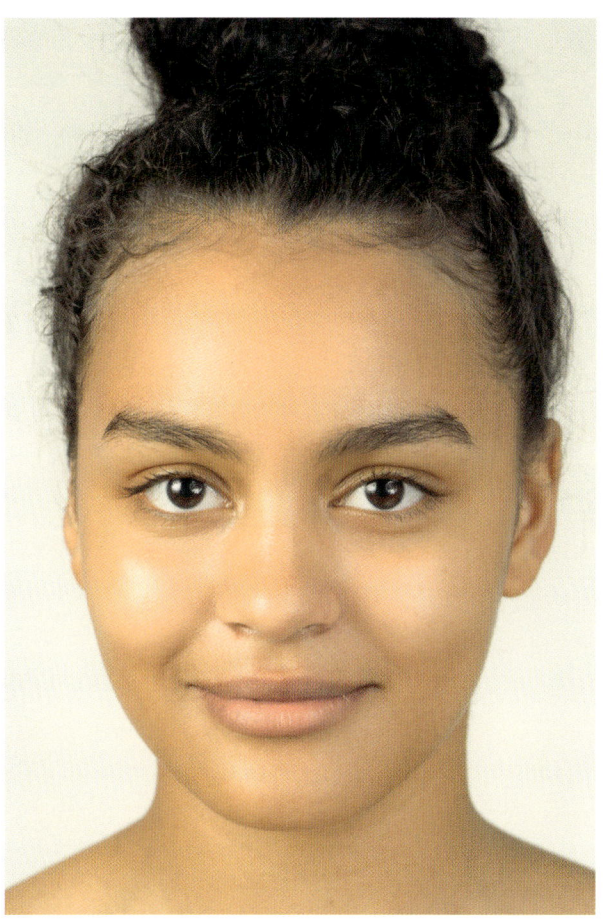

1 Im Sommer ist Sonnenschutz Pflicht. Trage deshalb zuerst eine Sonnenschutzpflege auf, die zu deinem Hauttyp passt. Statt normaler Sonnencreme kannst du auch eine Tagespflege mit Lichtschutzfaktor nehmen. Diese ist speziell auf die Gesichtshaut abgestimmt. Auch wenn du einen dunkleren Hautton hast, solltest du nicht auf Sonnenschutz verzichten. Beim Eincremen die Lippen nicht vergessen!

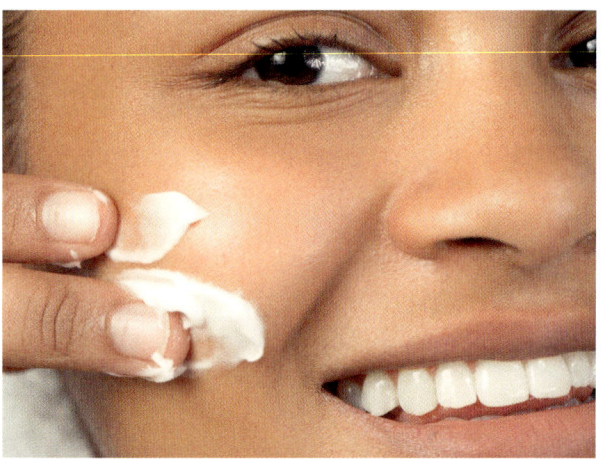

2 Stark deckendes Make-up ist im Sommer unnötig. Es reicht, wenn du unter den Augen etwas Concealer aufträgst und vorhandene Unreinheiten abdeckst. Darüber kommt nur eine leichte BB-Cream. Wer mag, kann noch etwas Bronzer und Blush auf den Wangen auftragen – zu gebräuntem Teint passen Gold- und Terracottatöne super.

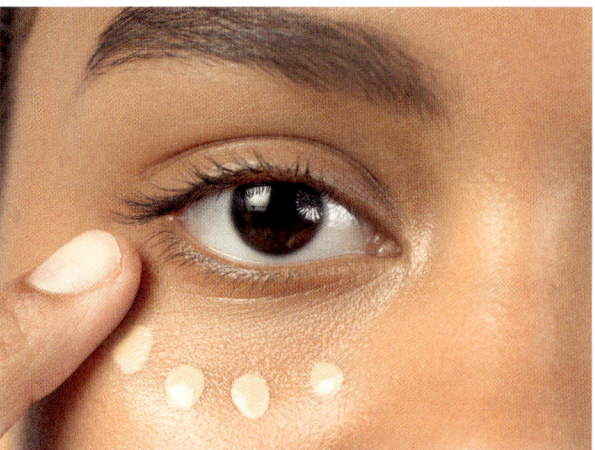

3 Nun die Augenbrauen mit einem Brauenstift nachzeichnen, in Form bürsten und mit Gel fixieren. Die Wimpern werden beim Beach Look natürlich mit wasserfester Wimperntusche betont, wenn du wirklich ins Wasser willst – ansonsten reicht auch normale. Das ist schonender für deine Wimpern.

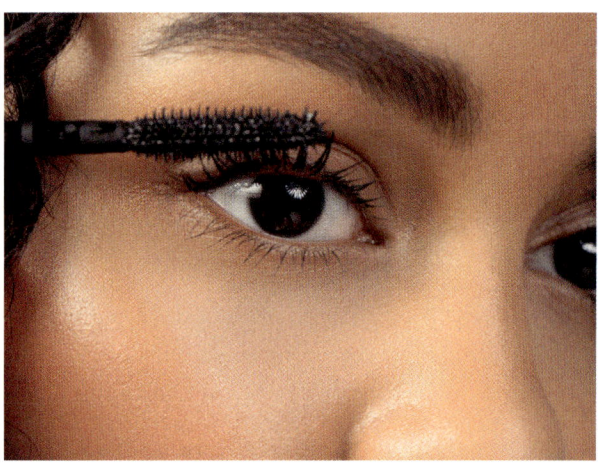

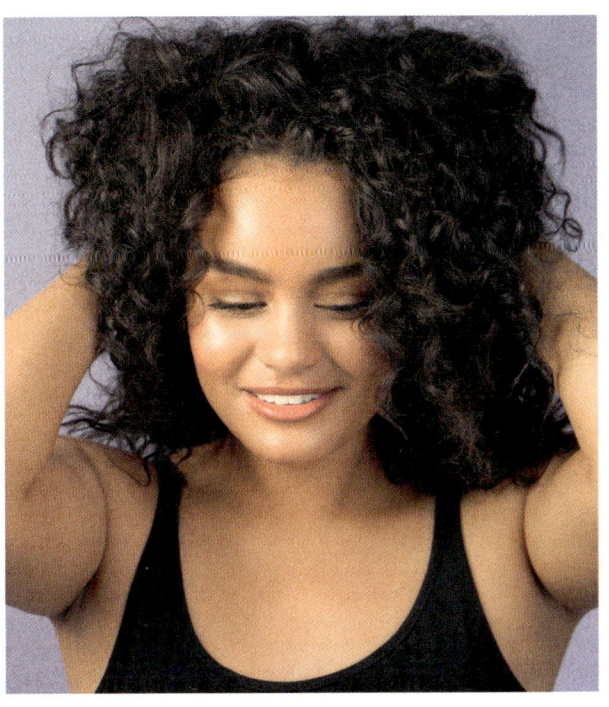

4 Wer – wie unser Model – Locken hat, braucht für den Beach Look nicht viel an seiner Frisur zu machen. Du hast glattes Haar? Dann kannst du dir mit dem Lockenstab sanfte Wellen zaubern. Wenn du aber eh ins Wasser willst, ist das die Mühe nicht wert. Bei glattem Haar nimm dir ins Freibad, an den See oder ans Meer einfach einen Kamm mit. Damit kannst du deine Haare nach dem Baden streng zurückkämmen und bekommst einen coolen Sleek Look.

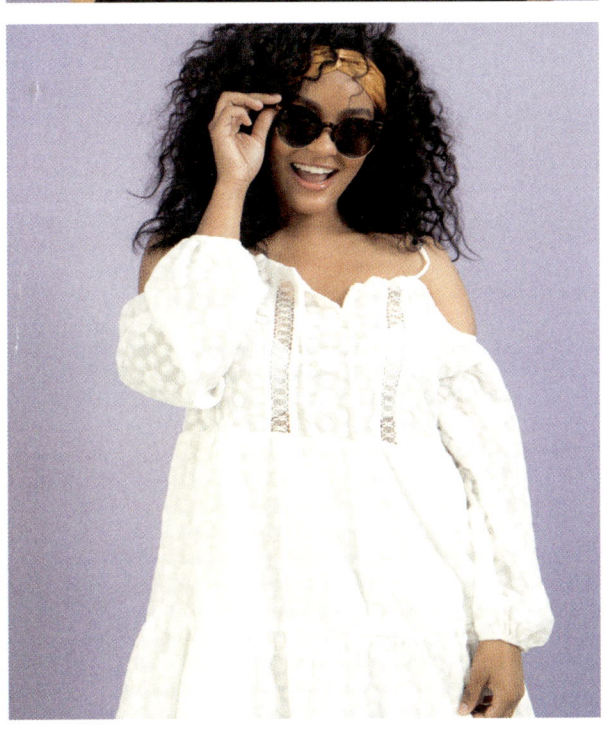

5 Egal, ob du lockiges, glattes, kurzes oder langes Haar hast – auch deine Haare freuen sich im Sommer über Sonnenschutz. Das Sonnenschutzspray einfach auf dein nasses Haar geben, sanft einmassieren und dann wie in Step 4 beschrieben stylen oder einfach trocknen lassen. Auch nach einem Tag in der Sonne am Meer oder See freut sich dein Haar über eine Extraportion Pflege. Dafür gibt es besondere After-Sun-Pflege fürs Haar. Du kannst aber auch einfach eine Haarkur verwenden, um dein sonnengestresstes Haar zu verwöhnen.

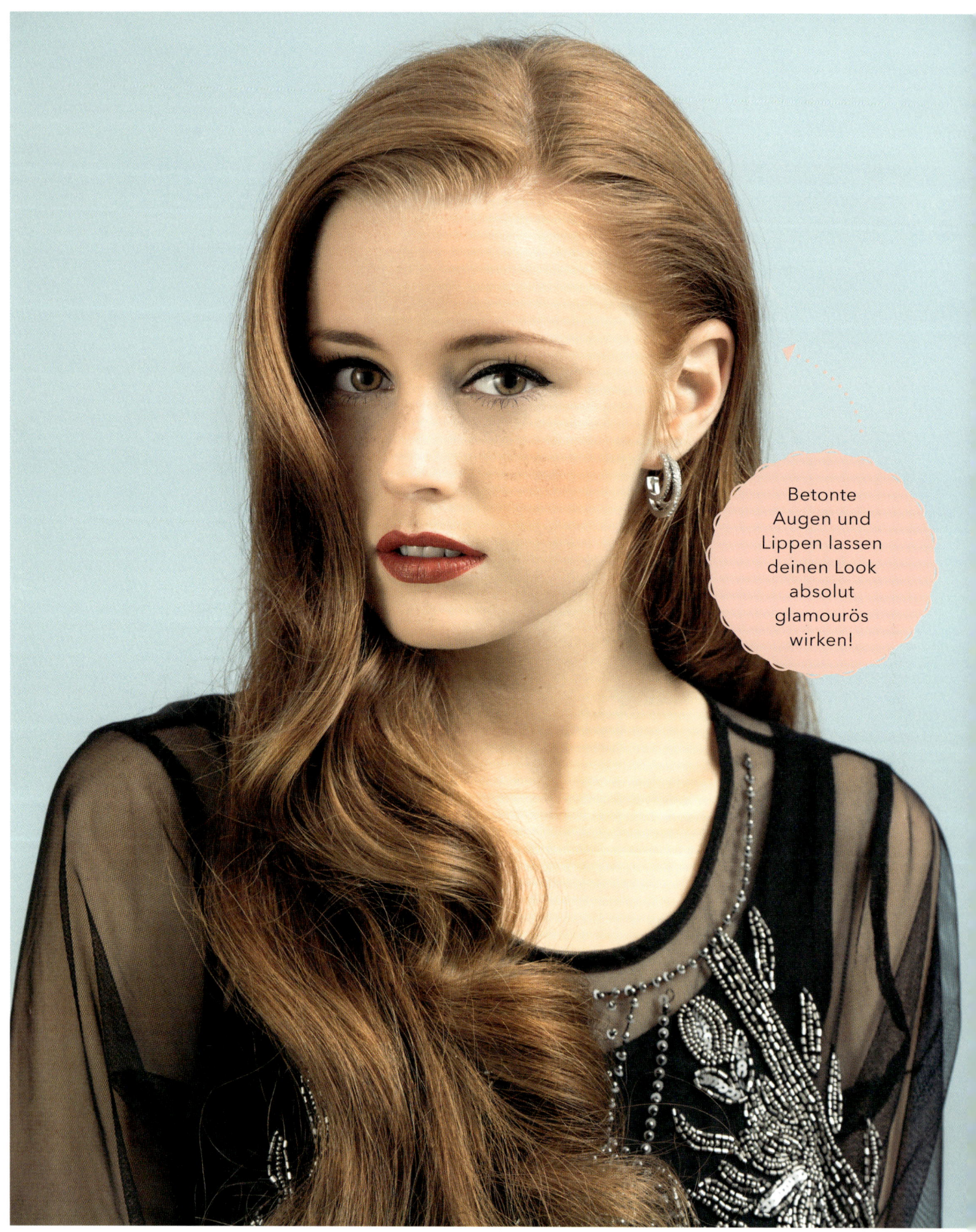

Betonte Augen und Lippen lassen deinen Look absolut glamourös wirken!

FESTTAGE
Schön feiern

Weihnachten und Silvester stehen vor der Tür: Endlich hast du Gelegenheit, dich ganz besonders in Schale zu werfen. Und wer von uns hat keinen Spaß daran, sich mal richtig aufzuhübschen und alle Blicke auf sich zu ziehen?

Zu einem festlichen Style gehört natürlich auch ein glamouröser Look. An besonderen Tagen darf dein Make-up auch mal etwas auffälliger sein: Deine Augen und deine Lippen kannst du gezielt in Szene setzen. Dafür braucht man keinen auffälligen Lidschatten oder Smokey Eyes. Mit einem schönen, sauber gemalten Lidstrich und kräftig getuschten Wimpern kommen deine Augen schon super zur Geltung. Noch etwas Highlighter dazu – und deine Augen ziehen alle in ihren Bann.

Ein zweites Statement setzt du beim Glamour Look mit deinen Lippen. Diese werden mit kräftig rotem Lippenstift betont. Gerade wenn du sonst gar keine Farbe oder nur zarten Lipgloss auf den Lippen trägst, lässt dies deinen Look besonders extravagant wirken. Dazu passt eine lockere Hollywood-Welle einfach perfekt!

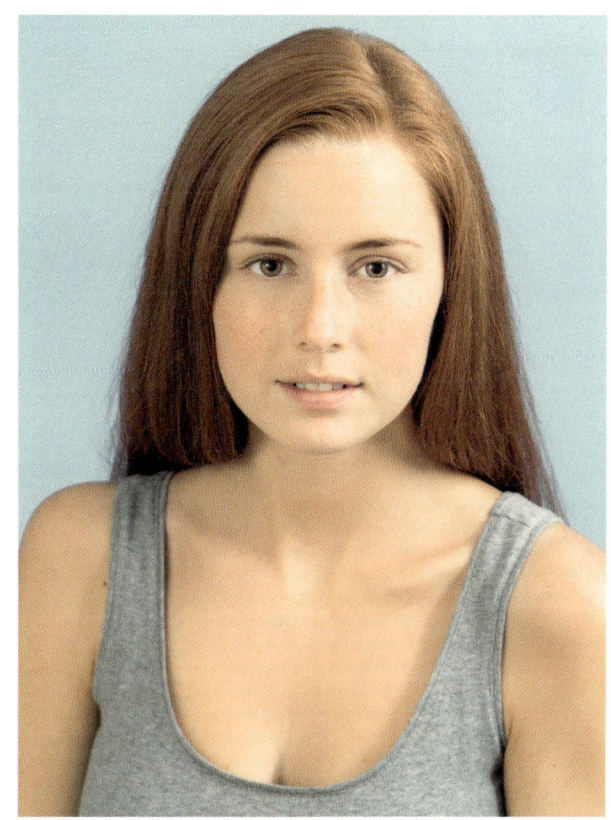

Unser Model hat übrigens empfindliche Haut. Welcher Hauttyp du bist und wie du die richtigen Nuancen für Concealer, Foundation und Blush findest, kannst du in den vorangegangenen Kapiteln nachlesen.

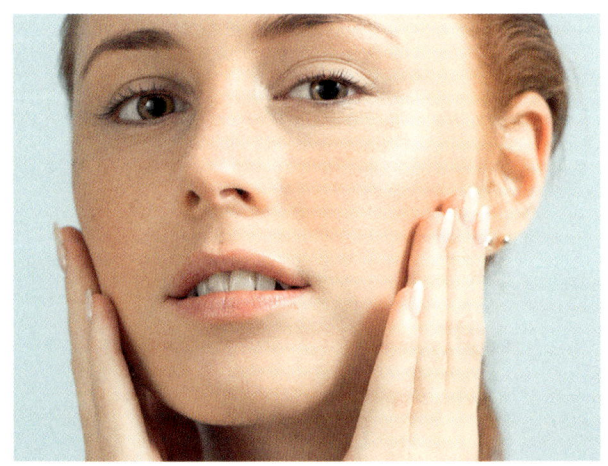

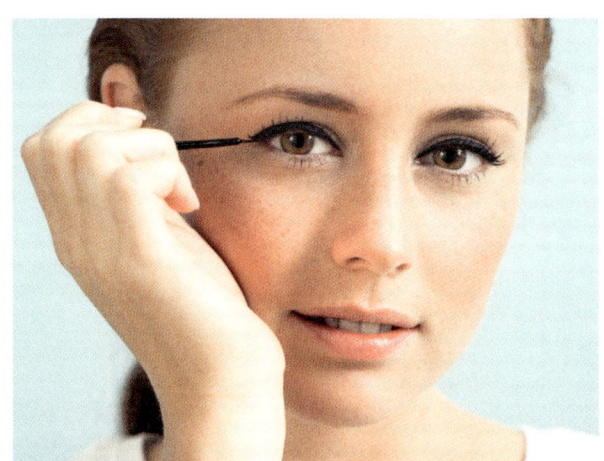

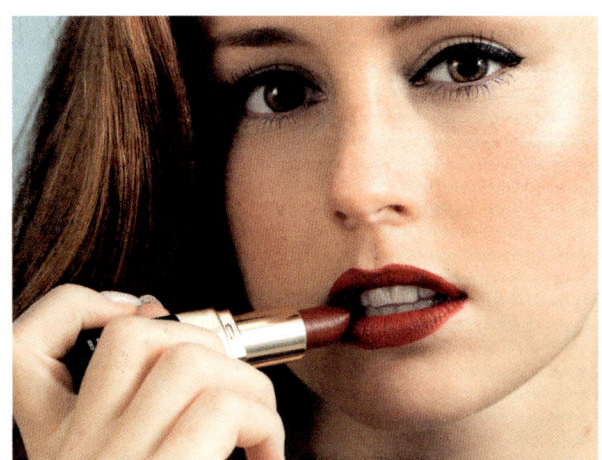

1 Zu den Festtagen im Winter eine besonders intensive Tagespflege auf deine gereinigte Haut auftragen. Anschließend mit Concealer die Partie unter deinen Augen aufhellen und Unreinheiten abdecken. Darüber eine gut deckende Foundation auftragen und sauber verblenden. So bleibt dein Teint lange ebenmäßig und schön.

2 Die Brauen kannst du mit einem Brauenstift etwas kräftiger betonen, dann in Form bürsten und eventuell mit einem Gel fixieren. Nun den Lidstrich ziehen. Dabei zuerst eine dünne Linie von der Mitte zum äußeren Augenwinkel ziehen und mit einem sanften Wing enden. Ziehe dann einen dünnen Strich vom inneren Augenwinkel bis zur Mitte des Lids. Patzer mit einem feuchten Wattestäbchen korrigieren.

3 Danach die Wimpern mit einer schwarzen Mascara kräftig tuschen – ruhig 2 Mal. Dazwischen die Farbe trocknen lassen. Trage nun für einen frischen Look etwas Blush auf deinen Wangen auf. Anschließend die Lippen mit einem Lippenstift in kräftigem Rot betonen. Achte darauf, dass deine Lippen trocken, ölfrei und schön weich sind. Ansonsten vorher peelen.

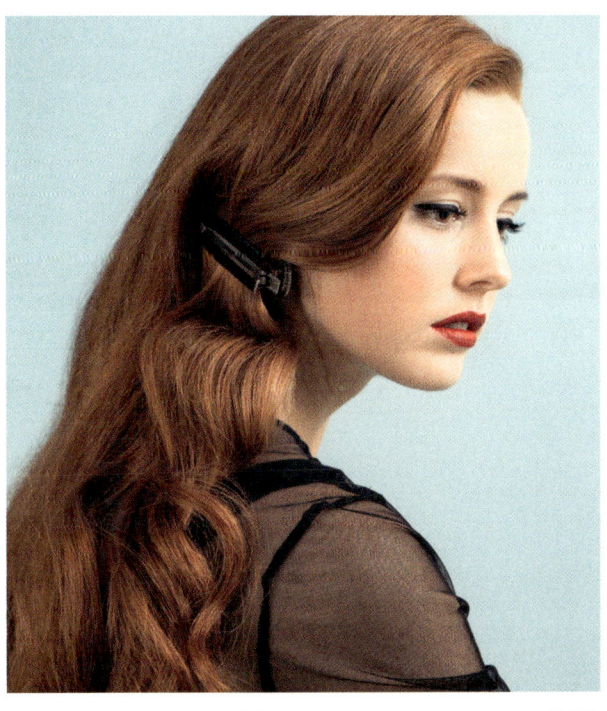

4   Kämme nun dein Haar gut durch und ziehe einen Seitenscheitel. Dann die größere Partie am Ansatz beginnend waagerecht nach unten in einzelnen Strähnen abteilen. Jede Strähne auf den Lockenstab aufwickeln, kurz halten und dann den Lockenstab herausziehen und die Strähnen auf der Hand auskühlen lassen. Die nächste Strähne in die andere Richtung auf den Lockenstab aufwickeln und genauso verfahren wie mit der ersten. Wichtig ist, dass du bei jeder Strähne die Aufdrehrichtung änderst. Die vordere Partie mit einer flachen Haarklammer zurückstecken. So entsteht eine elegante Hollywood-Welle.

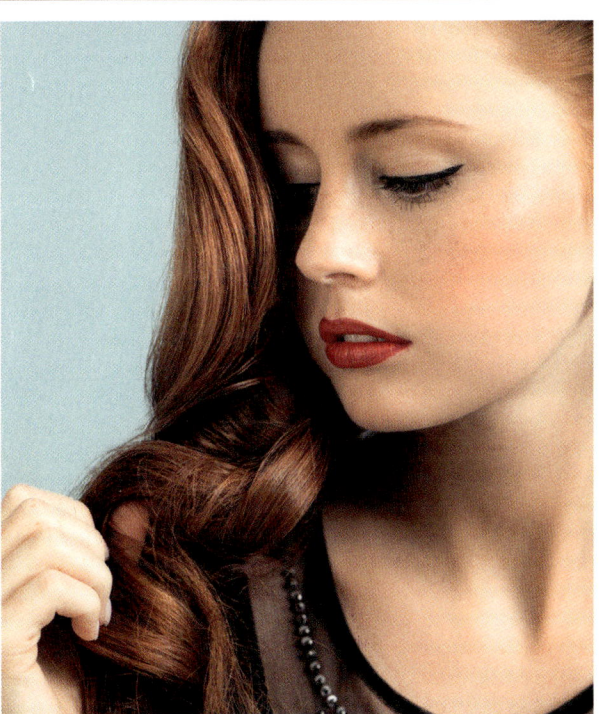

5   Kurz bevor es zur Feier geht, die Haarklammer entfernen. Nun etwas Haaröl in das Haar einarbeiten und dann mit einer flachen Bürste durchkämmen. Du musst dabei nicht vorsichtig sein. Die Wellen werden durch das Kämmen nicht verschwinden. Die Seite mit den Wellen nach vorne über deine Schulter kämmen und die andere Seite hinter dein Ohr. Du kannst diese Seite auch noch zusätzlich hinter dem Ohr mit Haarklammern festmachen. Alles mit extrastarkem Haarspray fixieren.

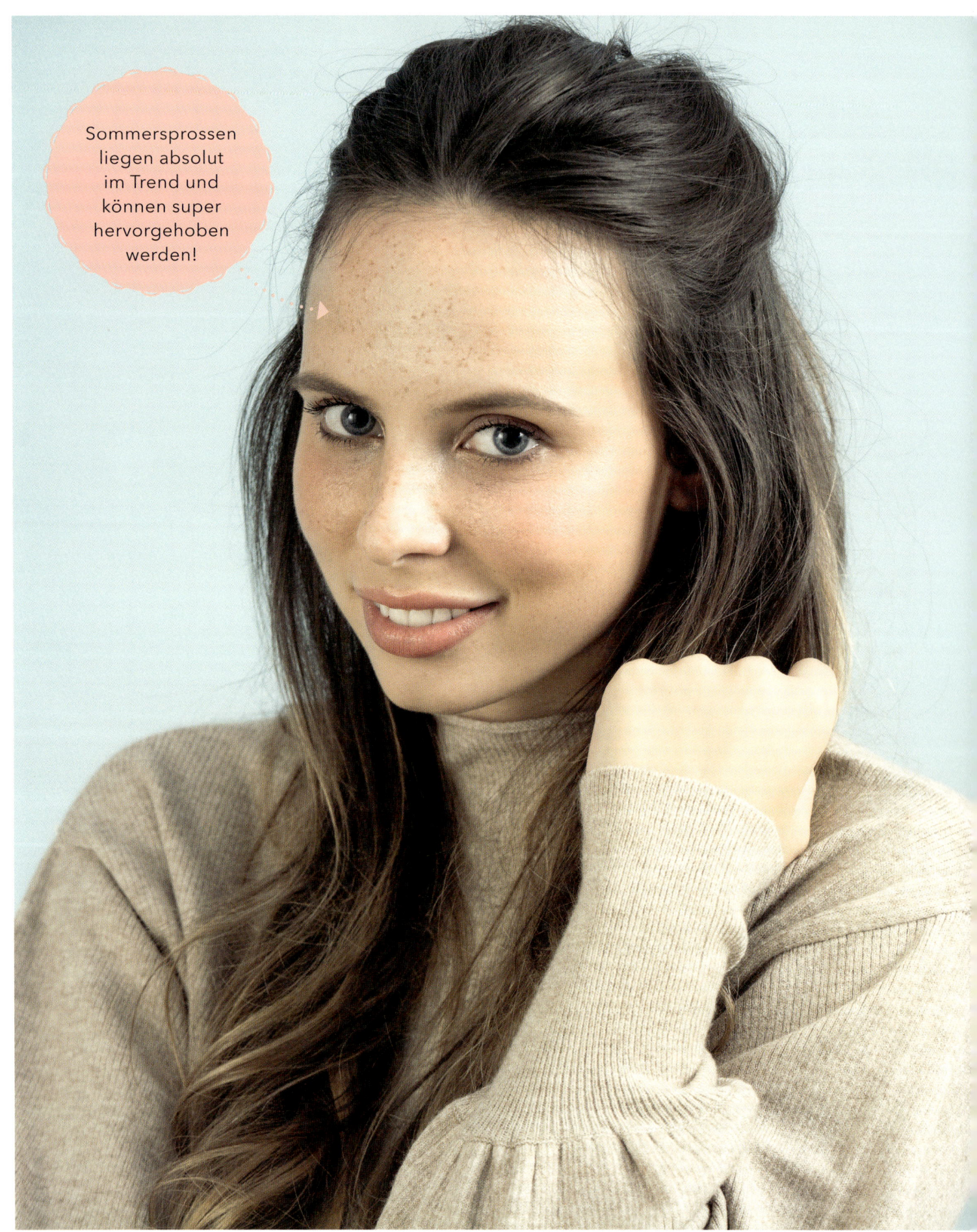

Sommersprossen liegen absolut im Trend und können super hervorgehoben werden!

SOMMERSPROSSEN
Ein Look, der punktet

In den letzten Jahren haben sich Sommersprossen zu einem wahren Beauty-Trend entwickelt. Hat man früher noch versucht, die kleinen Pigmentflecken zu überschminken, rückt man sie heute stolz in den Mittelpunkt. Sommersprossen sind in.

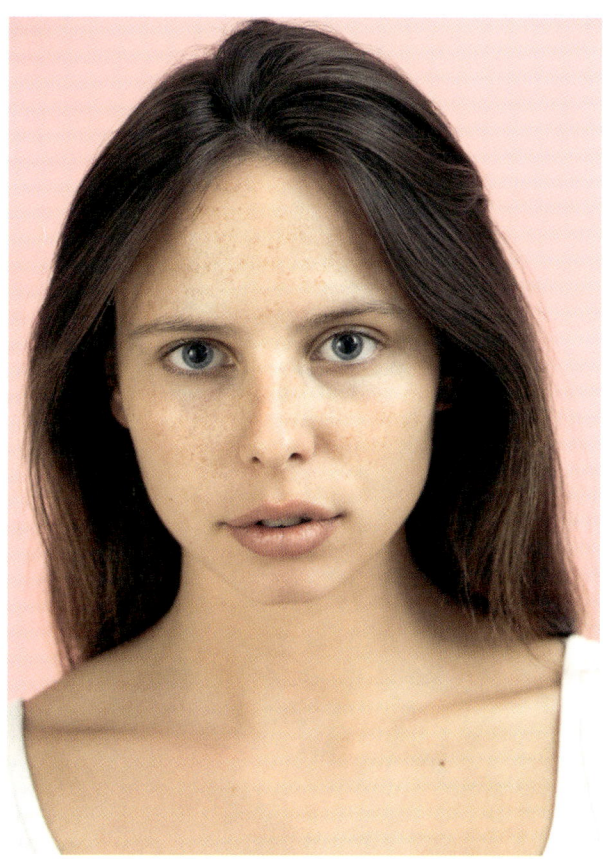

Die kleinen frechen Pünktchen sind sogar so angesagt, dass es Dutzende Tutorials gibt, wie du dir künstliche Sommersprossen schminken kannst, wenn du von Natur aus keine hast. Das machen wir bei diesem Look nicht. Denn ich finde, Fake-Sprossen sehen, egal, wie gut gemacht, immer unnatürlich aus.

Mein Sommersprossen-Look ist für alle, die mit natürlichen Freckles gesegnet sind. Mit dem richtigen Make-up kannst du deine Sommersprossen nämlich ganz toll betonen, ohne dass sie zu sehr von deinem restlichen Look ablenken. Dafür bekommt dein Teint einen supersommerlich frischen Glow.

Unser Model hat übrigens empfindliche Haut. Welcher Hauttyp du bist und wie du die richtigen Nuancen für Concealer, Foundation und Blush findest, kannst du in den vorausgegangenen Kapiteln nachlesen.

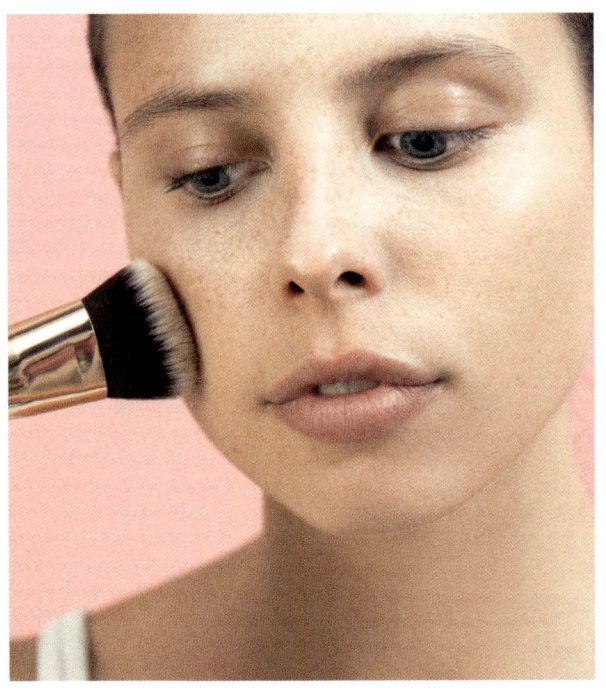

1 Da du für diesen Look keine Foundation, sondern eine leichte BB-Cream benutzt, kannst du auf die Tagespflege verzichten. Die BB-Cream auf die gereinigte Haut auftragen und gründlich einarbeiten, damit kein Rand entsteht. Du kannst die BB-Cream einfach mit den Fingern oder mit einem Pinsel oder Schwämmchen auftragen. So werden deine Sommersprossen nicht durch eine zu deckende Base verdeckt, sondern bleiben schön sichtbar. Hautunreinheiten kannst du trotzdem mit einem entsprechenden Concealer abdecken. Diesen gut verblenden.

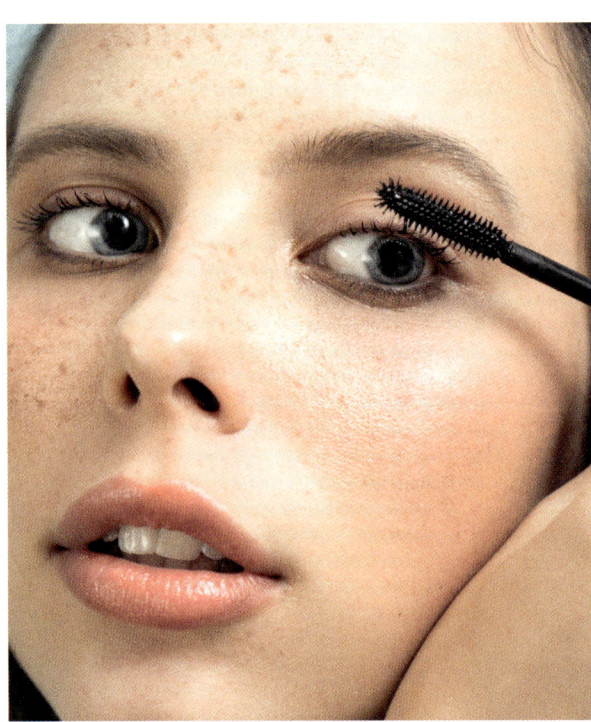

2 Deine Augenbrauen werden bei diesem Look nur leicht betont. Es reicht, wenn du sie in Form bürstest oder bei hellen oder unregelmäßigen Brauen mit einem Brauenstift zart nachmalst. Anschließend etwas Lidschatten in Nude, Rosenholz oder Kupfer (je nach Hautton) auf das bewegliche Lid auftragen. Unter der Braue und im inneren Augenwinkel kannst du etwas Highlighter setzen. Das Augen-Make-up erhält durch kräftig getuschte Wimpern seinen finalen Schliff. Die Lippen werden mit einer Lippenpflege mit zartem Glanz betont und gleichzeitig gepflegt.

3 Damit deine Sommersprossen schön zur Geltung kommen, nimmst du deine Haare am besten etwas aus dem Gesicht. Dafür kannst du deine Haare entweder zu einem lockeren, hoch sitzenden Pferdeschwanz binden – das lässt deinen Look eher sportlich wirken. Oder du nimmst nur die Oberkopfhaare nach hinten zu einem Zopf zusammen und lässt den Rest offen. Das wirkt etwas verspielter und romantischer. Für welche Variante du dich entscheidest, hängt davon ab, was dir gefällt oder zu welchem Anlass du den Look trägst.

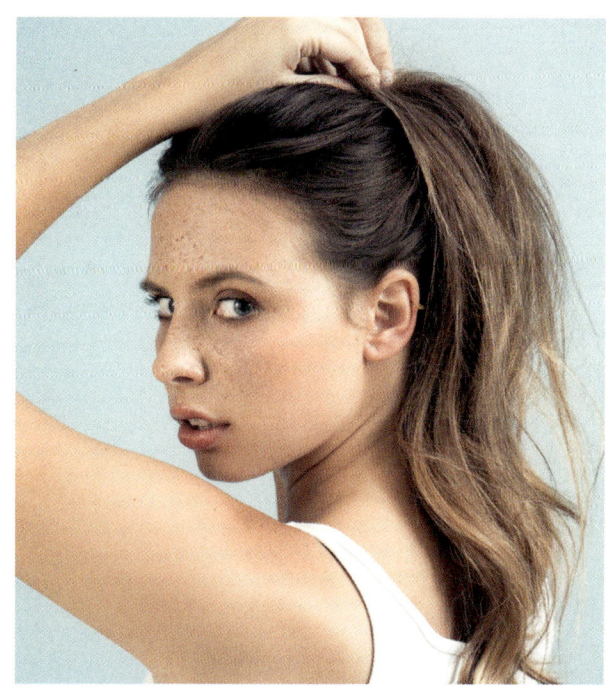

4 Für den Pferdeschwanz die Haare gut durchbürsten und dann zu einem hohen Zopf zusammenbinden. Mit einem dünnen Haargummi fixieren. Das Haargummi dann mit einer Haarsträhne umwickeln und diese versteckt mit einer Klammer festklemmen. Alles mit Haarspray befestigen. Bei der halb offenen Variante wird eine große Haarpartie am Oberkopf abgeteilt, locker nach hinten gebürstet und dort zu einem Zopf zusammengebunden. Mit einem Haargummi fixieren und dieses ebenfalls mit einer dünnen Haarsträhne verstecken. Die restlichen Haare bleiben offen und fallen locker über deine Schultern herab. Diesen Style mit Glanzhaarspray fixieren.

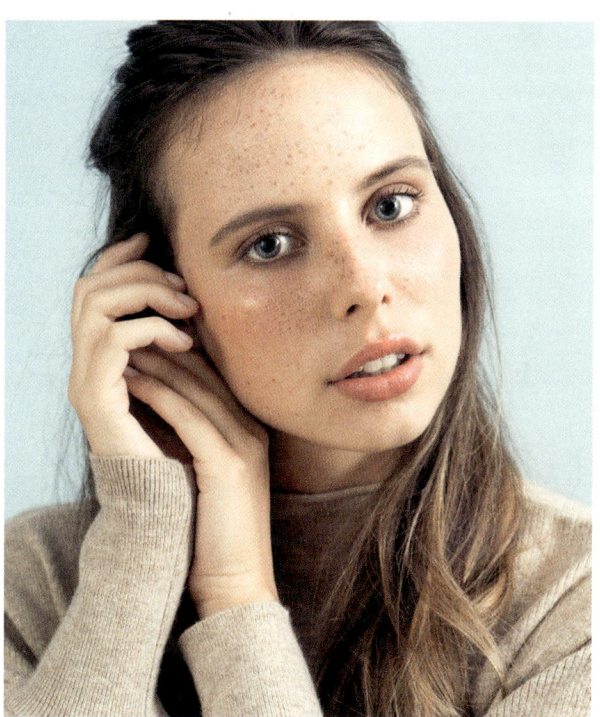

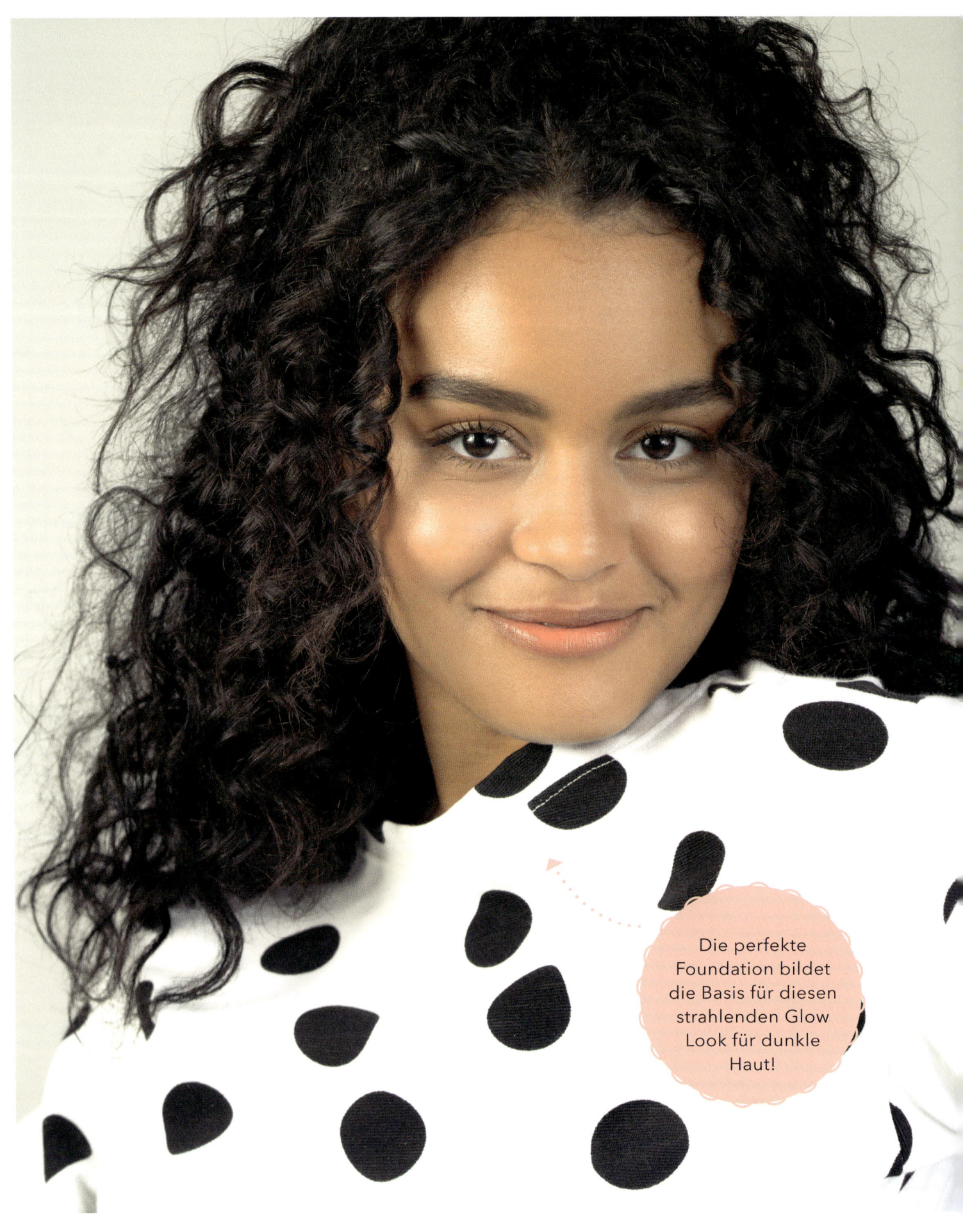

Die perfekte Foundation bildet die Basis für diesen strahlenden Glow Look für dunkle Haut!

GLOW FÜR DUNKLE HAUT

Ein schöner Ton

Das Wichtigste bei jedem Look ist die Base. Sie ist zwar nur die Basis für deinen Look und nicht das besondere Etwas, das den Style ausmacht. Aber ohne eine gute und vor allem ebenmäßige Foundation sieht kein Look gut aus. Deshalb ist es so unglaublich wichtig, dass du genau das Make-up benutzt, das zu deinem Hauttyp,

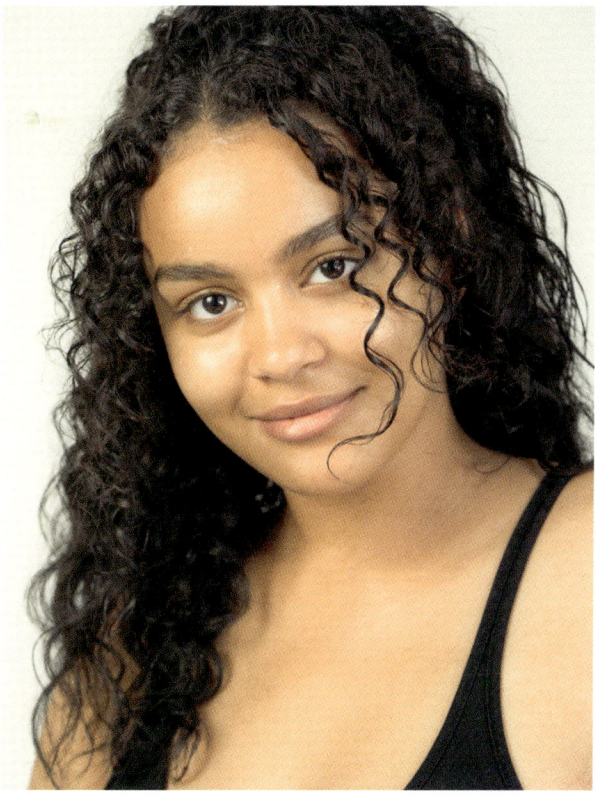

Hautton und deiner Hautfarbe passt. Nur so bekommst du einen schönen Teint, der sich nicht künstlich von deinem Gesicht abhebt.

Bis vor einigen Jahren war es für Mädchen mit einem dunkleren Hautton oftmals noch schwierig, die perfekte Foundation zu finden: Die Nuancen der meisten Produkte waren zu hell. Mittlerweile hat sich aber auch der Markt in Deutschland erweitert. Du bekommst in fast jedem Drogeriemarkt Foundations von verschiedenen Marken in einer weiten Farbpalette von ganz hell bis sehr dunkel. Und wenn du dort nicht erfolgreich bist, kannst du dich auch in speziellen Parfümerien, den Make-up-Abteilungen großer Kaufhäuser oder im nächsten Afroshop umschauen – dort wirst du garantiert fündig.

Unser Model hat übrigens Mischhaut. Welcher Hauttyp du bist und wie du die richtigen Nuancen für Concealer, Foundation und Blush findest, kannst du in den vorangegangenen Kapiteln nachlesen.

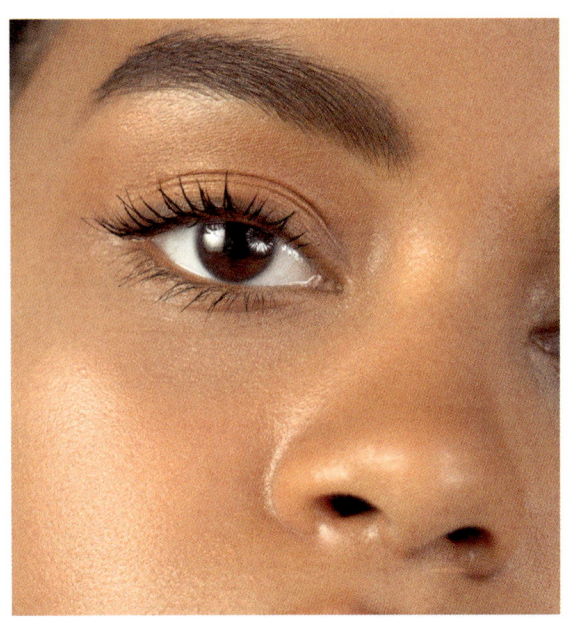

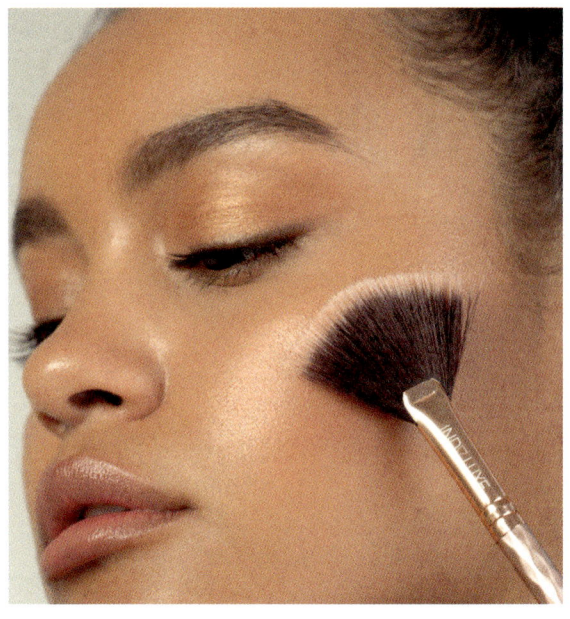

1 Trage auf die gereinigte Haut deine übliche Tagespflege auf. Als Nächstes folgt dann etwas Concealer unter den Augen, um kleine Schatten zu kaschieren. Decke mit dem Concealer auch Hautunreinheiten ab, solltest du welche haben. Danach trägst du mit einem Pinsel oder Schwamm die Foundation auf. Gut verblenden.

Wenn du keine Foundation findest, deren Nuance 100-prozentig zu deinem Teint passt, kannst du auch dunklere mit helleren Nuancen mischen, um den perfekten Ton zu kreieren. Wichtig ist nur, dass du bei der gleichen Produktart bleibst, damit am Ende die Konsistenz stimmt.

2 Bringe nun deine Augenbrauen in Form, indem du sie in Wuchsrichtung bürstest und dann mit einem farblich passenden Augenbrauenstift nachmalst. Dann noch einmal bürsten. Bei dunklerer Haut darfst du deine Brauen ruhig etwas stärker betonen: Das harmoniert super mit deinen dunklen Augen und Haaren. Trage dann zart schimmernden Lidschatten für den Glow-Effekt auf. Bei dunklem Teint empfehle ich einen Kupfer-, Gold- oder Bronzeton. Du kannst aber auch mit dunklen glänzenden Grüntönen experimentieren. Anschließend die Wimpern kräftig schwarz tuschen.

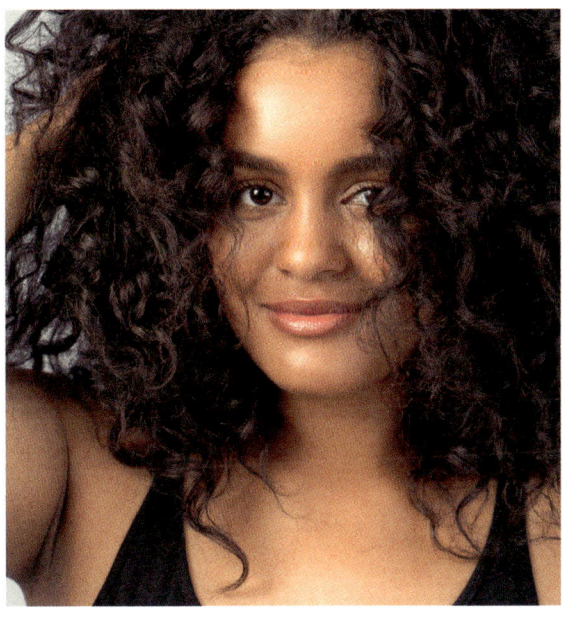

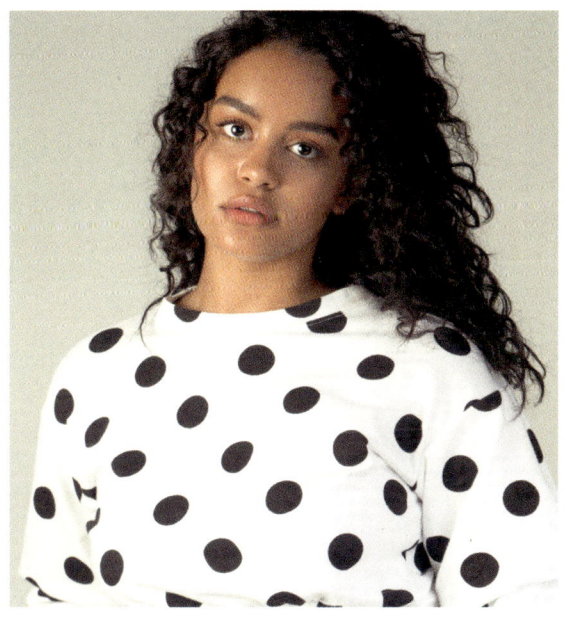

3 Mit Blush und Highlighter bekommen deine Wangen einen schönen Touch und wirken frisch und rosig. Die Lippen werden mit einem dezenten, matten Lippenstift oder, wenn dir das besser gefällt, mit zart glänzendem Lipgloss betont.
Für diesen Look brauchst du nicht unbedingt Puder, da ein leichter Glanz perfekt zum Glow des Make-ups passt. Wenn du allerdings sehr fettige Haut oder Mischhaut hast, kannst du deinen Look zum Abschluss noch leicht abpudern. Achte bitte auch bei dunkler Haut darauf, dass dein Puder nicht zu hell ist, sonst sticht es unschön hervor.

4 Die Haare bleiben bei diesem Look ganz natürlich. Wenn du Naturlocken hast, diese einfach wie gewohnt waschen, etwas Schaumfestiger für Locken einarbeiten und dann lufttrocknen oder mit Diffusoraufsatz fönen. Danach etwas Haaröl in den Händen verreiben und in die Locken einkneten: So erhältst du eine schöne, glänzende Lockenpracht.
Glatte Haare über eine Bürste glattfönen und zum Finish ebenfalls etwas Haaröl einarbeiten, damit mögliche statische Aufladungen verschwinden und dein Haar gesund schimmert.

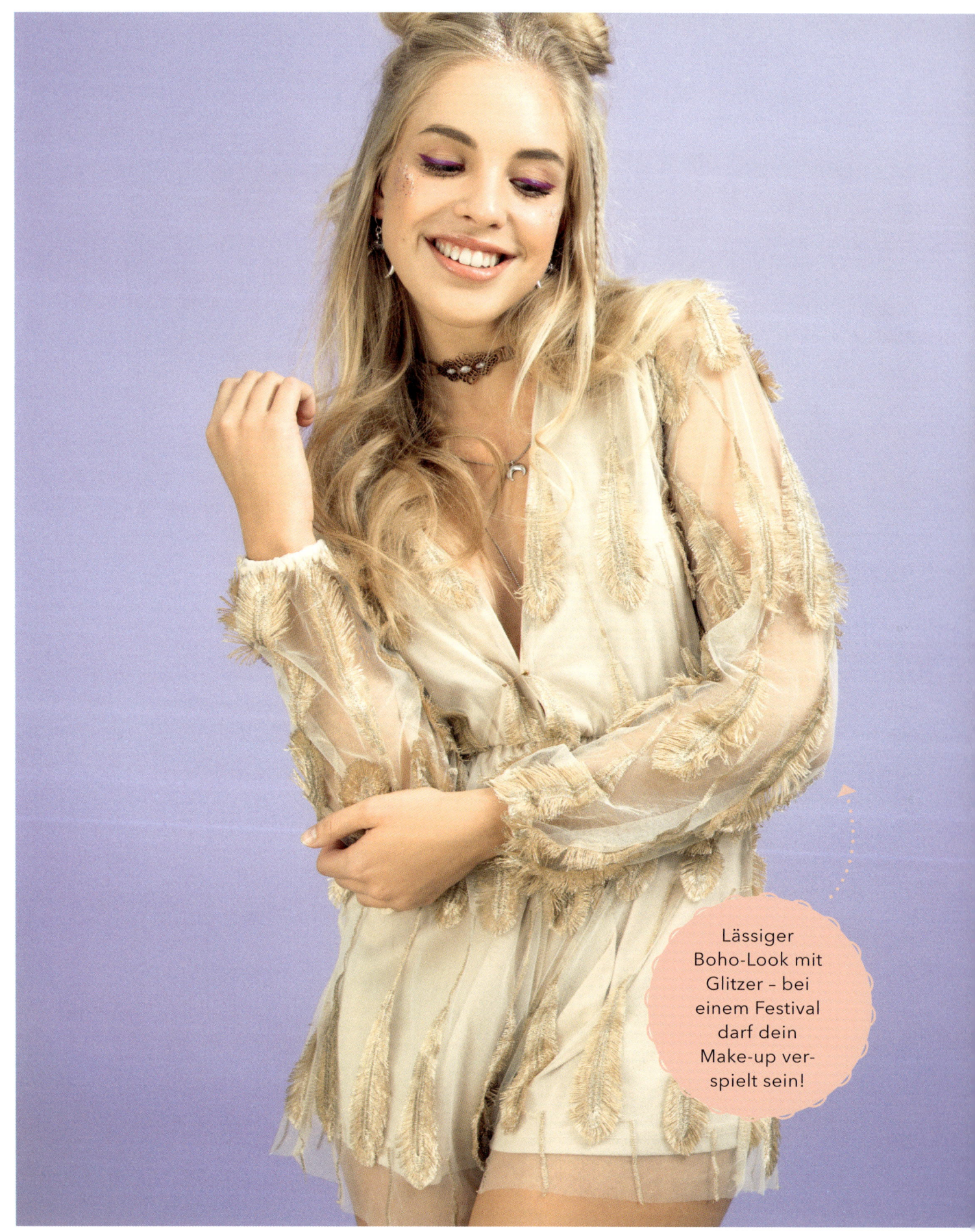

Lässiger Boho-Look mit Glitzer – bei einem Festival darf dein Make-up verspielt sein!

FESTIVAL LOOK
Lässig & entspannt feiern

Festivals wie das Glastonbury in England, das Coachella in Kalifornien und auch das Lollapalooza in Berlin haben sich in den letzten Jahren zu Runways für einen ganz eigenen lässigen Outdoor-Party-Look von Sängerinnen, Schauspielerinnen und Models entwickelt.

Auch wenn jeder Look individuell ist, gibt es doch einige Basics, die immer wieder vorkommen – weil sie einfach schön und lässig sind. Viele Promi-Ladies und auch andere Festivalbesucher tragen gerne Flechtfrisuren oder -zöpfe. Das wirkt einfach sofort verspielt und bohomäßig – genau wie man sich bei so einem Event eben fühlt.

Das Make-up für den Besuch der Outdoor-Konzerte darf ruhig etwas auffälliger ausfallen: Man sieht Glitzer, wohin man auch blickt. Richtig so: Schließlich soll dein Look ja zu deiner Stimmung passen! Und auf einem Festival herrscht ausgelassene Partystimmung mit dem ganz besonderen Prickeln, das man nur auf Open Airs spürt. Einfach magisch!

Unser Model hat übrigens Mischhaut. Welcher Hauttyp du bist und wie du die richtigen Nuancen für Concealer, Foundation und Blush findest, kannst du in den vorangegangenen Kapiteln nachlesen.

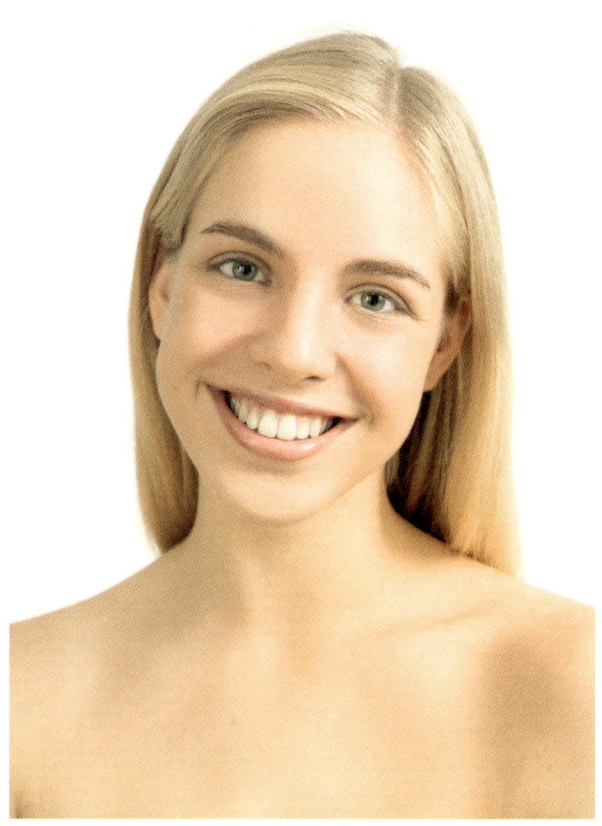

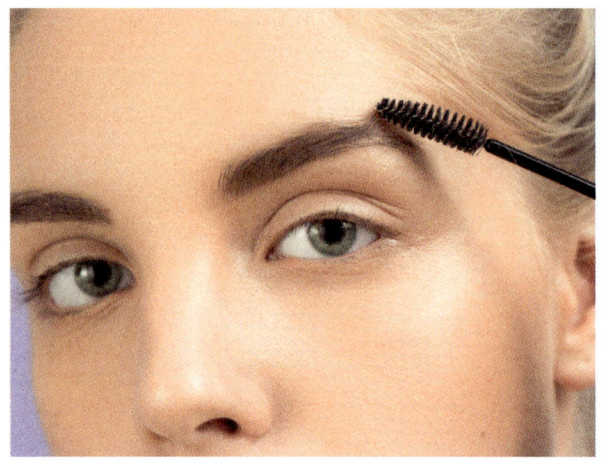

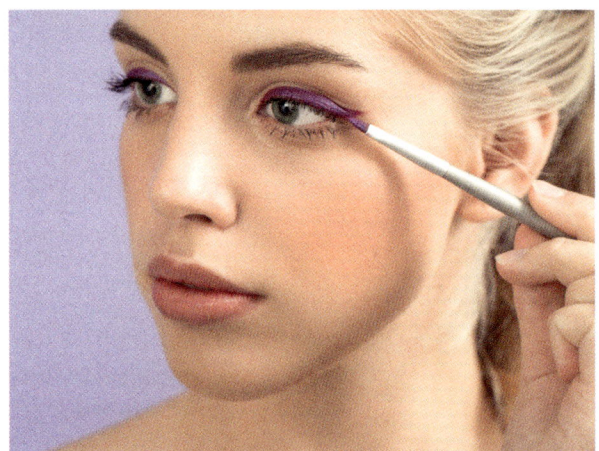

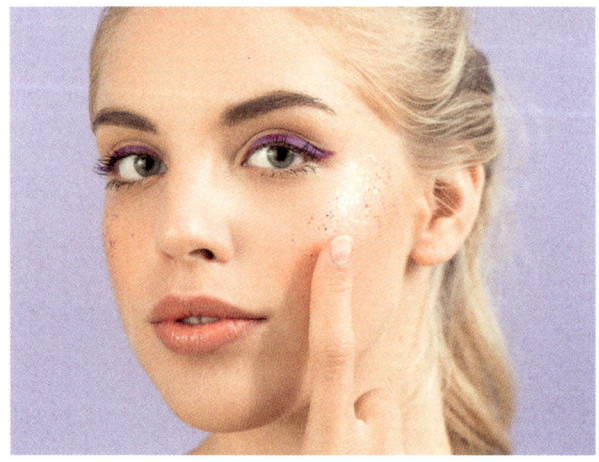

1 Auf das gereinigte Gesicht trägst du als Erstes wie gewohnt deine Tagespflege auf – bei einem Outdoor-Festivalbesuch auch Sonnenschutz. Darauf Concealer unter den Augen platzieren und einarbeiten. Darüber kommt die Foundation. Ordentlich auftragen und verblenden. Deine Augenbrauen nur leicht mit einem Brauenstift nachziehen, in Form bürsten und mit Gel fixieren – dann dürfte bei Regen auch nichts passieren.

2 Nun mit einem farbigen Eyeliner einen etwas breiteren Lidstrich mit schönem Wing ziehen. Unser Model trägt Violett, du kannst aber auch eine andere knallige Farbe wie Blau oder Grün wählen. Die Wimpern werden dazu kräftig schwarz getuscht – am besten mit einer wasserfesten Mascara. Auf die Wangen trägst du für mehr Frische etwas Blush auf.

3 Den letzten Schliff bekommt dein Festival-Look durch flüssigen Highlighter und Glitzer. Dafür zuerst den Highlighter oberhalb des Wangenknochens bis zur Schläfe auftragen und direkt darüber goldenen oder silbernen Glitzer. Du kannst auch Sternchen und Monde als kleine Extra-Details hinzufügen.

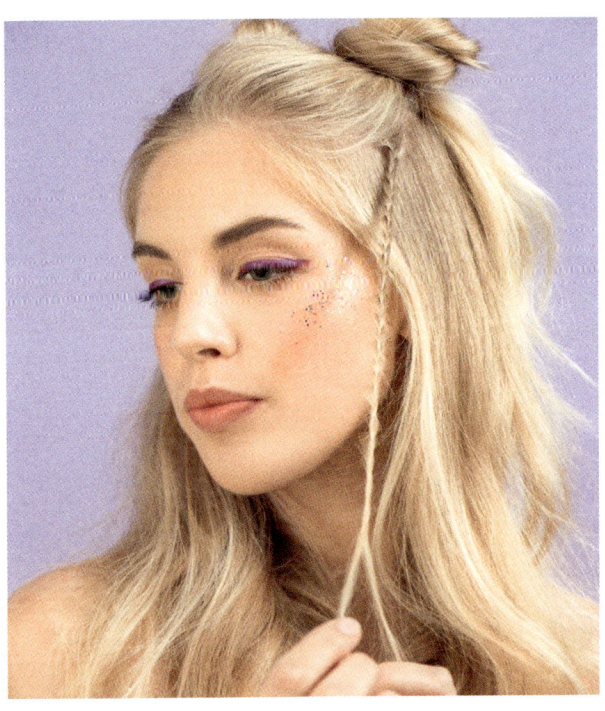

4 Für die Festivalfrisur einen Mittelscheitel ziehen, rechts und links jeweils eine Partie abteilen und am seitlichen oder hinteren Oberkopf zu 2 kleinen Knoten eindrehen. Die beiden Knoten mit Haargummis fixieren. Du kannst die Enden herausschauen lassen oder feststecken. Der Look soll insgesamt sehr lässig ausfallen, also alles ganz locker lassen und nicht zu streng festziehen. Wenn du einen Pony trägst, kannst du diesen entweder nach hinten klipsen oder die beiden Knoten weiter hinten ansetzen.

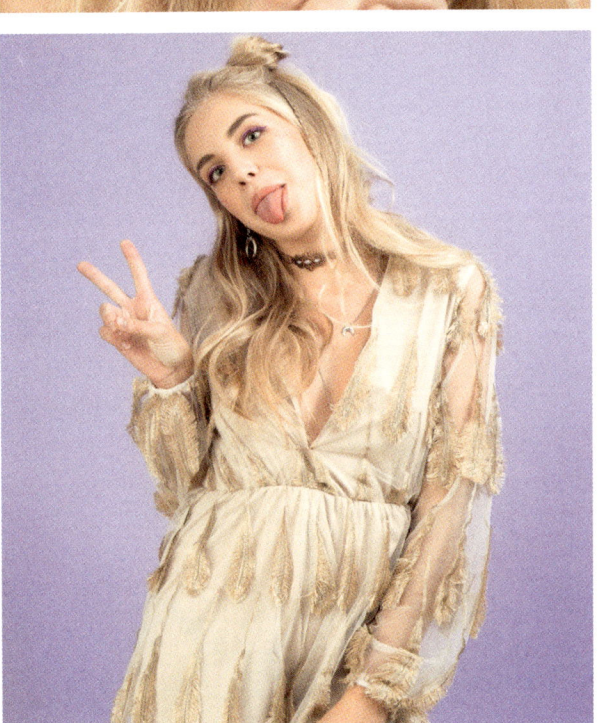

5 Für das Boho-Feeling an den Seiten und/oder hinten feine Strähnen abteilen und zu schmalen Zöpfen flechten. Die Enden verschließt du am besten mit kleinen durchsichtigen Haargummis. Wie viele Zöpfe du flechtest, ist dir überlassen. Ich empfehle 3 bis 5 – das reicht. Abschließend das gesamte Haar mit Glanzhaarspray fixieren, damit dein Look den ganzen Tag hält. Die lässige Boho-Frisur kann aber auch ohne Probleme – und sogar ohne Spiegel – jederzeit nachgestylt werden.

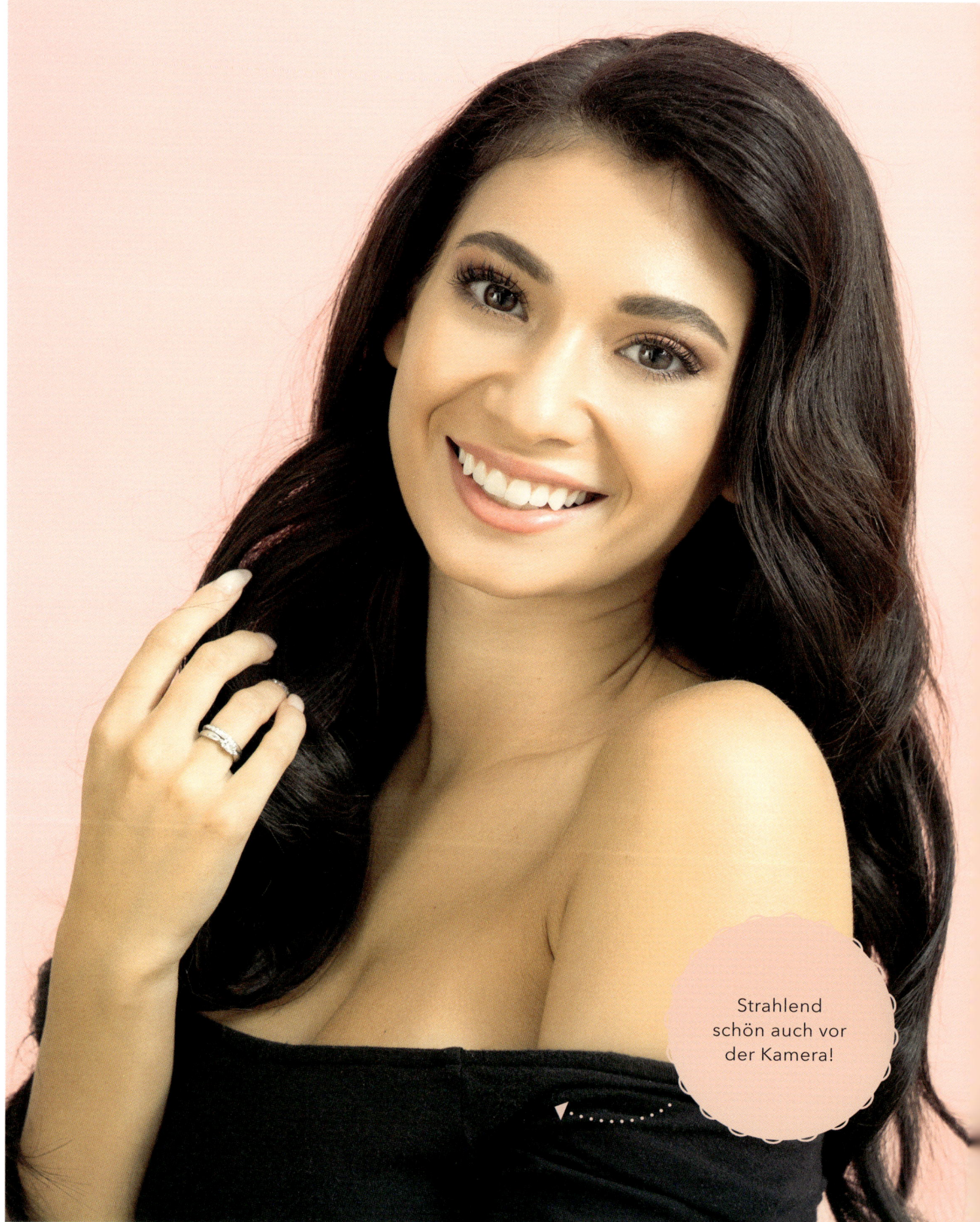

Strahlend schön auch vor der Kamera!

CAMERA READY

Dein Look für den großen Auftritt

Wenn ich vor die Kamera trete, egal, ob zu Hause zum Filmen meiner Videos für dich oder auf dem roten Teppich bei Events, darf mein Look schon etwas intensiver sein. Das gilt für alle im Rampenlicht: Das Blitzlicht klaut auch deinem Make-up etwas Farbe, sodass du vorher ruhig etwas mehr auftragen kannst. Aber natürlich nicht zu viel. Schließlich willst du – gerade bei großen Events – ja auch noch von

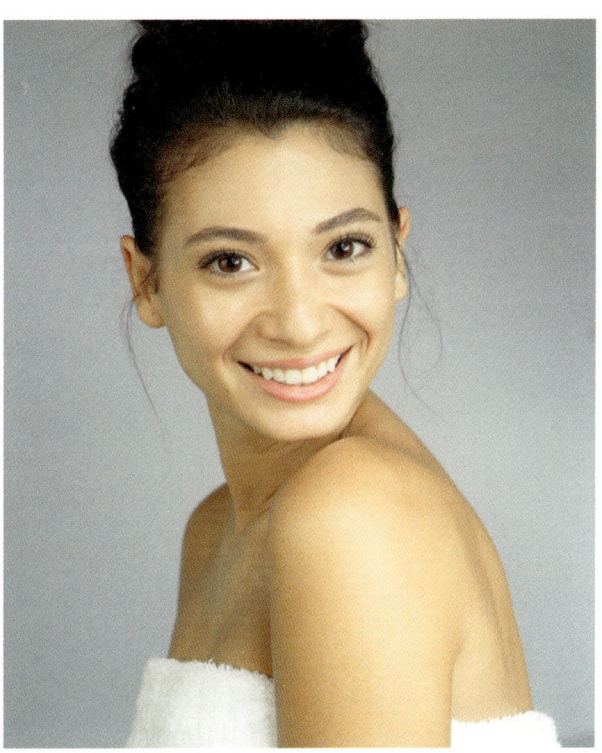

Nahem gut aussehen, wenn du dich mit Leuten unterhältst.

Beim Make-up ist es besonders wichtig, dass es schön ebenmäßig ist und sich keine Ränder abzeichnen. Auch darfst du auf keinen Fall zu helles Puder benutzen, sonst zaubert dir das Blitzlicht ein Mehlgesicht – ein Beauty-Fail, den man auch bei Promis immer mal wieder sieht.

Das Haar style ich nicht besonders aufwendig, sondern lieber ganz natürlich, aber mit besonderem Glamour. Dafür sind sanfte Wellen mit viel Volumen perfekt. Das funktioniert bei jedem Haartyp und sieht einfach superelegant, aber nicht zu gestylt aus.

Ich habe übrigens Mischhaut. Welcher Hauttyp du bist und wie du die richtigen Nuancen für Concealer, Foundation und Blush findest, kannst du in den vorangegangenen Kapiteln nachlesen.

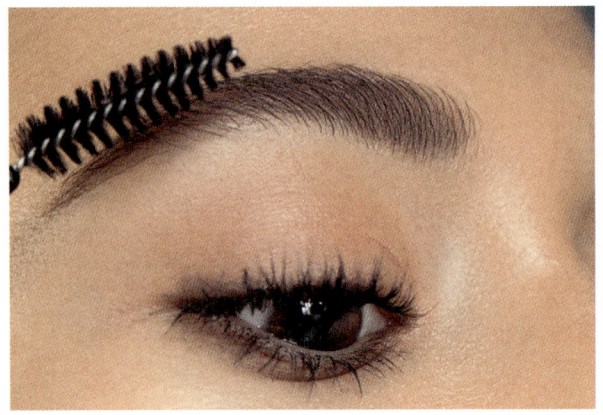

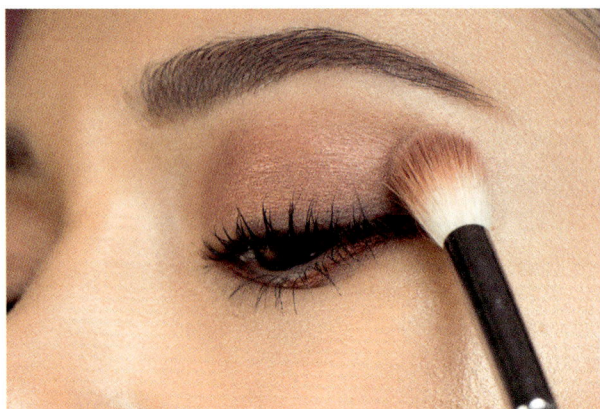

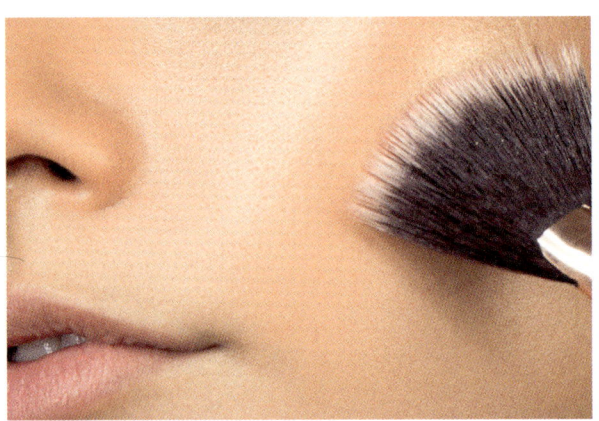

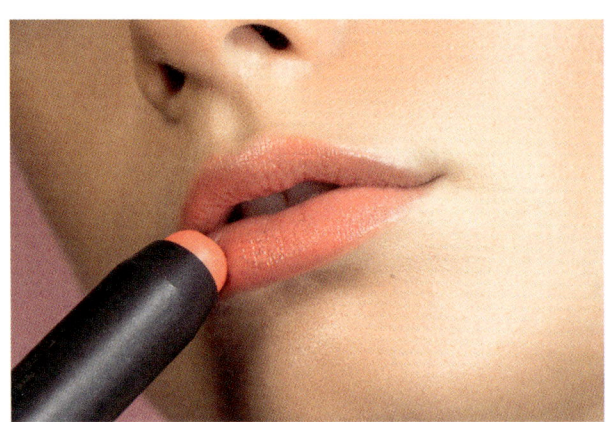

1 Zuerst eine Tagespflege auf das gereinigte Gesicht auftragen. Dann mit Concealer vorhandene Schatten unter den Augen kaschieren. Darauf folgt die Foundation. Gründlich verblenden.

2 Goldenen Highlighter entsprechend deiner Gesichtsform auftragen, die Augenbrauen mit einem Brauenstift nachziehen und mit einem Bürstchen in Form bringen. Anschließend mit einem Gel fixieren.

3 Die Augen werden mit einem etwas kräftigeren Lidschatten betont, um den Blick auf sie zu ziehen. Ich verwende dafür gerne schimmernde Metallic-Farben in einem warmen Farbton.

4 Die Lippen werden mit einem matten Pflegelippenstift in einer dezenten Rosénuance betont. So bleiben sie auch bei längeren Moderationen und Interviews schön geschmeidig.

5

Für meine glamourösen Wellen Schaumfestiger in die Haare kneten, die dann in einzelne Strähnen unterteilen. Strähne für Strähne auf große Lockenwickler drehen. Wenn du alle Haare aufgerollt hast, die Haare mit dem Föhn auf niedrigster Gebläsestufe langsam fönen.

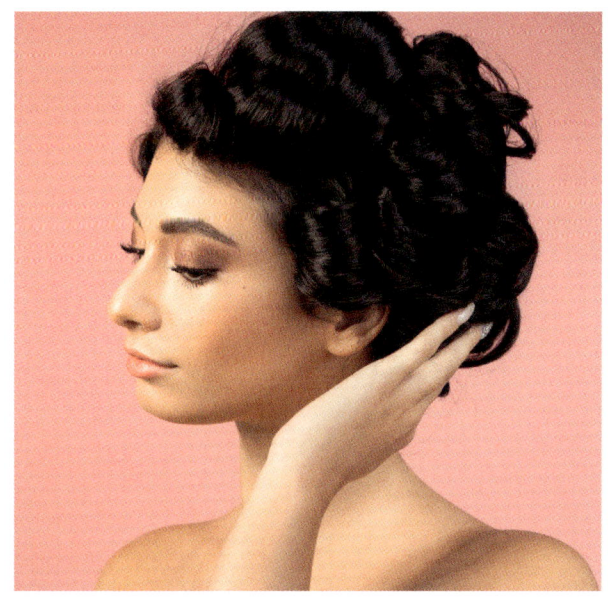

6

Lockenwickler entfernen, etwas Haaröl in den Händen verreiben und einarbeiten. Anschließend das Haar gründlich durchbürsten. Mit sogenannten Wellenreiterklammern kannst du deiner langen Ponypartie zusätzliche Hollywood-Wellen verleihen. Alles mit Glanzhaarspray fixieren, damit dein Haar lange Volumen und Glanz behält.

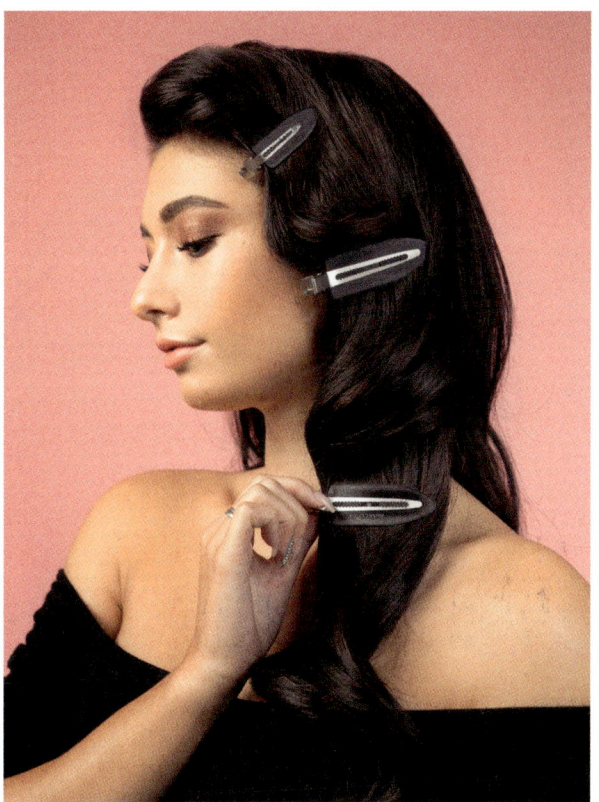

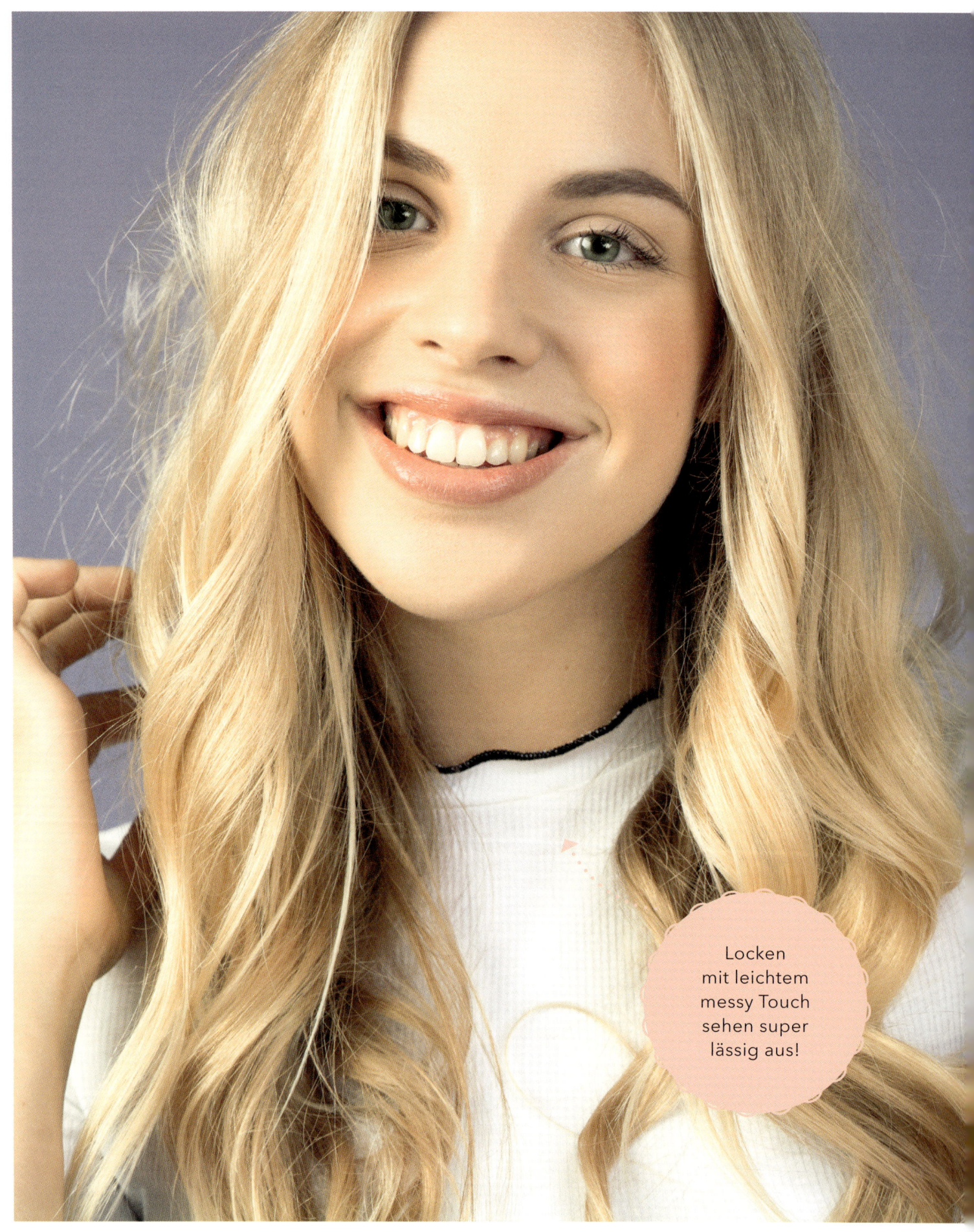

Locken mit leichtem messy Touch sehen super lässig aus!

FRISUREN
Coole Styles für jedes Haar

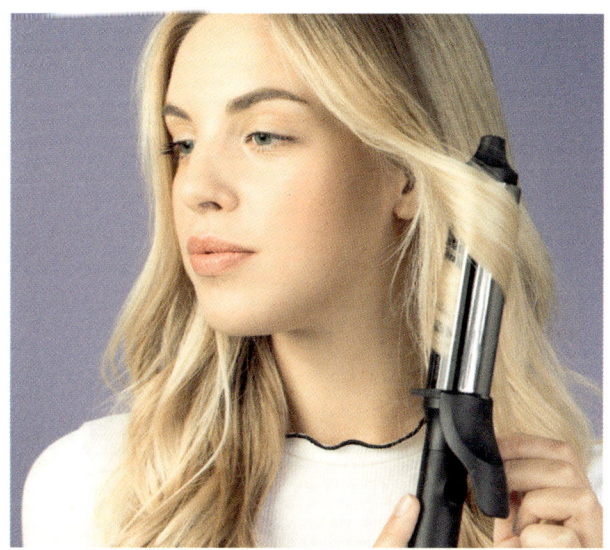

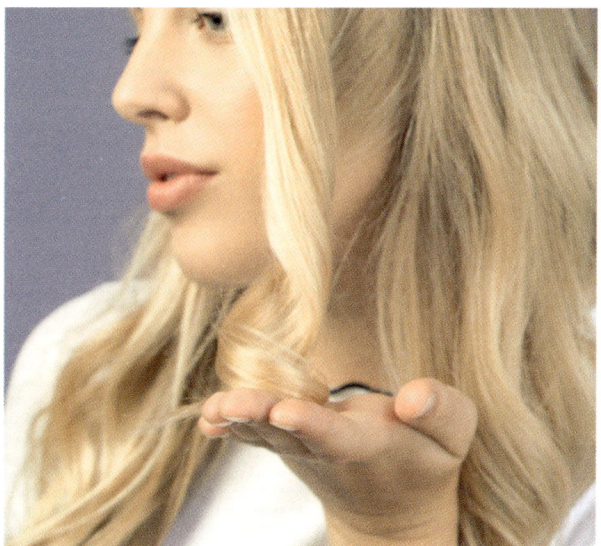

Easy Waves

1 Deine Haare sollten für diesen Look gut trocken sein. Sprühe nun als Erstes ein Hitzeschutz-Stylingspray in die Längen, um dein Haar vor Schäden durch den Lockenstab zu schützen und deinen Locken mehr Halt zu verleihen. Dann Strähne für Strähne auf den Lockenstab aufdrehen, ein paar Sekunden halten und dann den Stab vorsichtig herausziehen. Den Stab dabei senkrecht halten und jede Locke in der Hand auskühlen lassen.

2 Nach und nach alle Haare auf den Lockenstab aufdrehen. Noch nicht bearbeitete Partien am besten wegklipsen, damit du ungestört arbeiten kannst. Wenn du alle Haare zu schönen Locken gedreht hast, kannst du mit einer flachen Bürste die Haare vorsichtig über Kopf durchkämmen. Dein Haar darf ruhig etwas messy aussehen – die Easy Waves sind ein lässiger Style und kein strenger Red-Carpet-Look. Abschließend alles mit Glanzhaarspray fixieren.

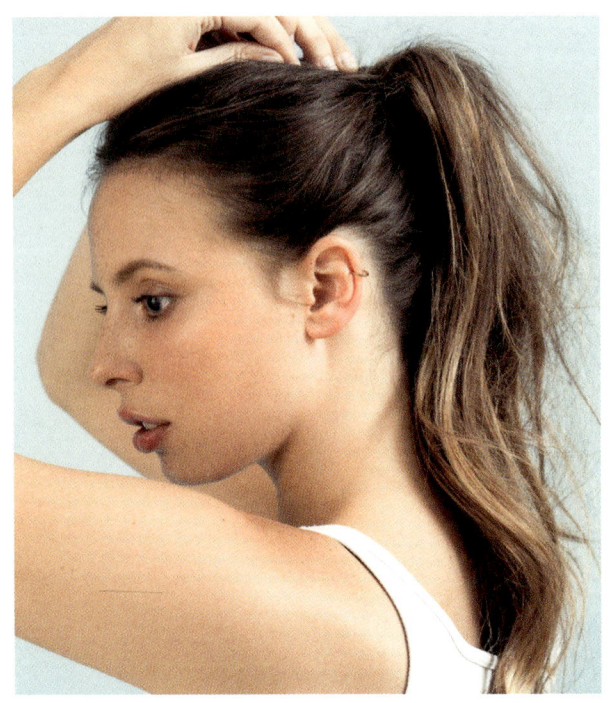

Messy Dutt

1 Der Messy Dutt ist die perfekte Frisur für den Alltag. Sie lässt sich auch mit ungewaschenem Haar machen und rettet jeden Bad Hair Day. Wenn dein Haar im Ansatz schon etwas fettig ist, kannst du einfach etwas Trockenshampoo oder Babypuder auftragen.

Für den wuscheligen Dutt deine Haare zu einem lockeren hohen Pferdeschwanz zusammennehmen. Du musst dabei nicht akkurat arbeiten, sondern kannst die Haare auch ohne Bürste nur mit den Fingern nach hinten zum Zopf kämmen und mit einem Haargummi befestigen.

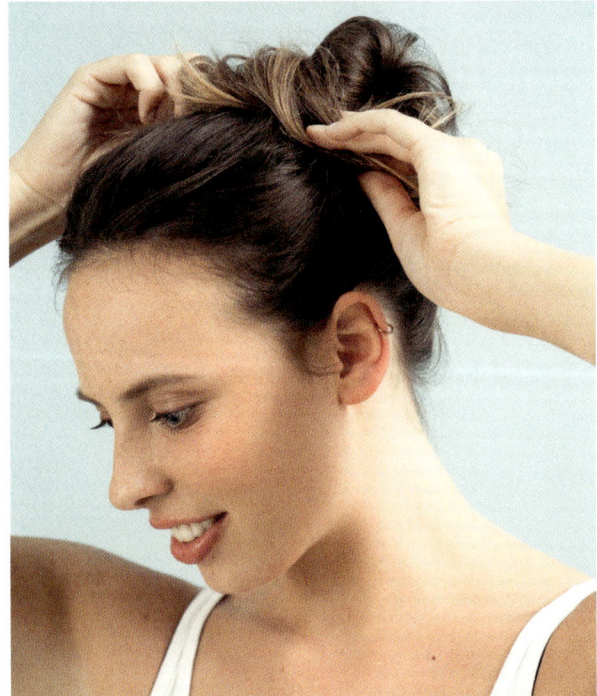

2 Wenn deine Längen und Spitzen zu Trockenheit und Frizz neigen, arbeite vor dem Eindrehen zum Dutt einfach etwas Haaröl ein. Das pflegt und verleiht einen gesunden Glanz, ohne zu fetten. Die Haare des Zopfs nun um das Haargummi am Ansatz herum zu einem Dutt drehen. Mit einem zweiten dünnen Haargummi oder Haarklammern fixieren. Es dürfen ruhig einzelne Haarsträhnen abstehen oder herunterhängen. Etwas Glanzhaarspray für mehr Halt darübersprühen – und fertig!

Upside Down geflochtener Dutt

1   Für den am Hinterkopf vom Nacken
bis zum Oberkopf geflochtenen Dutt
ist es hilfreich, wenn deine Haare
nicht ganz frisch gewaschen sind,
sonst sind sie zu glatt und rutschen
beim Flechten schneller heraus. Kopf
nach unten halten und deine Haare
gut durchbürsten. 3 gleich breite Strähnen am Ansatz im Nacken
abteilen und mit dem Flechten eines
französischen Zopfs beginnen.

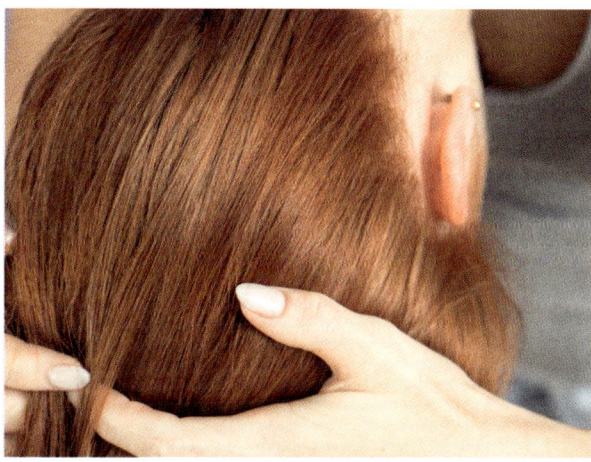

2   Für den französischen Zopf immer
Haare von außen dazunehmen, wenn
du die äußere Strähne über die innere legst. Am besten eng entlang der
Kopfhaut flechten: Der Zopf lockert
sich sowieso, wenn du deinen Kopf
wieder nach oben nimmst. Flechte
den Zopf bis zum Oberkopf und
fixiere ihn dann – noch mit dem Kopf
nach unten – mit einem Haargummi.

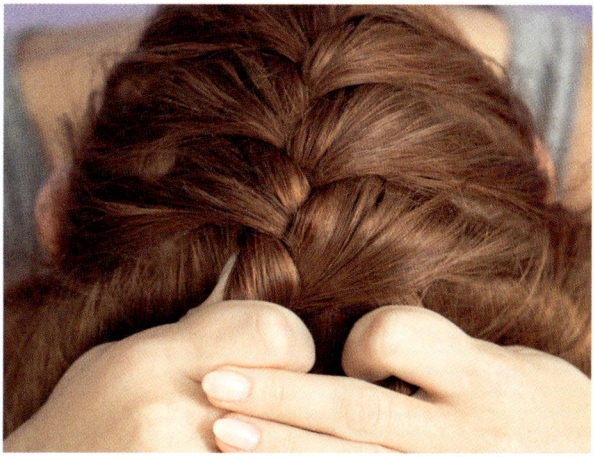

3   Wenn der Zopf sitzt, den Kopf
wieder nach oben nehmen. Die
Haare des geflochtenen Zopfs dabei
festhalten, damit sie deinen frisch
geflochtenen Nacken nicht durch ihr
Gewicht durcheinanderbringen. Die
Zopfenden am Oberkopf zu einem
lockeren Dutt drehen und mit einem
Haargummi oder Haarnadeln befestigen. Alles mit Glanzhaarspray
fixieren.

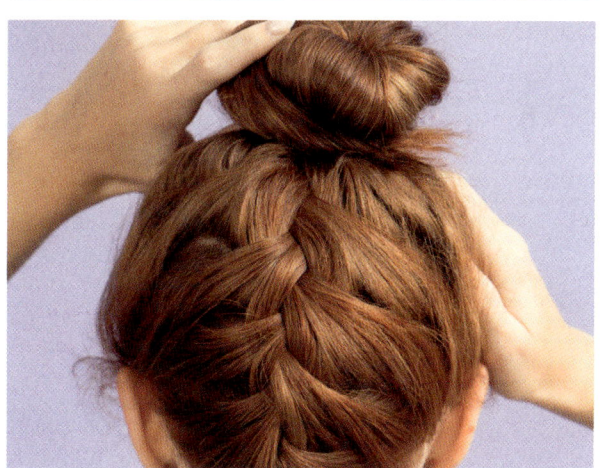

BEAUTY HACKS:
STYLINGTIPPS & -TRICKS

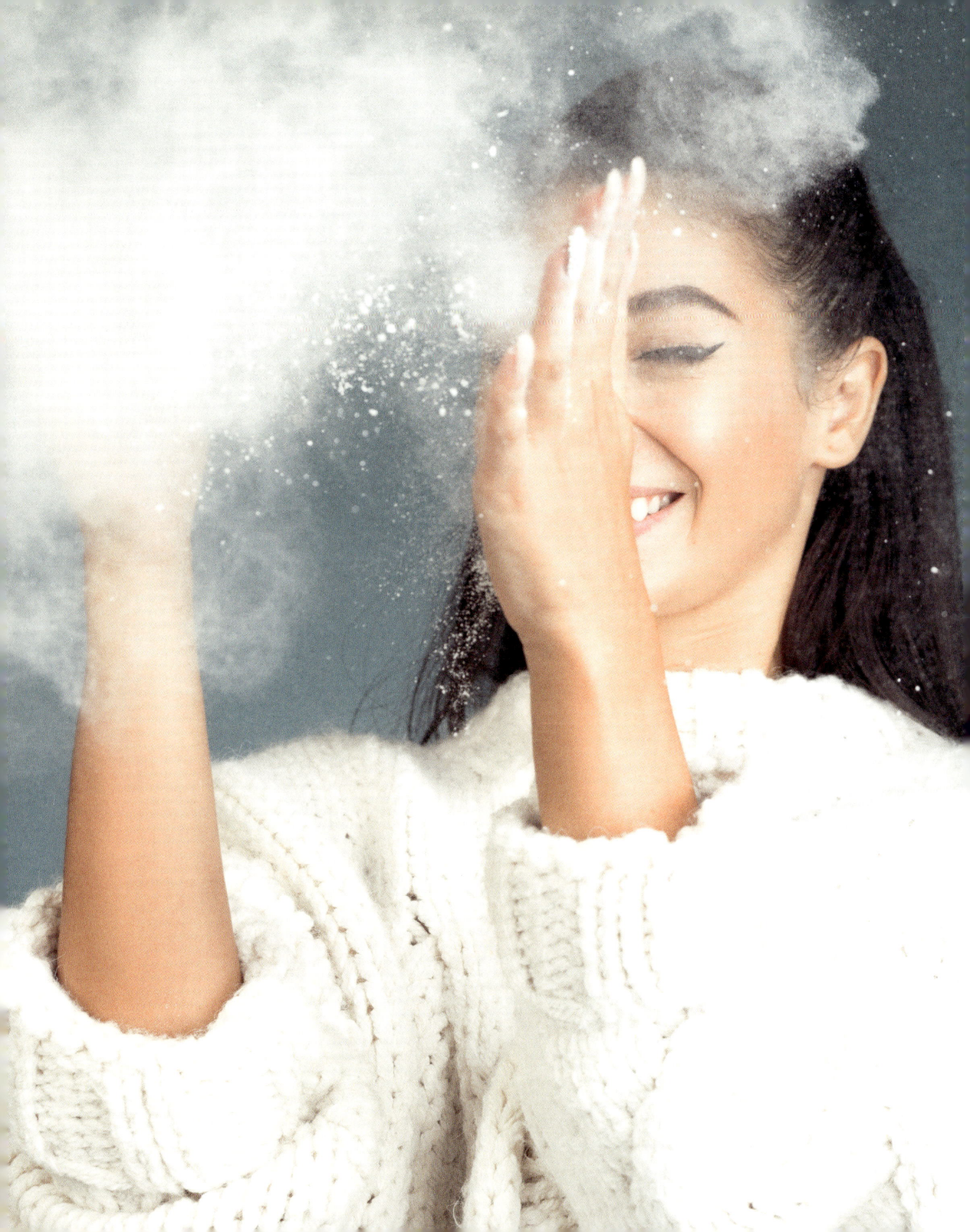

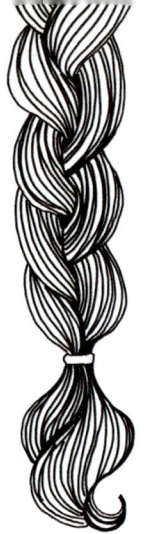

BABYPUDER
Gegen Fett, Schweiß & Pickel

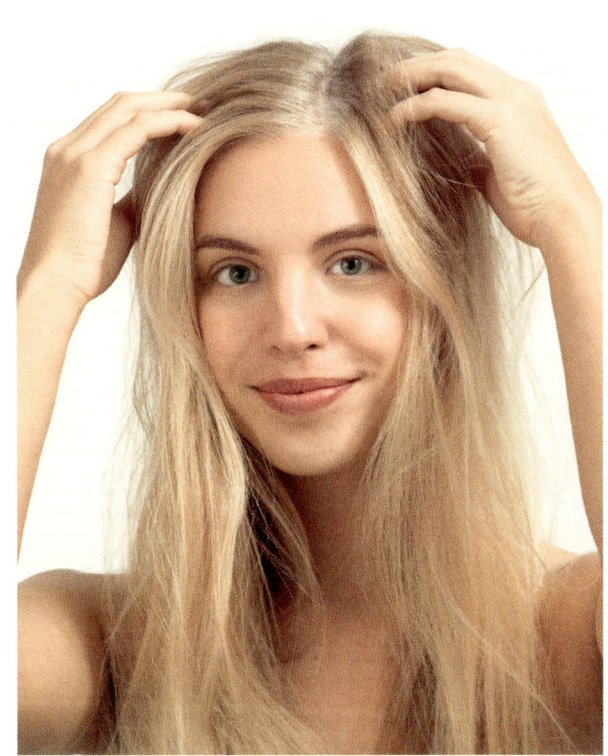

Es gibt Beauty-Produkte, die können fast alles, und manche davon stehen nicht einmal in der Kosmetikabteilung. Babypuder zum Beispiel. Das feine weiße Puder, mit dem man Babypopos bestäubt, damit sie nicht wund werden, kann viel mehr als das.

Babypuder für die Haare
Wenn es mal schnell gehen muss oder man seine Haare schonen will, ist Trockenshampoo eine gute Lösung. Sollte dir das Haarpulver einmal ausgehen, kannst du getrost auch zu Babypuder greifen. Vorsichtig in den Haaransatz gestreut, saugt es überschüssiges Fett auf und sorgt für frisches Volumen im Ansatz.

Babypuder gegen Schweiß
Manchmal, wenn es besonders heiß ist, du dich besonders anstrengst oder gestresst bist, gibt dein Deo seinen Geist auf. Die mögliche Folge: unschöne Schweißflecken unter den Armen und vielleicht sogar unangenehmer Schweißgeruch. Natürlich könntest du dich jetzt frischmachen und neues Deo auftragen – aber das ist nicht immer möglich. Mit Babypuder bekommst du Schweiß und Geruch ganz ohne Wasser in den Griff. Einfach kurz im Badezimmer verschwinden, Babypuder auf deine Achseln auftragen – und das Problem ist gelöst. Das feine Puder saugt Schweiß auf und vermindert den Geruch. Man kann aber nicht nur

unter den Achseln ins Schwitzen geraten. Auch deine Füße können bei zu hohen Temperaturen zu starker Schweißbildung neigen. Das kann erstens zu fiesen Blasen führen, wenn du mit deinen feuchten Füßen im Schuh herumrutschst, und zweitens zu unschönem Fußgeruch. Gegen rutschige Schweißfüße hilft Babypuder sofort. Und wenn du es nach dem Füßewaschen auf deine Füße aufträgst und einmassierst, kannst du Geruch entgegenwirken.

Babypuder für reine Haut

Deine Anti-Pickel-Creme ist leer? Kein Problem. Auch hier kann Babypuder helfen. Das enthaltene Zinkoxid wirkt antibakteriell und hemmt so Entzündungen. Bei fettiger Haut kannst du also auch Babypuder statt teurer Pickelprodukte verwenden. Gemischt mit etwas Wasser, wird aus deinem Babypuder auch im Handumdrehen eine klärende und pflegende Maske – einfach mit etwas Wasser mischen, auftragen, 3 Minuten einwirken lassen und mit Wasser abnehmen. Deine Haut fühlt sich danach superzart an. Bei trockener Haut immer zusätzlich eine Feuchtigkeitspflege nutzen, damit das Puder deine Haut nicht austrocknet.

Babypuder als Puderersatz

Das Wort Puder steckt ja schon drin: Da ist es nicht verwunderlich, dass du Babypuder auch als Alternative zu deinem Puder verwenden kannst. Einfach mit dem Pinsel sparsam auftragen und schon werden glänzende Stellen mattiert und dein Make-up fixiert. Zudem wirkt es antiseptisch. Aber Vorsicht: eignet sich nur für helle Hauttypen und wirklich nur wenig auftragen.

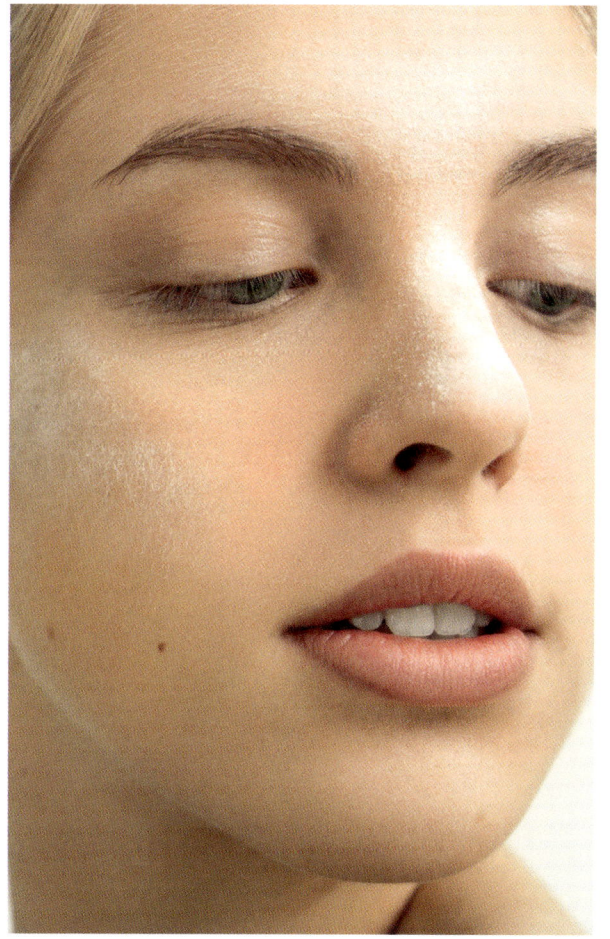

Babypuder für tolle Wimpern

Du willst voluminösere Wimpern? Dafür kannst du entweder zusätzlich zu deiner Wimperntusche teuren Wimpern-Booster auftragen oder einfach zu Babypuder greifen. Vor dem Tuschen etwas Babypuder auf deine Wimpern stäuben oder auf ein Wimpernbürstchen auftragen. Dann wie gewohnt tuschen und deine Wimpern bekommen ein extra Wow-Volumen.

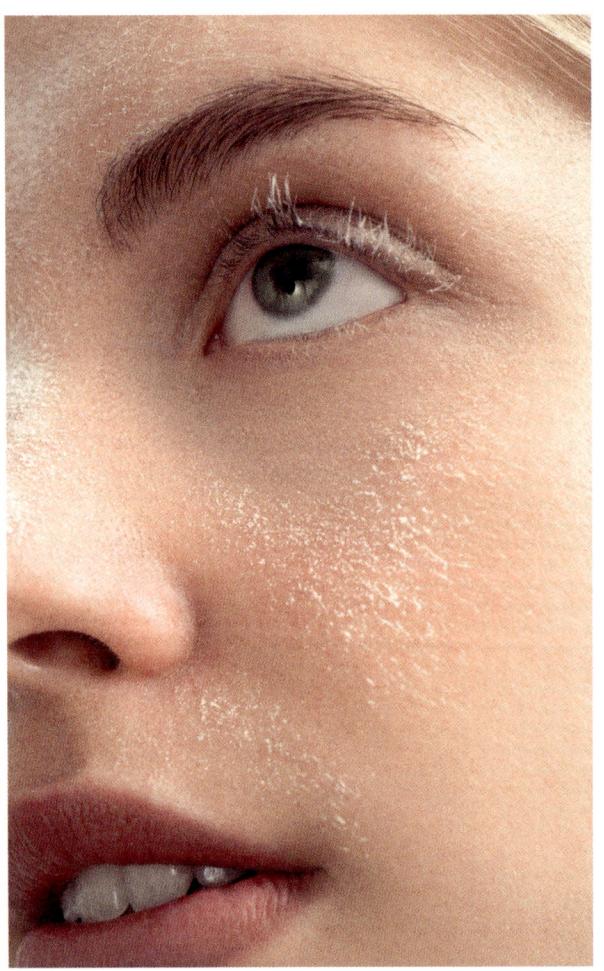

Babypuder als SOS-Hilfe nach Rasur & Waxing

Rasieren und Waxing belasten deine Haut und können sie sogar so sehr reizen, dass es zu kleinen Entzündungen kommt. Wenn du direkt nach der Haarentfernung Babypuder aufträgst, tötet das im Babypuder enthaltene Zinkoxid Bakterien ab und verhindert so, dass deine Haut sich entzündet. Außerdem kühlt das Puder die Haut angenehm und sorgt unter deiner Kleidung für weniger Reibung. Wenn du trockene Haut hast, empfehle ich dir jedoch, ein paar Stunden nach der Enthaarung zusätzlich eine Feuchtigkeitspflege zu verwenden.

Babypuder für deine Augenlider

Als Ersatz für Lidschatten-Primer kannst du auch Babypuder verwenden. Einfach nach der Foundation und vor dem Lidschatten auf dein Augenlid auftragen und deine Augen sind bestens für den Lidschatten vorbereitet. Das Babypuder saugt vorhandenes Öl auf deinen Lidern auf und verhindert so, dass dein Lidschatten verwischt. So hält er besonders lange.

Babypuder für deine Lippen

Babypuder kann, genau wie dein normales Puder, dafür sorgen, dass dein Lippenstift länger hält. Entweder zuvor als Primer auf die ungeschminkten Lippen auftragen oder erst einmal den Lippenstift auftragen. Dann ein Taschentuch vorsichtig in seine einzelnen Lagen zerlegen, bis du nur noch eine hauchdünne Lage übrig hast. Diese dann auf deine Lippen legen und sanft mit Puder bestäuben. So gelangt das Babypuder auf deine Lippen, aber nicht zu viel davon, um deinen Lippenstift klumpen zu lassen. Entweder so lassen – deine Lippen haben jetzt einen leichten Matteffekt – oder noch eine Lage Lippenstift auftragen. Deine Lippenfarbe hält so extra lange. Achtung: funktioniert nur mit Lippenstift, nicht mit Lipgloss.

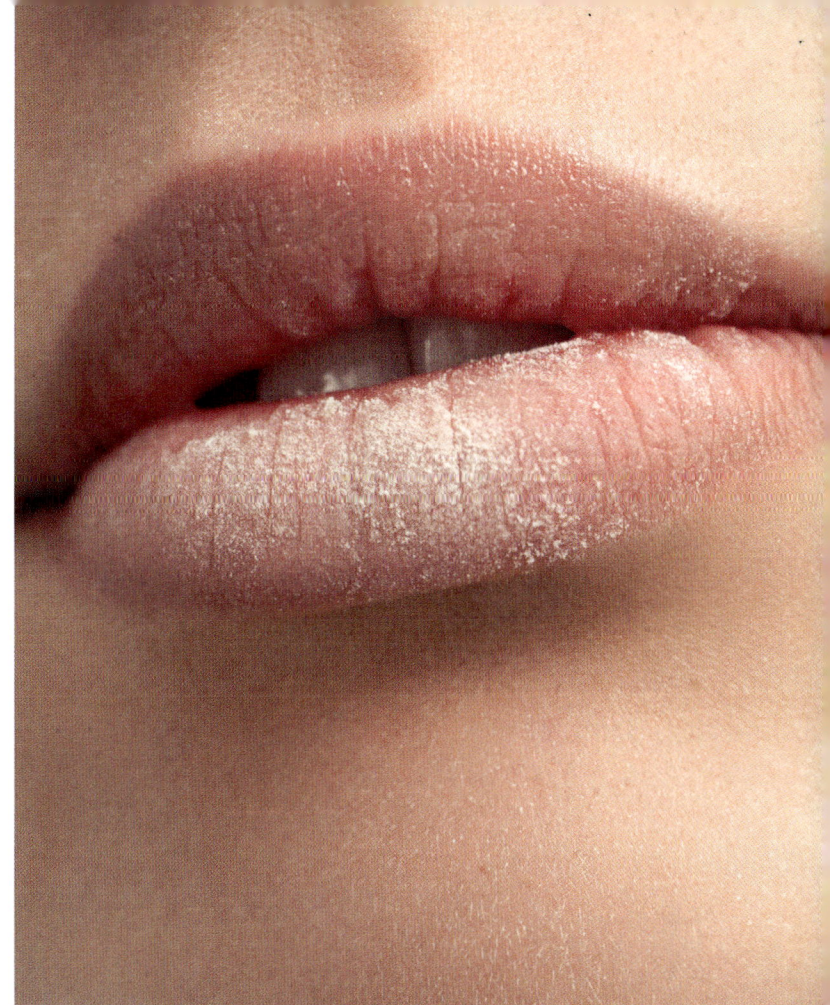

„CALL OF BEAUTY"-TIPP

Mit Babypuder bitte immer vorsichtig arbeiten. Du erzielst erstens in allen Fällen nur mit einer sparsamen Dosierung den gewünschten Effekt. Zweitens gilt das Einatmen von Babypuder wegen des darin enthaltenen Talkums als ungesund. Also nicht wild damit herumwirbeln, sondern gezielt und punktgenau einsetzen! Oder Babypuder ohne Talkum verwenden.

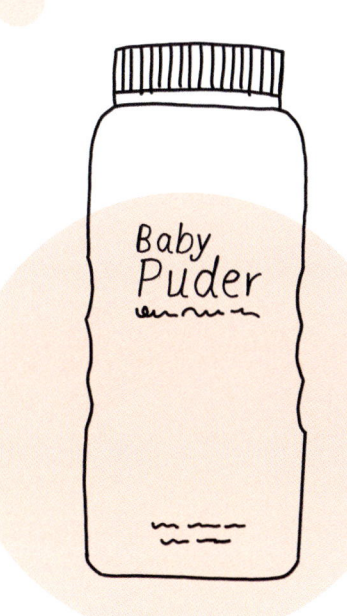

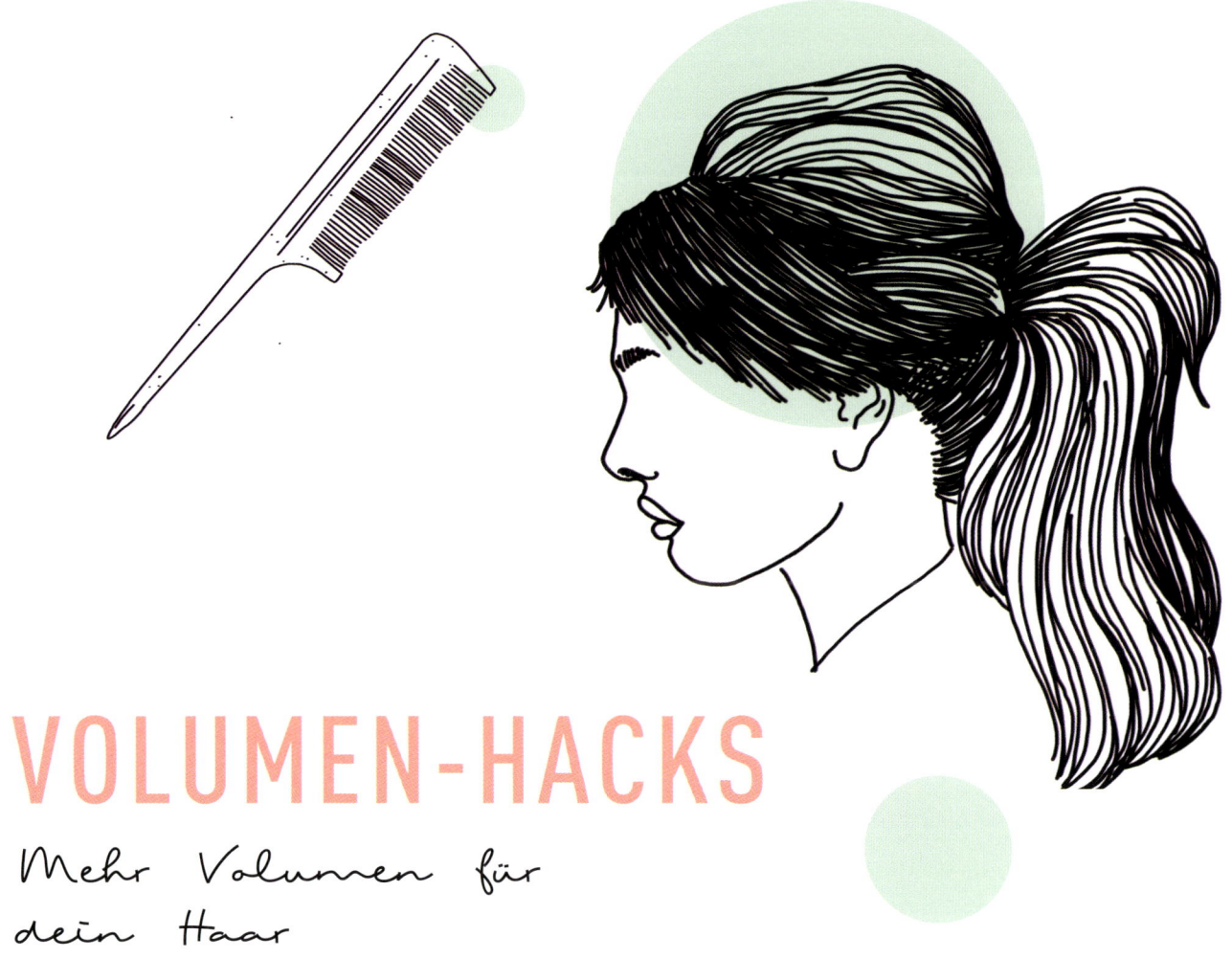

VOLUMEN-HACKS

Mehr Volumen für
dein Haar

Wer nicht mit Megalocken oder einer wahren Haarpracht gesegnet ist, wünscht es sich immer: mehr Volumen. Gerade wenn du feines Haar hast, machen deine Haare gerne mal schlapp und lassen sich hängen. Aber damit musst du dich nicht abfinden: Es gibt einige Tricks, mit denen du deinen Haaren voluminöse Unterstützung geben kannst.

Volumen-Schnitt

Auch wenn du die Frisur von Model X besonders toll findest, wähle einen Haarschnitt, der zu deinen Haaren passt. Denn wenn deine Haarstruktur einen bestimmten Look nicht unterstützt, wirst du niemals mit deiner Frisur glücklich sein. Grundsätzlich gilt: Wenn deine Haare sehr dünn sind, trage sie lieber etwas kürzer. Auch ein lockerer Stufenschnitt zaubert mehr Volumen. Von harten Stufen solltest du hingegen die Finger lassen.

Haarspitzen kappen

Spliss und Frizz lassen dein Haar noch dünner wirken. Deshalb: Auch wenn du dein Haar gerade wachsen lässt, regelmäßig die Spitzen schneiden lassen! Dein Haar sieht sofort voller aus.

Versteckte Stützhaare

Vor allem bei Looks mit etwas kürzerem Haar kannst du dein Volumen durch Stützhaare pushen. Dafür werden die Haare unter deinem Deckhaar kürzer geschnitten, sodass sie die darüber liegenden Haare von unten stützen.

Volumen durch Farbeffekte

Auch die richtige Haarfarbe und Strähnen können optisch für mehr Volumen sorgen, da sie durch Lichtreflexe Bewegung in dein Haar bringen. Färbetechniken wie der Halo-Effekt oder Balayage können optisch für mehr Fülle sorgen. Die Haare werden im Ansatz dunkler gelassen und die Strähnen hellen sich zu den Spitzen hin auf.

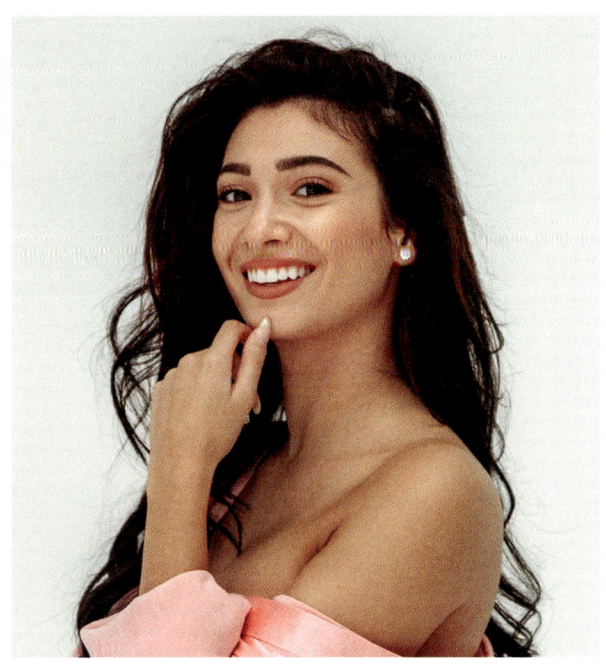

Trockenshampoo-Hack

Einem schlappen Ansatz kannst du tagsüber ganz schnell mit Trockenshampoo (oder Babypuder) wieder zu mehr Fülle verhelfen. Und wenn du das Trockenshampoo über Nacht einwirken lässt, hast du morgens, nachdem du es am nächsten Morgen ausgebürstet hast, voluminöseres Haar.

Conditioner-Trick

Benutze unbedingt ein Shampoo, das zu deinem Haartyp passt. Trage deinen Conditioner nur in den Längen und Spitzen auf, damit er sich nicht beschwerend auf deinen Haaransatz legen kann. Oder probiere es einmal aus, den Conditioner VOR dem Shampoo zu verwenden.

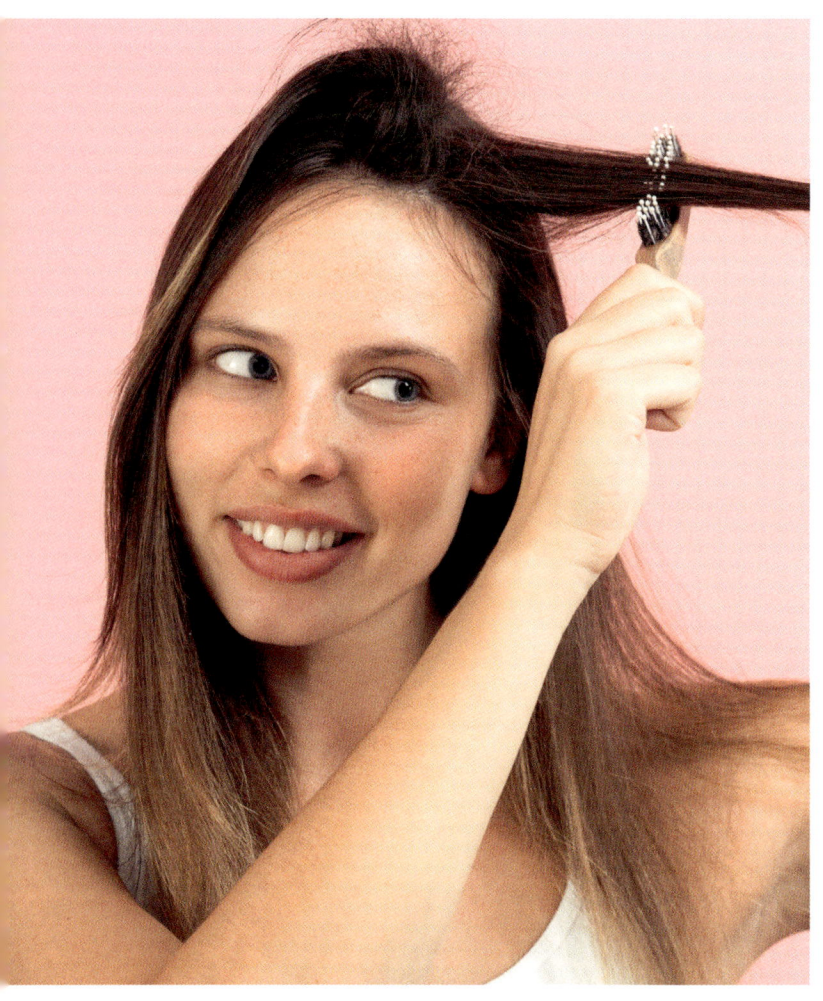

Dabei gilt: Je feiner dein Haar, desto größer darf der Durchmesser deiner Rundbürste sein.

Volumenhelfer

Natürlich kannst du auch in die Produkttrickkiste greifen und deinem Ansatz mit Haaransatzfestiger und deinen Längen mit Volumenschaumfestiger mehr Power verleihen. Erlaubt ist, was hilft. Haarspray solltest du am besten lieber von unten aufsprühen (wenn es der Look erlaubt). Haarspray von oben beschwert feines Haar und plättet es.

Scheitel wechsel dich

Ein ganz schneller und einfacher Hack für mehr Volumen ist der einfache Wechsel der Scheitelposition. Trag ihn mal rechts, mal links oder um einen Zentimeter versetzt. Dein Ansatz bekommt am Scheitel sofort mehr Volumen.

Blitz-Lifting

Ein klassischer Trick für mehr Volumen ist das Toupieren. Einfach mit einem nicht scharfzinkigen Kamm deine Haare von der Mitte zum Ansatz hin toupieren. Anschließend in die gewünschte Form bringen. Eventuell dafür das Toupierte wieder leicht auskämmen oder nur die Haare unter deinem Deckhaar toupieren – sonst sieht es schnell messy aus. Abends die Haare unbedingt wieder sanft entwirren. Wichtig: Diesen Trick nicht regelmäßig anwenden, denn Toupieren strapaziert dein Haar und schädigt es auf Dauer.

Föhn-Boost

Feines Haar am besten immer föhnen (nicht zu heiß natürlich). Wenn du dazu keine Zeit hast, dann bei langem Haar zumindest immer den Ansatz mit dem Föhn trocknen. Am schnellsten bekommst du Volumen, wenn du dein Haar einfach über Kopf föhnst. Für mehr und präziseres Volumen die Haare über eine Rundbürste föhnen.

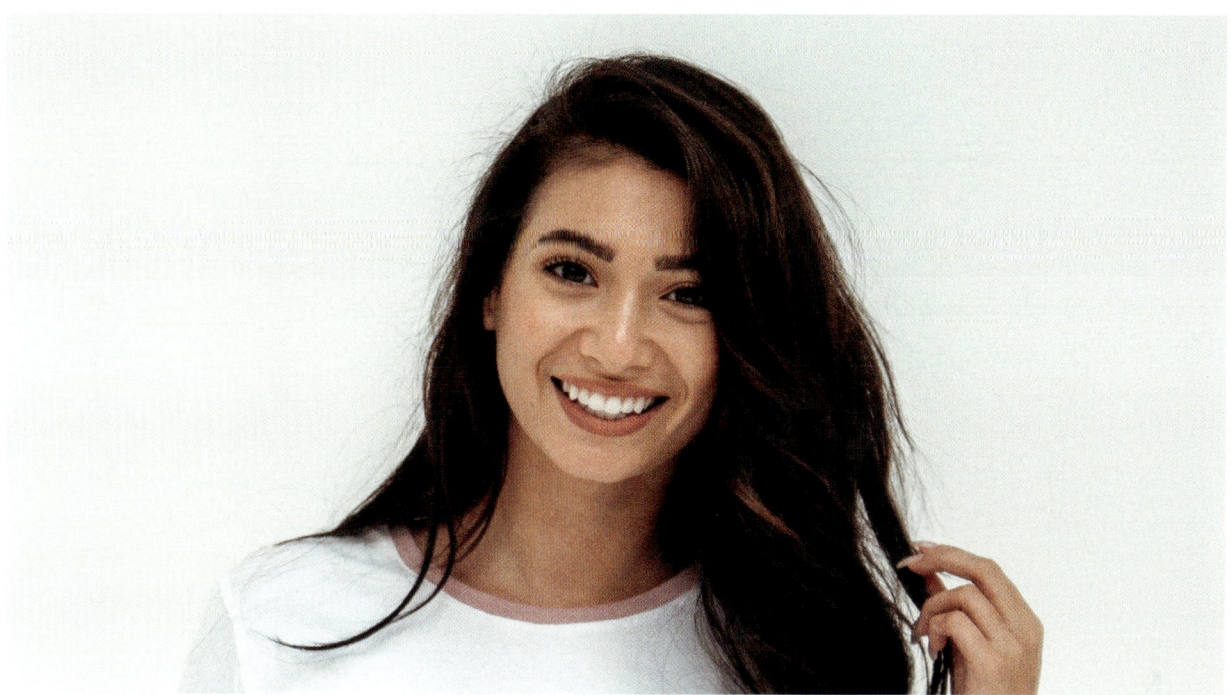

Lidschatten-Schummel

Wenn du richtig superdünnes Haar hast, sodass deine Kopfhaut durch das Haar durch-
schimmert, kannst du auch mit Lidschatten
tricksen. Dafür einfach einen Lidschatten in
der Farbe deiner Haare auswählen. Dabei
keinen Schimmer- oder Glitzer-Lidschatten
verwenden! Den Lidschatten mit einem
Pinsel auf den Haaransatz stäuben – besonders an der Stirn. Lieber erst einmal mit
weniger Farbe ausprobieren – nachpinseln
kannst du immer.

Neues Haar für dich

Natürlich kannst du deinem eigenen Haar
auch immer mit Fake-Haar unter die Strähnen greifen. Entweder mit einzelnen an-
klipsbaren Strähnen oder mit dauerhaften
Haarteillösungen. Ersteres ist günstiger und
kannst du ohne Probleme zu Hause machen. Dabei unbedingt darauf achten, dass
die Haarteile deiner eigenen Haarfarbe
entsprechen und gut unter deinen eigenen
Haaren versteckt sind.

**DAUERHAFTE EXTENSIONS
KANNST DU BEIM FRISEUR
MACHEN LASSEN.**

Sie kosten natürlich etwas mehr und halten
je nach Qualität und Technik 2 bis 8 Monate in deinem Haar, bevor sie erneuert
werden müssen.

EYELINER-TOOLS

Kleine Helfer für einen schönen
Lidstrich

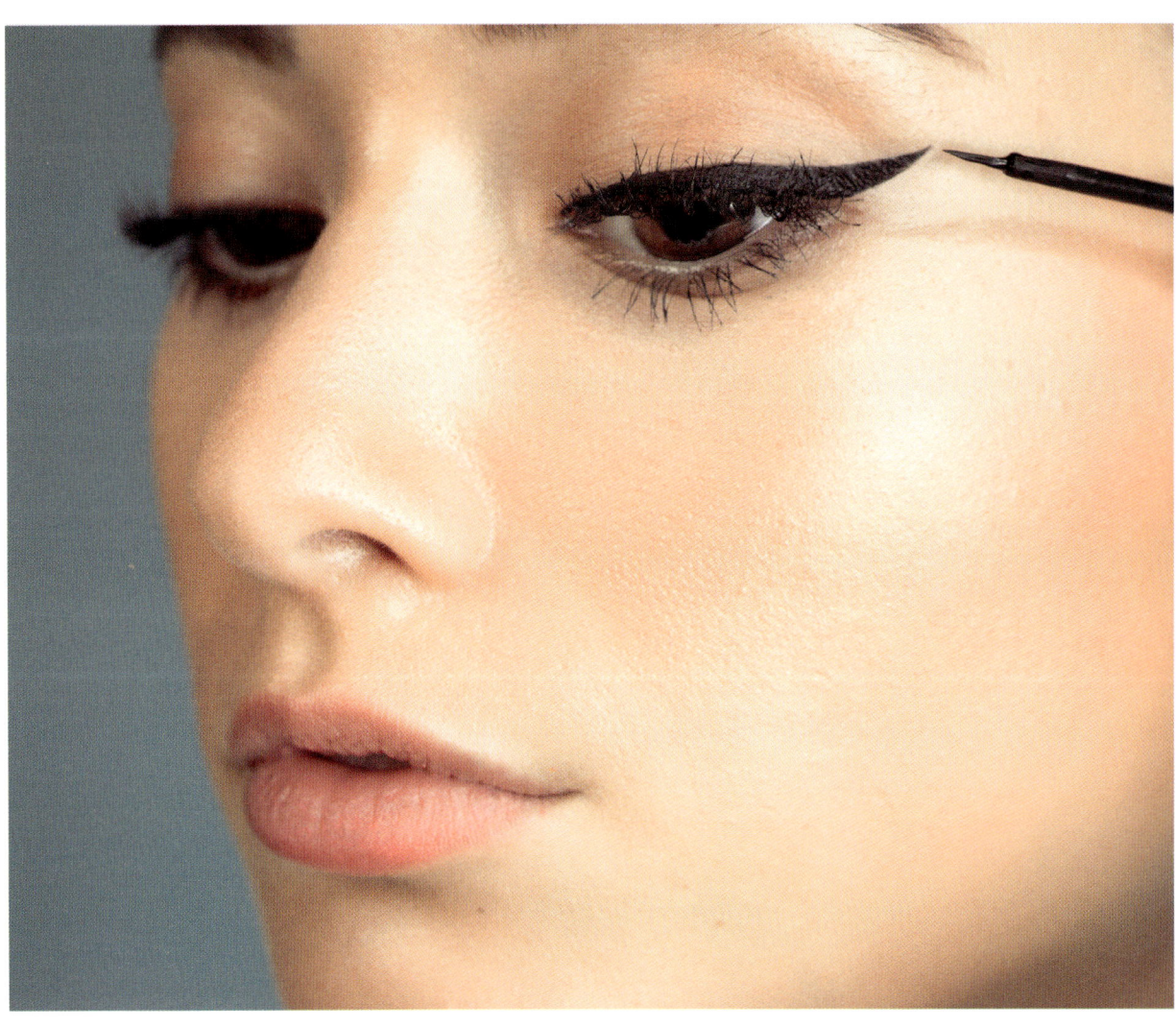

Der perfekte Lidstrich – davon träumen wir alle. Und viel zu oft bleibt es beim Träumen, weil uns die schmale Linie über dem Auge einfach nicht richtig gelingt. Wir wackeln, verrutschen und patzen. Das Ergebnis: ein unregelmäßiger Lidstrich, der einfach nicht schön aussieht. Aber das muss nicht sein, denn es gibt mittlerweile zahlreiche Tricks und Tools, mit denen man auch als Anfänger einen Eins-a-Lidstrich ziehen kann.

Basics

Bevor ich dir verschiedene Hacks erkläre und Produkte vorstelle, mit denen du deinen Lidstrich einfacher ziehen kannst, ist eines wichtig: nie den Lidstrich von ganz innen nach außen ziehen! Am besten fängst du in der Mitte des Lids mit einem dünnen Strich an. Dann ziehst du den Strich ganz nah am Wimperkranz bis zum äußeren Augenwinkel. Zum Schluss gehst du von dem Innenwinkel zur Mitte. Wenn du eine andere Technik hast, die für dich gut funktioniert und einen sauberen Lidstrich produ-ziert, kannst du natürlich bei deiner Technik bleiben. Wie ich immer sage: Richtig ist, was funktioniert!

Beauty-Tools aus dem Drogeriemarkt

Die realen und digitalen Regale im Laden und im Internet sind voll mit verschiedenen Produkten, die dir helfen sollen, einen schönen Lidstrich zu ziehen. Da gibt es ganze Schablonen, die man um sein Auge legen soll, welche, die man sich ans Auge hält, und verschieden geformte, die besonders beim Zeichnen des Wings hilfreich sein sollen. Ganz ehrlich: Das meiste davon kannst du dir sparen. Besonders die starren Schablonen sind meistens ungeeignet, da jedes Auge verschieden ist und sich die Schablonen in ihrer Form nicht individuell an dein Auge anpassen. Damit ist es sehr schwer, den Lidstrich genau da zu ziehen, wo er bei dir sitzen soll. Solltest du allerdings eine Schablone gefunden haben, die für dich perfekt ist, kannst du sie natürlich weiterbenutzen.

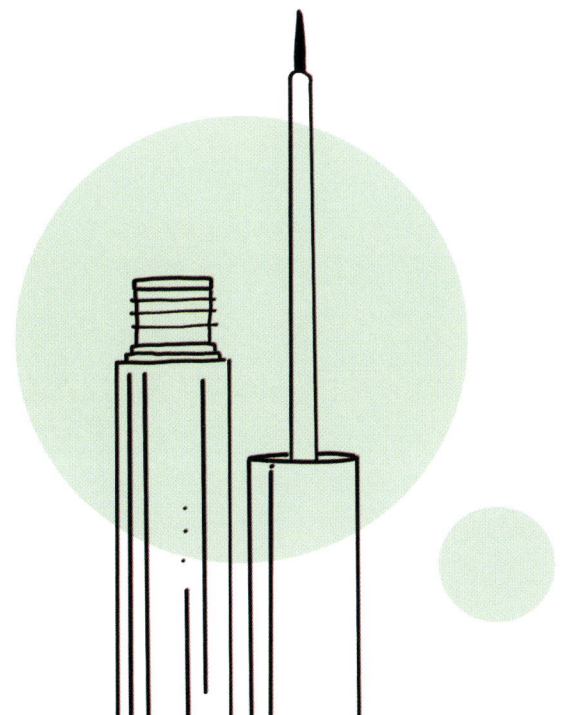

„CALL OF BEAUTY"-TIPP

Neulich habe ich sogar Lidstrichaufkleber entdeckt – schwarze, linienförmige Aufkleber, die man sich statt der gemalten Eyeliner-Linie über die Wimpern klebt. Klingt witzig und so sieht es auch aus. Lass bloß die Finger davon, auch wenn es verführerisch einfach erscheint. Einen schönen Lidstrich kann man sich nicht aufkleben.

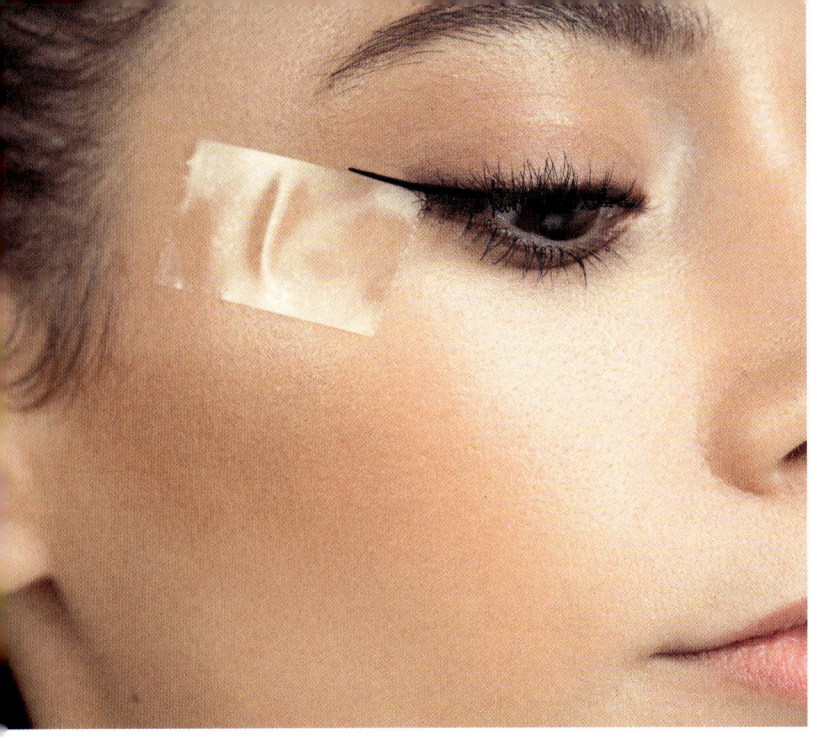

Also: Stift anlegen, um die perfekte End-position herauszufinden, und dann einen Klebestreifen genau dahin kleben. So wird dein Lidstrich auf beiden Seiten garantiert gleich lang und hat eine saubere Spitze. Manche kleben den Klebestreifen auch entlang des beweglichen Lids, sodass nur ein schmaler Streifen zwischen Klebekante und Wimpernkranz bleibt. Diesen malen sie mit Eyeliner aus. Fertig ist der Lidstrich. Hört sich toll an. In der Praxis funktioniert dieser Hack aber nicht so gut. Erstens kannst du

Beauty-Tools aus dem Küchenschrank

Du hast keine Lust, viel Geld für Schablonen und Kram auszugeben, der am Ende vielleicht doch nicht funktioniert? Total verständlich. Wenn du dennoch nicht auf hilfreiche Tools verzichten willst, kannst du dich auch in deinem Küchenschrank bedienen.

Mit Klebeband zum perfekten Lidstrich

Klebeband lässt sich verschieden einsetzen, um dich beim Lidstrichziehen zu unterstützen. Das Einfachste und Effektivste ist, wenn du den Klebestreifen dafür benutzt, eine schöne Wingspitze hinzukriegen. Dafür einfach deinen Eyeliner zwischen äußerem Augenwinkel und äußerer Brauenspitze anlegen – bis hierher sollte dein Lidstrich bzw. Wing gehen. Wenn du ihn weiter nach außen ziehst, wirkt das unschön.

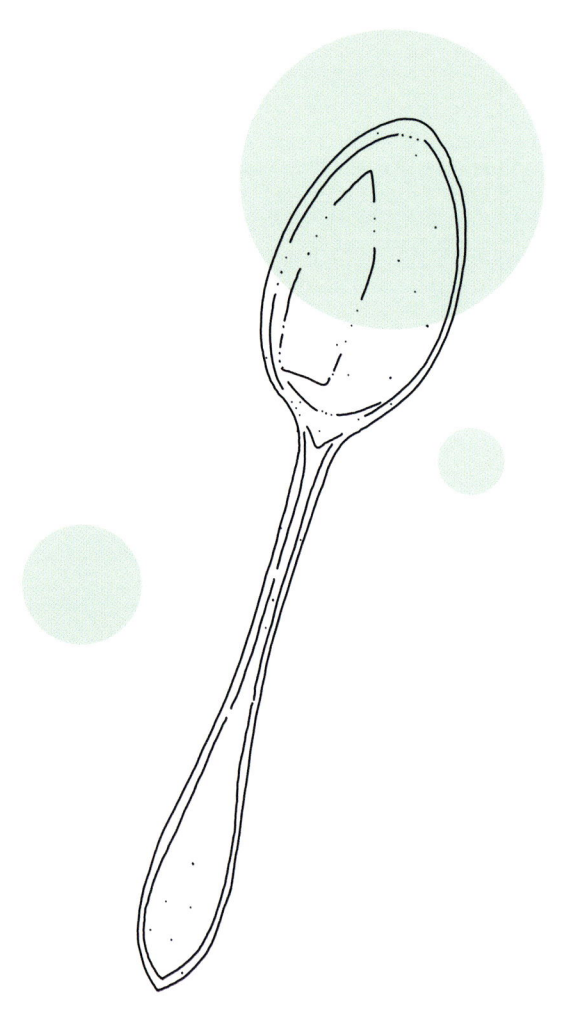

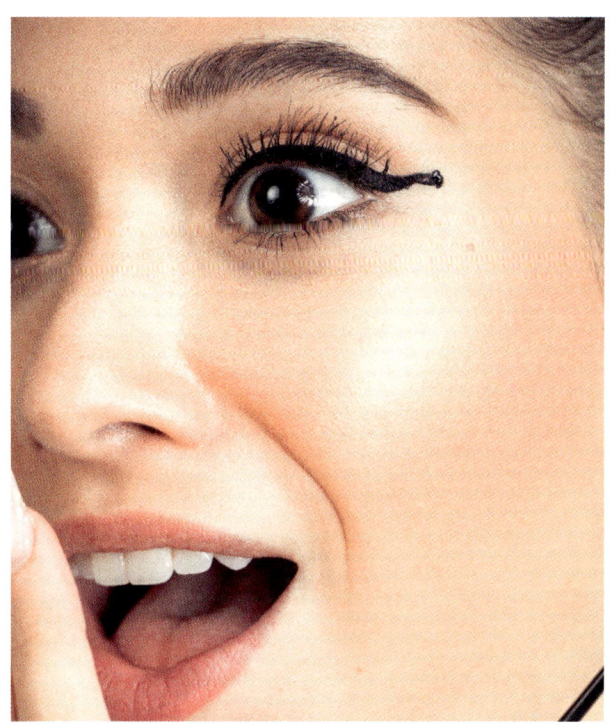

gerade hinzubekommen. Danach kannst du die geschwungene Kante des Löffels nehmen, um die obere Kante zu ziehen. Es entsteht ein kleines Dreieck, das du ausmalen kannst. Du kannst auch versuchen, den Löffel als Schablone für den Rest des Lidstrichs zu verwenden, aber das ist nicht ganz leicht.

Flaschendeckel für den perfekten Schwung

Du kannst deinem Wing auch mit einem einfachen Flaschendeckel den richtigen Schwung verleihen. Diesen einfach am äußeren Augenwinkel ansetzen und entlang der runden Kanten eine schön geschwungene Linie malen. Das funktioniert erstaunlich gut. Probier es aus!

Patzer beseitigen

Du hast trotz Tools – oder gerade deswegen – beim Ziehen deines Lidstrichs gepatzt? Kein Problem. Unregelmäßigkeiten und kleine Flecken kannst du einfach mit einem mit Wasser oder Make-up-Entferner getränkten Wattestäbchen abnehmen oder mit einem Concealer überdecken.

ihn nur anwenden, wenn du ausschließlich Eyeliner und keinen Lidschatten trägst (du würdest den Lidschatten ja mit dem Tesafilm wieder vom Auge entfernen, wenn du den Streifen abziehst). Zweitens ist es verdammt schwierig, den Tesafilm so zu kleben, dass wirklich ein schöner schmaler Strich entsteht. Die vielen Versuche, die du brauchst, um den Klebestreifen richtig zu positionieren, kannst du auch nutzen, um einen Freihandlidstrich zu üben.

Ein Löffel für den richtigen Strich

Dieser Beauty-Hack funktioniert ganz gut. Man benutzt den Stiel eines Suppenlöffels (er muss unbedingt eine gerade Kante haben), um die untere Linie des Wings

DIY-MASKEN & -PEELINGS

Natürlich schön

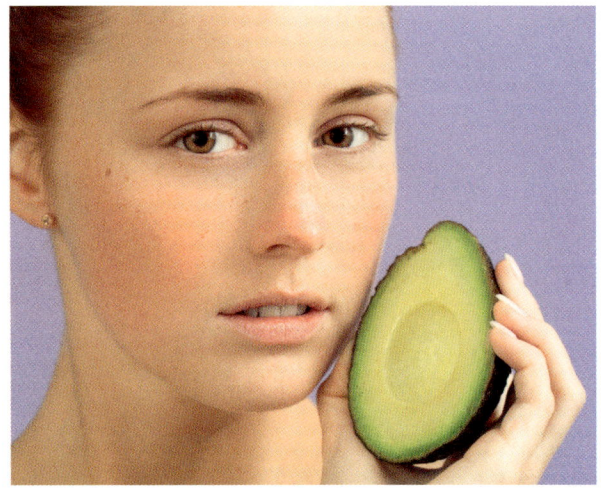

Es gibt fertige Masken und Peelings für jeden Hauttyp und jedes Hautproblem. Dennoch lohnt es sich, hin und wieder eine Do-it-yourself-Maske anzurühren und aufzutragen:

+ Das ist günstiger.
+ Du weißt genau, was drin ist.
+ Deine Haut freut sich über zusatzstofffreie Pflege.
+ Es macht Spaß!
+ Einige der Masken kannst du hinterher aufessen (also die Reste, nicht das Zeug von deinem Gesicht).

DIY-Gesichtsmasken für jeden Hauttyp

Avocado-Maske für trockene Haut
Die grünen Früchte sind vollgepackt mit ungesättigten Fettsäuren, Vitamin A und E – das tut trockener Haut gut.

Zutaten: 1/2 reife Avocado, 1 TL frisch gepresster Zitronensaft, 1 Eiweiß

Zubereitung: Die Avocado in einer Schüssel oder einem tiefen Teller mit dem Pürierstab pürieren oder mit einer Gabel fein zerdrücken. Zitronensaft dazugeben, gut vermengen und dann das Eiweiß unterrühren.

Anwendung:
Trage den grünen Brei auf das Gesicht auf und lass die Maske etwa 20 Minuten einwirken. Anschließend mit warmem Wasser abnehmen und Gesicht wie gewohnt pflegen.

Kürbis-Maske für unreine Haut

Im Kürbis stecken ähnliche Wirkstoffe wie in deinen Anti-Pickel-Produkten: Zink, Vitamin A und C. Außerdem enthält er auch noch Alpha-Hydroxysäure, die die Hauterneuerung anregt.

Zutaten: 2 TL gekochter Kürbis (Hokkaido oder Butternut), 1/2 TL Honig und 1/4 TL Milch oder Sahne

Zubereitung: Kürbis abkühlen lassen. Alle Zutaten in einer Schüssel mischen und fein pürieren.

Anwendung: Maske auf das Gesicht auftragen, 15 Minuten einwirken lassen und dann mit lauwarmem Wasser abnehmen. Deine Haut anschließend mit passenden Produkten pflegen.

Bananen-Maske für sensible Haut

Bananen sind sättigend und lecker süß, aber sie geben auch eine prima Gesichtsmaske ab. Denn: Die in ihnen steckenden Vitamine A, B und E pflegen empfindliche Haut, und Zink beruhigt Reizungen.

Zutaten: 1 reife Banane, 2 EL Sahne, 1 EL Honig, 4 Tropfen Rosenwasser, 1 EL Hafermehl, stilles Wasser

Zubereitung: Banane in einem tiefen Teller oder einer Schale mit einer Gabel fein zerdrücken. Dann Sahne, Honig, Rosenwasser und Hafermehl hinzugeben und alles gut vermengen. Ist die Maske zu dickflüssig,

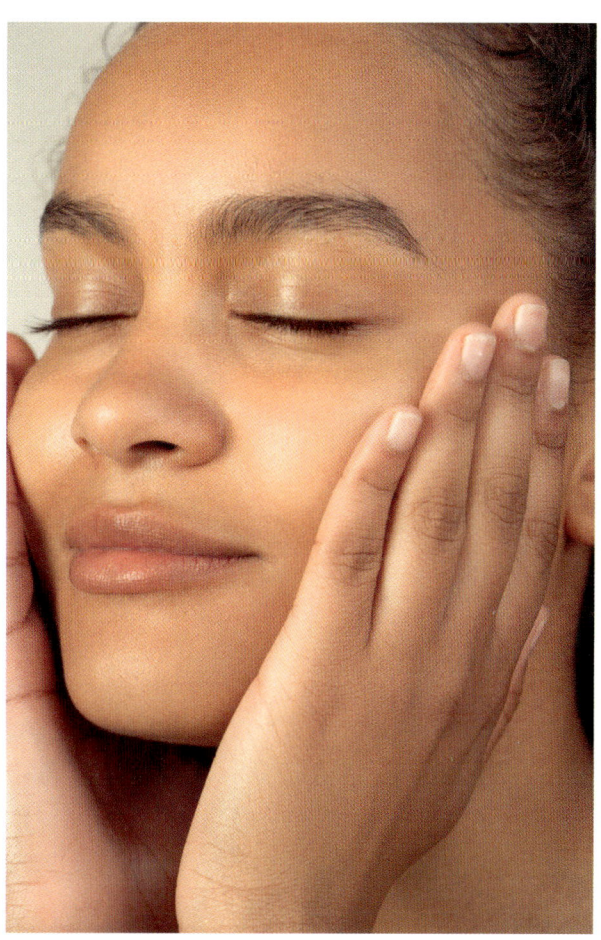

etwas stilles Wasser hinzufügen, bis deine Maske die gewünschte Konsistenz hat. Ist sie zu dünn, etwas mehr Hafermehl benutzen. Die Maske funktioniert auch ohne Rosenwasser, wenn du keines haben solltest.

Anwendung: Maske auf das Gesicht, inklusive der Augen (gut zumachen), auftragen und 15 Minuten einwirken lassen. Mit lauwarmem Wasser abnehmen und die Haut mit einer Feuchtigkeitspflege verwöhnen.

Sonnenblumen-Reinigungsmaske für alle Hauttypen

Eine gute Reinigungsmaske klärt und pflegt in einem Schritt und kann ganz einfach selbst gemacht werden.

Zutaten: 25 g gemahlene Sonnenblumenkerne (mit einem Mörser mahlen), 1 EL heißes Wasser, 2 EL Sonnenblumenöl, 1 TL Honig

Zubereitung: Alle Zutaten miteinander vermischen.

Anwendung: Maske auftragen und auf deinem Gesicht trocknen lassen. Anschließend vorsichtig abrubbeln und Reste mit lauwarmem Wasser abnehmen. Deine Haut fühlt sich zart und geklärt an. Nach der Maske unbedingt eine Pflege auftragen.

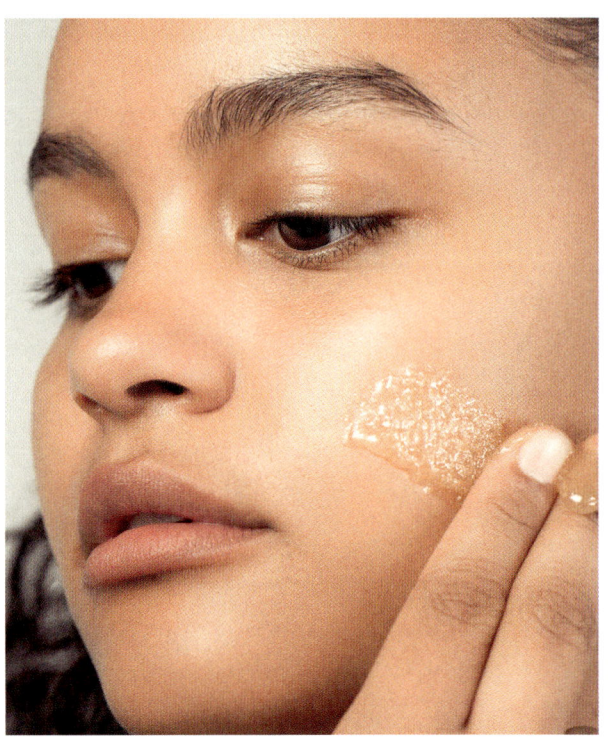

> **„CALL OF BEAUTY"-TIPP**
> Reinige dein Gesicht immer gründlich, bevor du die Gesichtsmaske aufträgst.

DIY-Peelings für dein Gesicht

Honig-Quark-Zucker-Peeling

Feiner Zucker eignet sich super als Peeling-Partikel für das Gesicht. Honig und Quark pflegen deine Haut.

Zutaten: 2 EL Quark, 1 TL Honig, 1 EL feiner Zucker

Zubereitung: Alle Zutaten miteinander vermischen.

Anwendung: Das Peeling mit kreisenden Bewegungen auf deinem Gesicht verteilen und einmassieren. Der Zucker schleift abgestorbene Hautschüppchen ab und sorgt für eine verbesserte Durchblutung. Der Quark spendet Feuchtigkeit, und der Honig wirkt entzündungshemmend und beruhigend. Die Reste mit lauwarmem Wasser abnehmen und übrig gebliebenes, ungenutztes Peeling einfach löffelweise genießen.

Honig-Joghurt-Mandel-Peeling

Mandelkleie peelt die Haut ganz sanft und ist daher auch für empfindliche Haut geeignet. Der Honig beruhigt und wirkt entzündungshemmend, und der Joghurt versorgt die Haut mit Feuchtigkeit.

Zutaten: 3 EL Naturjoghurt (3,8 %), 1 TL Honig, 2 TL Mandelkleie

Zubereitung: Alle Zutaten miteinander vermischen.

Anwendung: Verteile das Peeling mit kreisenden Bewegungen in deinem Gesicht. Die Reste mit lauwarmem Wasser entfernen.

> **„CALL OF BEAUTY"-TIPP**
> Auch bei selbst gemachten Peelings gilt: Fühlt sich deine Haut unwohl mit dem Produkt, brennt oder kribbelt sie, Peeling sofort abwaschen.

DIY-Peelings für deinen Körper

Olivenöl-Zucker- & Olivenöl-Salz-Peeling

Dieses megaeinfache Peeling entfernt sanft abgestorbene Hautschüppchen durch die Zucker- bzw. Salzpartikel und pflegt dank des Olivenöls, sodass du danach sogar auf eine Feuchtigkeitspflege verzichten kannst.

Zutaten: 2 EL Olivenöl, 1 EL Zucker oder 1 EL grobes Salz

Zubereitung: Alle Zutaten miteinander vermischen.

Anwendung: Benutze dein DIY-Peeling am besten unter der Dusche – so kannst du es hinterher einfach abduschen. Reibe deinen Körper mit deinem selbst gemachten Peeling ab. Ob du feinen Zucker oder grobes Satz verwendest, hängt davon ab, wie empfindlich deine Haut ist und was dir am besten gefällt.

Kaffee-Kokosöl-Peeling

Kaffee bzw. das enthaltene Koffein strafft und belebt deine Haut. Kokosöl versorgt sie zeitgleich mit Feuchtigkeit und Nährstoffen. Da du für dein Peeling Kaffeesatz verwendest, der nicht sehr grob ist, kannst du das Peeling auch im Gesicht anwenden, wenn du möchtest.

Zutaten: 5 EL frischer Kaffeesatz, 5 EL natives Kokosöl

Zubereitung: Kaffeesatz und Kokosöl mischen.

Anwendung: Unter der Dusche das Kaffee-Kokosöl-Peeling in kreisenden Bewegungen auf deine Haut auftragen. Der Massage- und Peeling-Effekt sowie das enthaltene Koffein regen die Durchblutung an. Das Kokosöl pflegt. Anschließend einfach lauwarm abduschen. Eine Feuchtigkeitscreme ist im Anschluss an das Peeling nicht unbedingt erforderlich.

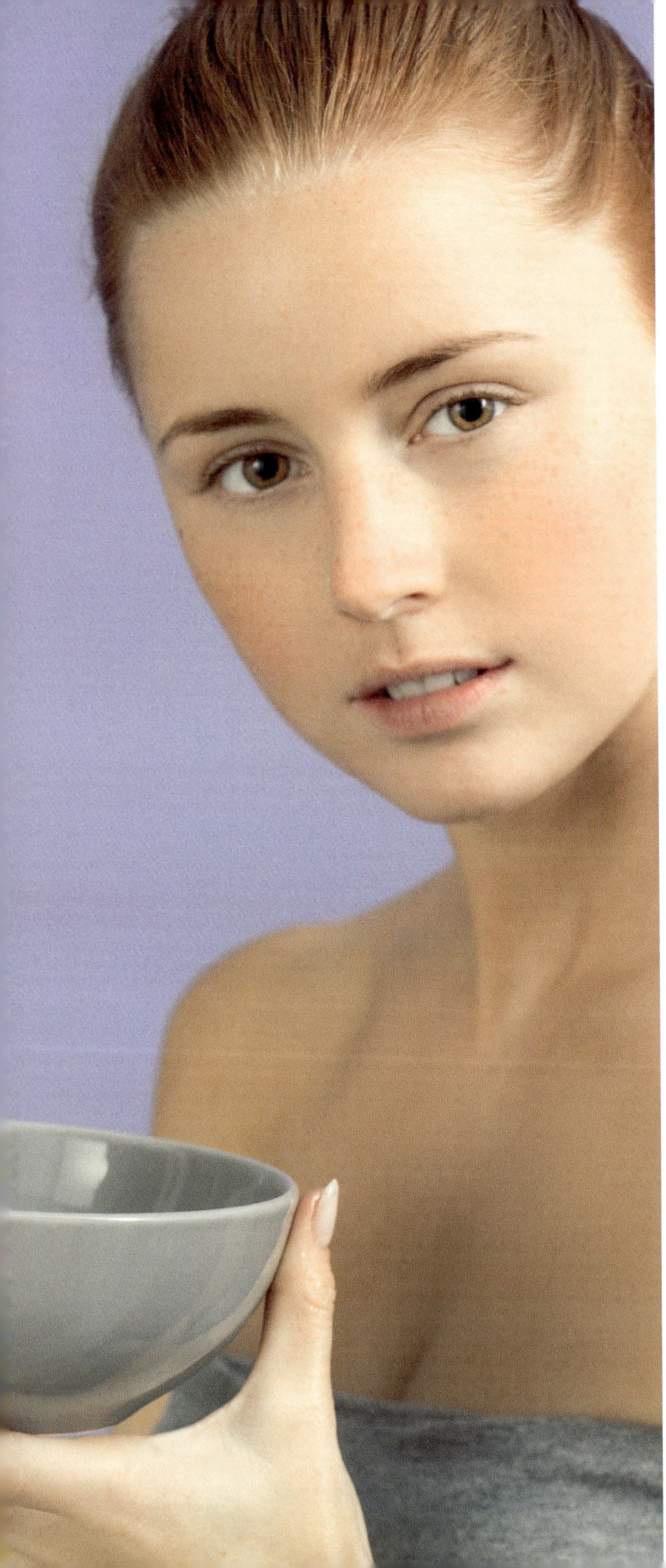

DIY-Peelings für deine Lippen

Basic-Lippen-Peeling

Auch deine Lippen freuen sich ab und zu über ein Peeling, das sie von abgestorbenen Hautschüppchen befreit und gleichzeitig pflegt. So erhältst du besonders zarte Lippen, auf denen dein Lippenstift oder Lipgloss extra schön zur Geltung kommt und länger hält.

Zutaten: 1 TL Olivenöl, 1 TL Honig und 1 TL feiner Zucker

Zubereitung: Alle Zutaten miteinander verrühren.

Anwendung: Peeling auf die Lippen auftragen und sanft rubbeln. Danach mit lauwarmem Wasser abnehmen.

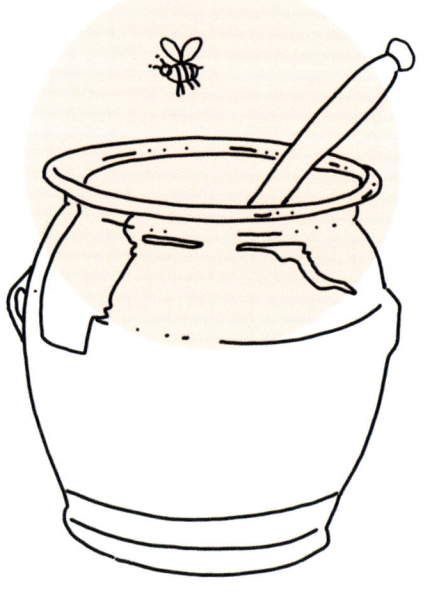

Lippen-Peeling für trockene Lippen

Hier kommt eine Zutat ins Spiel, die auch trockene Gesichtshaut beim Peelen pflegt – Avocado! Für das Lippen-Peeling wäre die Frucht aber ungeeignet. Deswegen verwendest du besser ebenso pflegendes und reichhaltiges Avocadoöl.

Zutaten: 1 TL Avocadoöl, 1 TL Honig und 1 TL feiner Zucker

Zubereitung: Alle Zutaten miteinander verrühren.

Anwendung: Das Avocado-Lippen-Peeling sanft in die Lippen einmassieren und 10 Minuten einwirken lassen. Abschließend mit lauwarmem Wasser abnehmen.

Sommerliches Lippen-Peeling

Für zarte Lippen im heißen Sommer fügst du bei deinem Basic-Lippen-Peeling oder deinem Lippen-Peeling für trockene Lippen einfach 1 bis 2 Tropfen ätherisches Pfefferminzöl hinzu. Damit werden deine Lippen gepeelt, gepflegt und gleichzeitig erfrischt. Perfekt für heiße Sommertage!

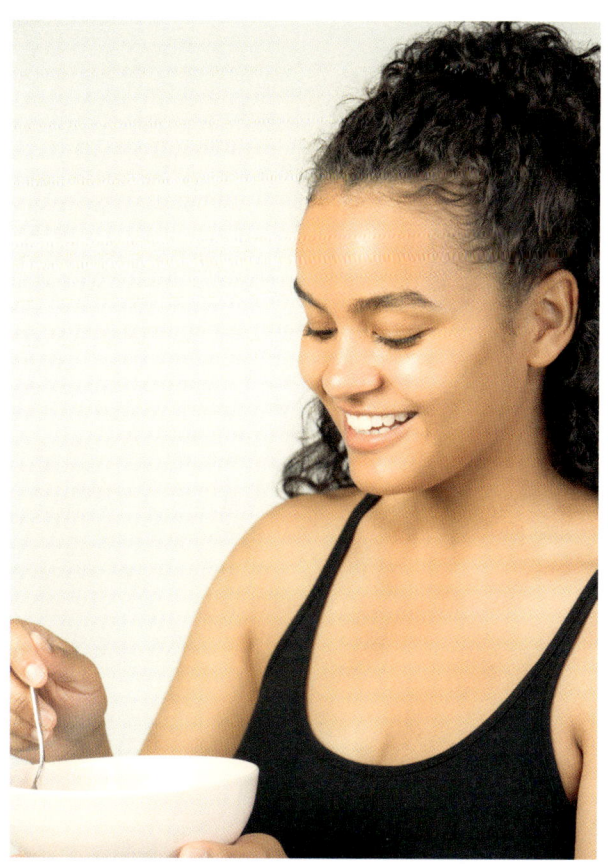

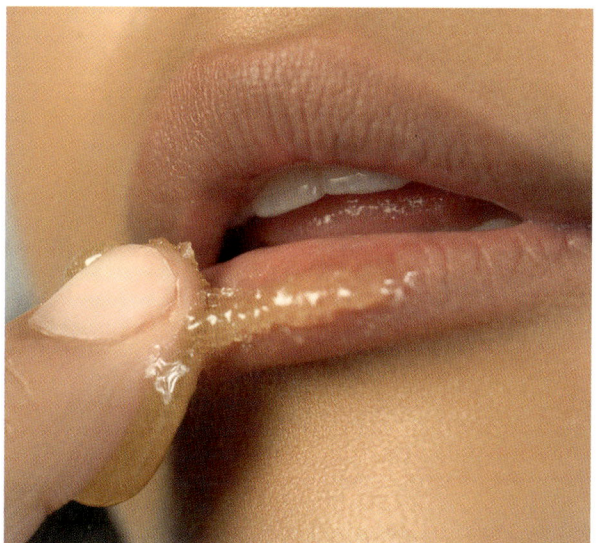

DIY-HAARKUREN
Für natürlichen Glanz

Dir ist deine Haarkur ausgegangen und du schaffst es nicht mehr rechtzeitig ins Geschäft, um Nachschub zu besorgen? Dann wirf doch mal einen Blick in deine Küchenregale. Dort findest du jede Men-

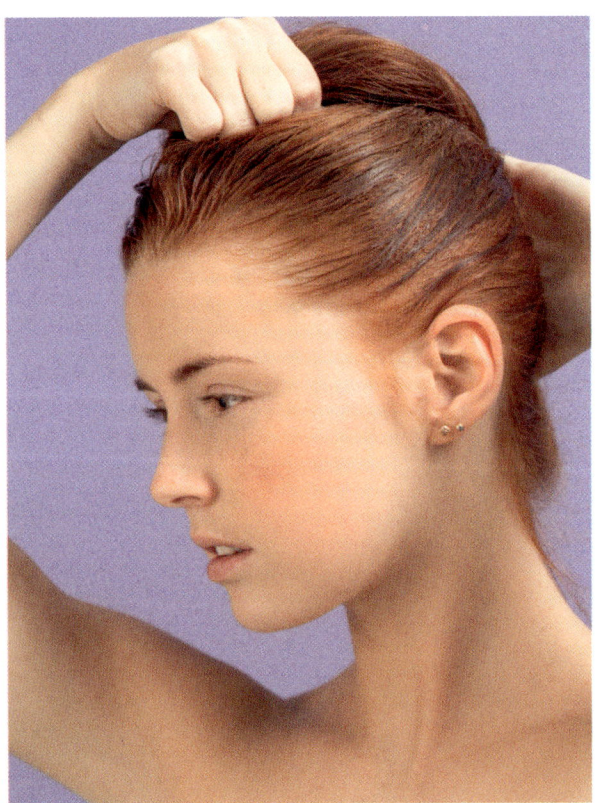

ge Zutaten, aus denen sich Haarkuren für jedes Haarproblem selbst machen lassen. Manche erscheinen im ersten Moment vielleicht etwas schräg, aber das Ergebnis ist das Ausprobieren wert.

Bananen-Mandel-Kur für splissanfällige Spitzen

Wenn du deine Haare regelmäßig mit dem Glätteisen oder dem Lockenstab stylst, ist oftmals Spliss die Folge. Damit es gar nicht erst zu den gespaltenen Haarspitzen kommt, kannst du deine Haare mit einer pflegenden Kur aus Banane und Mandel verwöhnen.

Zutaten: 1 reife Banane, 1 bis 3 Tropfen Mandelöl

Zubereitung: Banane mit einer Gabel fein zerdrücken und das Mandelöl unterrühren.

Anwendung: Die DIY-Kur gleichmäßig in den Haarspitzen und Längen verteilen, sanft einmassieren, 5 Minuten einwirken lassen und dann gründlich ausspülen.

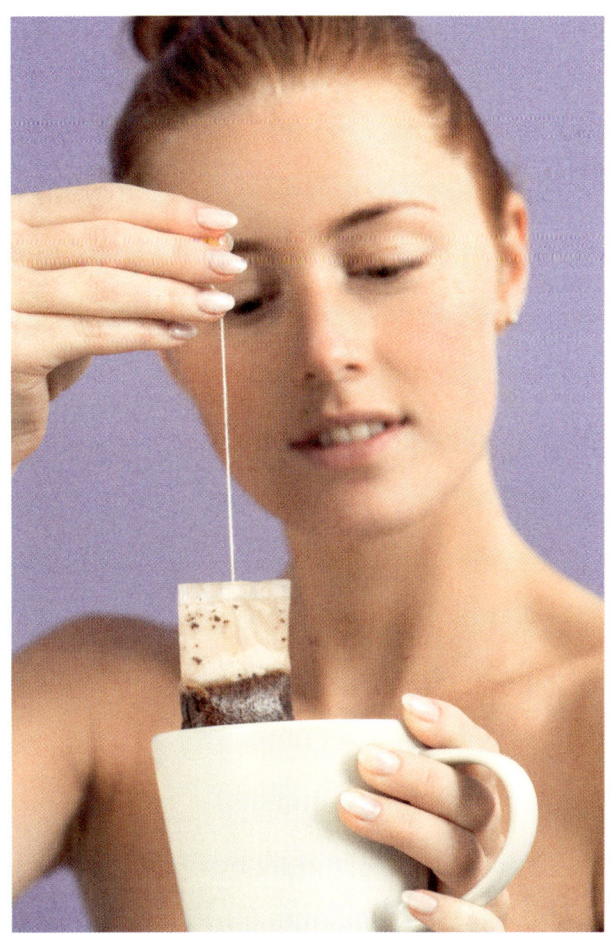

Zutaten: 1 Beutel Brennnesseltee für 250 ml Brennnesseltee, 100 ml Buttermilch

Zubereitung: Wasser erhitzen und den Teebeutel in einer Tasse damit übergießen. Der Tee sollte 15 Minuten ziehen und dann abkühlen, bis er nur noch lauwarm ist. 100 ml des Tees dann mit der Buttermilch mischen.

Anwendung: Die Tee-Buttermilch-Mischung auf das gesamte feuchte Haar geben und 10 Minuten einwirken lassen. Die Haare mit klarem Wasser ausspülen und dann den Rest des Brennnesseltees über die Haare gießen. Der reine Tee kann in deinen Haaren bleiben und als Leave-in-Spülung weiter wirken.

Brennnessel-Buttermilch-Kur für strapaziertes Haar

Wenn du dein Haar oft färbst, tönst oder mit dem Glätteisen bearbeitest, wird es dadurch ganz schön belastet. Um deinem strapazierten Haar ein kleines Wellness-Treatment zu gönnen, verwöhnst du es mit einer Kur aus erfrischender Brennnessel und reichhaltiger Buttermilch.

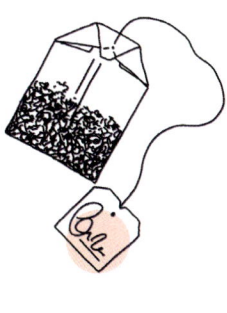

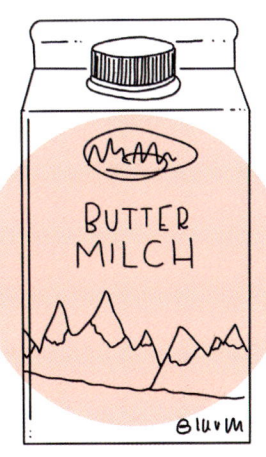

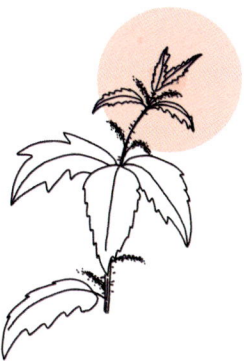

Apfelessig-Zitronen-Kur für fettiges Haar

Zitrone ist eine wahre Wunderwaffe gegen Fett – auch bei der Haut- und Haarpflege. Und auch Apfelessig wirkt regulierend auf die Talgproduktion. Im Kombipack wird aus den beiden Zutaten die perfekte Kur für fettiges Haar.

Zutaten: 1 TL Apfelessig, Saft einer frisch gepressten Zitrone, 250 ml Wasser
Zubereitung: Alle Zutaten miteinander verrühren.

Anwendung: Spüle dein Haar nach dem Waschen mit deiner DIY-Kur durch. Spüle mit kaltem Wasser nach – das bringt dein Haar zusätzlich zum Glänzen.

Quark-Orangen-Kur für pflegebedürftiges Haar

Was sich bei den Zutaten anhört wie ein leckeres Dessert, ist der perfekte letzte Gang in deinem Haarpflege-Menü. Orange erfrischt und sorgt für Glanz, Quark spendet tolle Feuchtigkeit und als besonderes Extra verwöhnen Vitamin-E-Kapseln dein Haar bis in die Spitzen.

Zutaten: 4 EL Quark, 4 EL Mandelöl, frisch gepresster Saft einer 1/2 Orange, 2 Vitamin-E-Kapseln (aus dem Drogeriemarkt)

Zubereitung: Quark, Mandelöl und Orangensaft mischen. Die Vitamin-E-Kapseln aufschneiden und die Flüssigkeit in die Mischung drücken. Alles gründlich verrühren.

Anwendung: Die Haarkur auf das feuchte Haar auftragen, das Haar mit Plastikhaube (geht auch mit Frischhaltefolie) abdecken und mit einem Handtuch umwickeln. Die Kur für etwa 20 Minuten einwirken lassen. Danach gründlich mit warmem Wasser ausspülen und danach das Haar mit Shampoo waschen.

Avocado-Olivenöl-Kur für trockenes Haar

Wie bei den selbst gemachten Gesichtsmasken ist auch bei den DIY-Haarkuren Avocado die erste Wahl bei Feuchtigkeitsmangel. Haut wie Haar werden von der Superfrucht optimal gepflegt. Zusammen mit einem Schuss Olivenöl wird trockenes Haar seidig und glänzt.

Zutaten: 1 reife Avocado, 1 EL Olivenöl, 1/2 EL Saft einer frisch gepressten Zitrone

Zubereitung: Avocado mit einer Gabel zu einem feinen Brei verarbeiten. Olivenöl und Zitrone hinzugeben und alles sauber vermengen.

Anwendung: Die Kur in die Haarlängen einarbeiten, dabei unbedingt den Ansatz und die Kopfhaut aussparen. Für einen Pflege-Boost die Haarspitzen mit Alufolie umwickeln. Lass den Mix circa 10 Minuten einwirken und spüle dann alles mit klarem Wasser aus. Reste mit Shampoo entfernen.

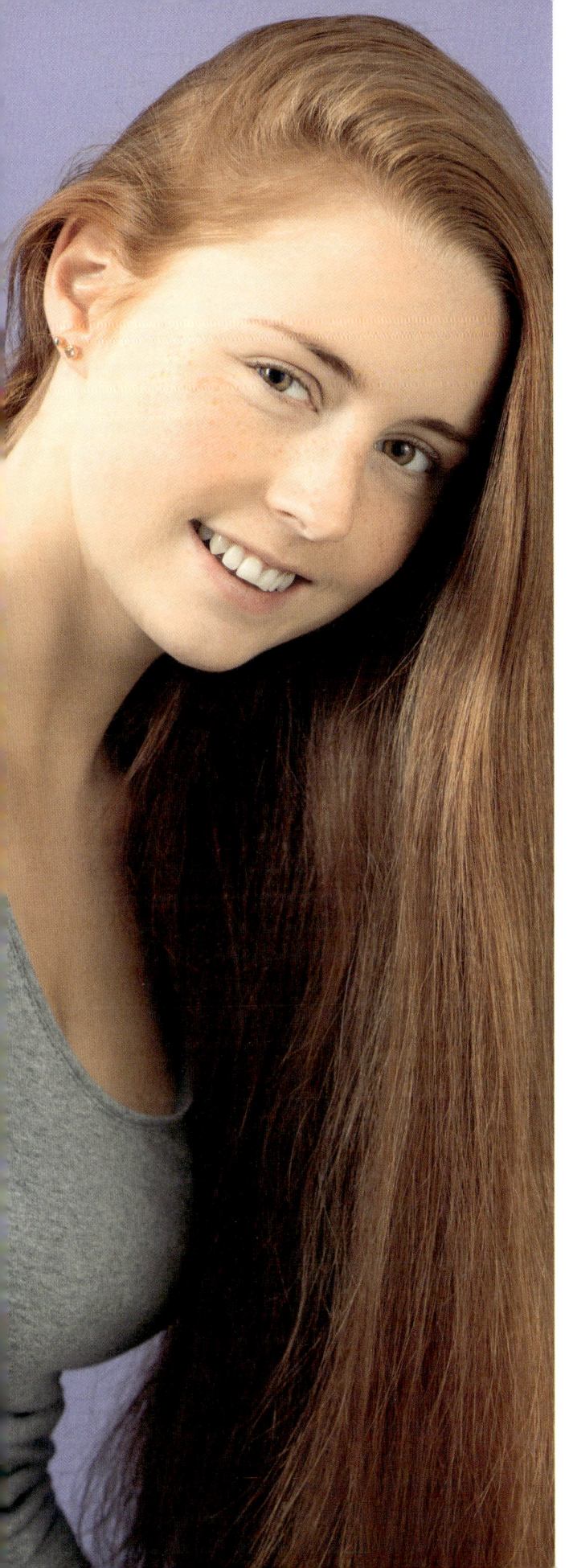

Knoblauch-Kur für schneller wachsendes Haar

Ob man durch Haarkuren seine Haare wirklich schneller wachsen lassen kann, bezweifeln viele Experten. Trotzdem schwören viele Frauen auf dieses alte Hausrezept mit der ungewöhnlichen Zutat Knoblauch. Probier die Kur doch einfach aus und überzeug dich selbst.

Zutaten für die Kur: 3 bis 4 Knoblauchzehen, 100 ml Olivenöl

Zutaten für die Spülung: 3 EL Saft einer frisch gepressten Zitrone

Zubereitung: Den Knoblauch fein schneiden und mindestens 2 Wochen im Olivenöl einlegen. Wenn du dann keine Lust mehr auf die Haarkur hast, kannst du das Öl auch zum Kochen verwenden.

Anwendung: Die konzentrierte Knoblauch-Olivenöl-Kur auf das feuchte Haar auftragen und 15 Minuten einwirken lassen. Danach mit lauwarmem Wasser und Shampoo ausspülen. Damit dein Haar nach der Kur nicht unangenehm nach Knoblauch riecht, kannst du einen Liter Wasser mit 3 EL frischem Zitronensaft mischen und diesen Mix als finale Spülung verwenden. Die Zitrone neutralisiert den Knoblauchgeruch und bringt deinem Haar zusätzlichen Glanz.

ISS DICH SCHÖN!

Haut von innen strahlen lassen

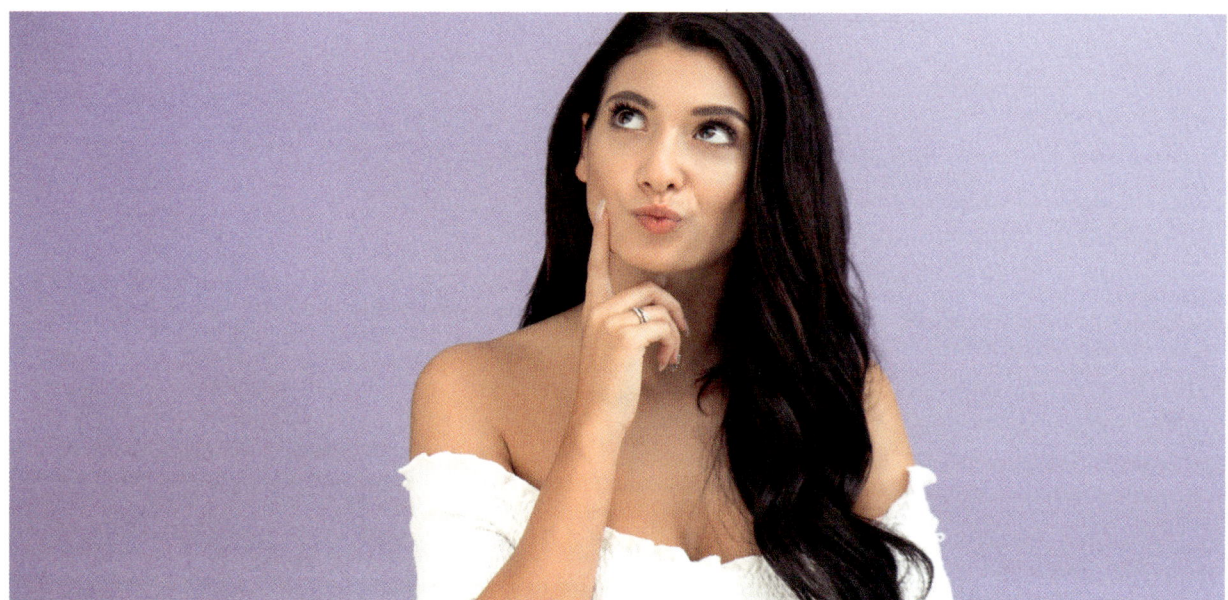

Es gibt das alte Sprichwort „Du bist, was du isst". Und da ist durchaus etwas dran. Wenn wir uns gesund und ausgewogen ernähren, unterstützen wir unseren Körper dabei, alle Abläufe optimal zu steuern. Ob alles im grünen Bereich ist, sieht man oftmals zuerst am größten Organ unseres Körpers – der Haut! Sie kann dir direkt Auskunft darüber geben, ob du in den letzten Wochen und Monaten gut oder schlecht gegessen, genug getrunken und generell einen gesunden Lebensstil (ausreichend Schlaf!) geführt hast.

Wenn deine Haut also negativ auf deine Lebens- und Essgewohnheiten reagiert, kannst du sie durch die Wahl der richtigen Lebensmittel wieder aktiv positiv beeinflussen. Daher: Iss dich schön!

Mangel & Überdosis

Ein Zuviel, egal ob von gesunden Nähr-stoffen oder von ungesundem Fast Food, ist niemals gut. Deinem Körper und deiner Haut geht es am besten, wenn alles in Ba-lance ist – du also genau so viele Vitamine, Spurenelemente etc. zu dir nimmst, wie du wirklich brauchst. Zu viel aufgenommene Stoffe scheidet dein Körper zwar normaler-weise wieder aus. Aber im schlimmsten Fall kann er dadurch auch ins Stottern geraten und mit körperlichen Problemen reagieren.

Lebensmittel für tolle Haut

Für straffe Haut

Erdbeeren schmecken nicht nur lecker, sie tragen auch zum Aufbau von Kollagenfa-sern bei und stärken so dein Bindegewebe. Oder iss mal wieder zarte Hirse (deftig mit Gemüse oder süß als Dessert). Sie enthält Kieselsäure, die gegen Cellulite helfen soll.

Essbarer Sonnenschutz

Gemüse und Obst mit viel Beta-Carotin wie Karotten und Aprikosen helfen dir, die Haut vor schädlichen Sonnenstrahlen zu schüt-zen. Beta-Carotin wird von deinem Körper in Vitamin A umgewandelt, welches die Zellteilung anregt und die Zellheilung nach deinem Sonnenbad fördert. Auch Tomaten wirken gegen freie Radikale und schüt-zen so deine Haut. Weitere essbare Son-nenschutzhelfer kommen aus dem Meer:

Algen! Auch sie können Sonnenbrand vorbeugen und abmildern. Aber nicht vergessen: unabhängig davon, wie viele Karotten, Algen, Tomaten & Co. du auch isst, trotzdem immer eincremen!

Für zarte Haut

Die Wunderfrucht für schöne Haut ist uns schon bei den DIY-Masken sowie bei den DIY-Haarkuren begegnet und sie wirkt auch von innen auf deine Schönheit: Avocado. Die in ihr steckenden Vitamine A, C, D und E pflegen deine Haut von innen und beugen insbesondere Hautflecken vor. Auch Lebensmittel mit Omega-3-Fettsäuren und dem Spurenelement Selen, zu finden in Forelle oder Lachs, schützen deine Haut vor dem Altern und lassen sie geschmeidig bleiben.

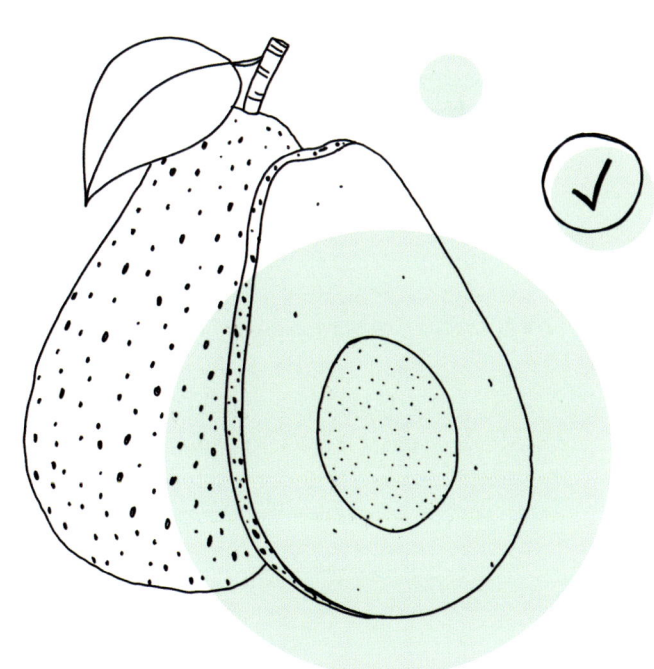

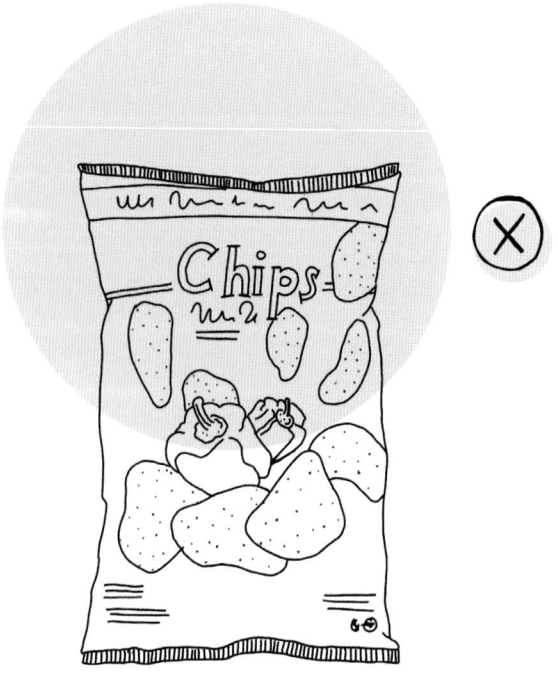

Pickelpflege von innen

Bei Problemen mit unreiner Haut helfen dir frische Kräuter. Basilikum, Thymian und Petersilie wirken entzündungshemmend und klärend. Am besten ungekocht im Salat essen. Ob Schoki und Chips sich negativ auf unreine Haut auswirken, wird mal mit einer Studie belegt und in der nächsten widerlegt. Aber ganz generell gilt: Der Verzehr von fett- und zuckerhaltigen Speisen in großen Mengen ist für jeden Hauttyp schädlich.

Jagd auf freie Radikale
Freie Radikale greifen deine Körperzellen an und schwächen sie. Sie entstehen durch unseren normalen Stoffwechsel. Nikotin, Alkohol, UV-Strahlung, Stress und zu wenig Schlaf lassen ihre Zahl aber deutlich steigen, sodass dein Köper dann dringend Unterstützung gebrauchen kann. Am besten auf alle Genussmittel (Alkohol und Zigaretten) verzichten, die die kleinen Biester zusätzlich pushen. Und zudem vermehrt Lebensmittel essen, die freie Radikale einfangen und unschädlich machen, zum Beispiel Äpfel, Blaubeeren und Trauben.

Wasser marsch!
Der absolute Tophelfer für schöne Haut kostet fast nichts und kann immer und überall konsumiert werden – Wasser! Trinke am besten mindestens 2 Liter Wasser pro Tag – wenn du unbedingt Geschmack brauchst, als dünne Saftschorle oder ungesüßten Tee. So wird deine Haut optimal mit Feuchtigkeit von innen versorgt, bleibt schön straff und prall. Nicht nur Topmodels schwören darauf, regelmäßig Wasser zu trinken – auch ich habe immer eine Wasserflasche dabei.

Lebensmittel für schöne Haare

Gegen schlappes Haar
Dein Haar hängt einfach nur träge herab? Dann fehlen ihm vielleicht Zink und Eisen zum Aufbau. Du solltest besonders bei Gerichten zulangen, die Linsen, Kichererbsen, Thunfisch oder Rindfleisch enthalten. Das gibt deinem Haar neue Kraft.

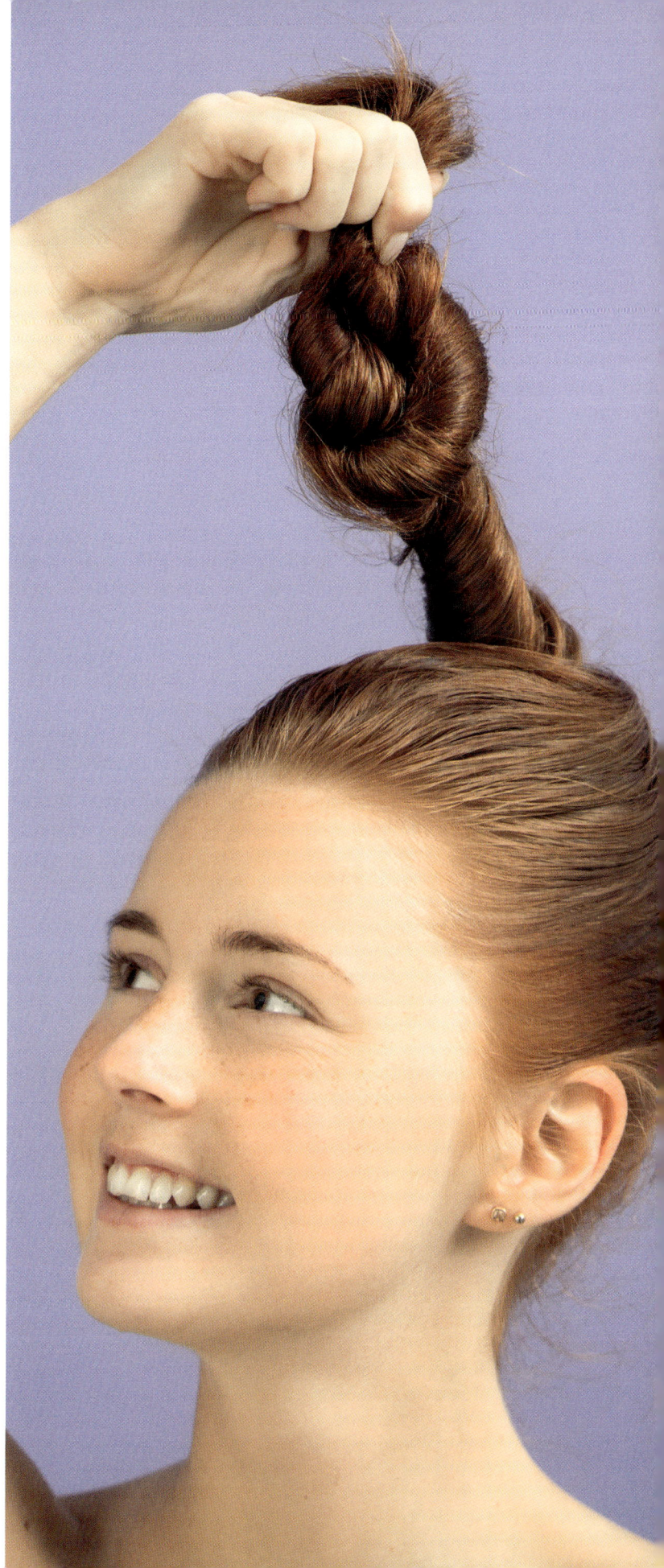

Gegen dünnes und kraftloses Haar
Eiweiß ist der Hauptbestandteil deiner Haare. Wenn du also zu wenig Protein zu dir nimmst, fehlt es deinem Haar an Kraft. Milchprodukte, Eier und Hülsenfrüchte sind super Eiweißlieferanten und geben deinem Haar neue Power.

Aktiv gegen Haarschäden
Umwelteinflüsse wie Kälte, Hitze, Sonne und Salzwasser, aber auch tägliches Styling greifen deine Haarsubstanz an. Folsäure aus Spinat und Vollkornprodukten und Biotin aus Nüssen und Soja können helfen, diese Haarschäden wieder zu beseitigen.

„CALL OF BEAUTY"-TIPP
Vitamine und Spurenelemente sind für unseren Körper und damit für schöne Haut und Haare sehr wichtig. Trotzdem tust du dir meist keinen großen Gefallen, wenn du haufenweise Vitaminpillen konsumierst. Eine gesunde, ausgewogene Ernährung ist der schnellen Vitaminaufnahme via Tabletten immer vorzuziehen. Außerdem kann dein Körper natürliche Nährstoffe aus Obst, Gemüse, Getreide & Co. in der Regel besser und effektiver verarbeiten als künstliche Vitamine. Bevor du zu Pillen greifst, um die Aufnahme von Zink, Eisen oder anderen Spurenelementen und Vitaminen zu erhöhen, lass von deinem Arzt immer checken, ob auch wirklich ein Mangel besteht. Eine zusätzliche hohe Aufnahme von Nährstoffen, die dein Körper gar nicht braucht, kann ihm auch schaden!

GLOSSAR

Wofür benötige ich welches Beauty-Produkt? – Das war eine der Fragen, die ich mir häufig stellte, als ich anfing, mich zu schminken. Damit du schnell und einfach Antworten auf Fragen dieser Art findest, habe ich die wichtigsten Begriffe der Beauty-Welt für dich ausgewählt und kurz erklärt.

Augenbrauenfixierer: Damit deine in Form gebrachten Augenbrauen lange halten!

BB-Creme, auch BB-Cream: Das Must-have für den Alltag, wenn du reinere Haut hast. Morgens die Gesichtshaut reinigen, die Feuchtigkeitspflege und dann die BB-Creme auftragen. Dank dieser getönten Tagescreme wirkt das Hautbild ebenmäßig. So einfach geht Foundation!

Blush: Für ein frisches und lebendiges Finish deines Make-ups. Denn Blush, auch Rouge genannt, sorgt für eine leichte Kontur. Wenn du kein Contouring willst oder brauchst, aber deine Gesichtsform optimal betonen möchtest, ist Blush ideal.

Bronzer: Gibt es als Gel, Puder oder Creme. Damit zauberst du dir eine strahlende Haut und eine verführerische Ausstrahlung.

Camouflage-Make-up: Bei schwerer Akne, Narben oder Pigmentflecken kann dir diese spezielle Make-up-Art weiterhelfen. Sie ist superstark deckend und gleichzeitig hitze-, wasser- und schweißbeständig. Camouflage-Make-up sollte aber nur in Ausnahmefällen verwendet werden. Bitte nur sehr sparsam auftragen, sonst wirkt das Gesicht schnell wie eine Maske.

Cleanser: Zu meiner Morgen- und Abendroutine gehört die gründliche Reinigung meines Gesichts. Welche Reinigungsprodukte du am besten verwendest, hängt von deinem Hauttyp ab. Zu den Cleansern gehören: Reinigungslotion, Reinigungscreme, Reinigungsgel, Reinigungsbalm, Reinigungsschaum, Reinigungsöl, Mizellenwasser, Gesichtswasser, Reinigungstücher und natürlich Make-up-Entferner.

Concealer: Die Wunderwaffe unter den Beauty-Produkten! Warum? Weil der kleine Zauberstift oder -pinsel Unreinheiten, Augenringe, Rötungen und andere kleine Schönheitsmakel schnell verschwinden lässt. Du kannst es nicht glauben? Probier's selbst aus: Die Abdeckcreme gibt es in flüssiger, cremiger oder pudriger Konsistenz. Die Stiftform gilt als der Klassiker.

Conditioner: Nach der Reinigung deiner Haare mit dem richtigen Shampoo übernimmt der Conditioner. Dieser wird auch Spülung genannt und versiegelt die Haarstruktur wieder. Abhängig vom jeweiligen Wirkstoffcocktail versorgt er die Haare beispielsweise mit Feuchtigkeit, Glanz, Farbe, Geschmeidigkeit oder Volumen.

Contouring: Ein Beauty-Hack, der dem Gesicht durch Farbkonturen mehr Dreidimensionalität und Tiefe verleiht. Diesen Trend mitzumachen haben die meisten Mädchen und Frauen eigentlich gar nicht nötig – und wenn, nur in reduzierter Form. Aber Contouring ist ideal, um kleine Makel zu kaschieren und Vorzüge zu betonen. Damit bringst du dein Gesicht optimal zur Geltung.

Enthaarungscreme: Eine Möglichkeit, Haare beispielsweise an den Beinen zu entfernen. Glatte Haut für bis zu einer Woche. Probier einfach aus, ob es deine Technik ist!

Epilieren: Bei dieser Haarentfernungsmethode werden die Haare mit einem elektrischen Epilierer samt Wurzel herausgerissen. So hast du bis zu 4 vier Wochen glatte Haut.

Eyeliner: Meist besteht dieses Beauty-Tool aus einer Pinselspitze, mit der flüssige Farbe aufgetragen wird. Damit wird ein Lidstrich am oberen Wimpernkranz gezogen.

Foundation: Wird auch als Grundierung, Base oder einfach Make-up bezeichnet. Dabei handelt es sich um die Basis deines Make-ups, die die Grundlage für alle weiteren Schmink-Steps bildet. Die Foundation sorgt für einen ebenmäßigen Teint, kaschiert Unreinheiten und Rötungen und lässt die Haut frisch wirken.

Highlighting: Hierbei werden einige Stellen des Gesichts aufgehellt, also heller geschminkt. Auch ohne Contouring kannst du in deinem Gesicht Highlights setzen.

Hitzeschutzprodukt: Bevor du mit Glätteisen, Lockenstab und Föhn arbeitest, solltest du immer ein passendes Hitzeschutzprodukt verwenden. Denn diese Produkte schützen deine Haare vor Hitze und sind ein Muss, wenn du gestylte und gesunde Haare haben willst. Hitzeschutzprodukte gibt es als Spray, Fluid, Creme und Serum.

Kajal: Um die Lidränder des Auges unten und oben dezent zu betonen, eignet sich dieser Stift mit farbiger Mine.

Leave-in-Produkt: Diese schön klingende Bezeichnung meint nichts anderes, als dass das entsprechende Produkt nicht wieder ausgewaschen wird. Beispielsweise sind alle Hitzeschutzprodukte Leave-in-Produkte. Das heißt: Sie werden ins feuchte oder nasse Haar eingebracht und nicht wieder ausgespült.

Lidschatten: Um aus deinen Augen wahre Eyecatcher zu machen, eignet sich Lidschatten. Diese Farbe wird mit den Fingern, Pinseln oder speziellen Applikatoren auf das Oberlid aufgetragen. Zwei Dinge lege ich dir ans Herz: bitte nicht zu knallige Farben. Und: verblenden, verblenden, verblenden.

Lipgloss: Dieses flüssige Lippenprodukt kann Lippen voluminöser wirken lassen. Im Vergleich zum Lippenstift hat Lipgloss eine geringere Deckkraft.

Lippenstift: Für farbige Akzente – der Klassiker unter den Kosmetikutensilien.

Lipliner: Ein wirklich hilfreiches Tool, wenn du deine Lippen mit Farbe in Szene setzen möchtest. Einfach die Lippen mit dem Lipliner umranden, damit die Farbe nicht ausfranst.

Mascara: Mascara oder Wimperntusche ist das Must-have, um deine Wimpern zu färben, zu verlängern, zu verdichten und zu betonen.

Nassrasur: Dies ist wohl die verbreiteste und einfachste aller Methoden der Haarentfernung an den Beinen, unter den Achseln, in der Bikinizone – und teilweise auch auf den Armen.

Peeling: Um abgestorbene Hautschüppchen zu beseitigen, eignet sich ein Peeling. Das macht die Haut weich und strahlend schön. Aber auch hier gilt: nicht übertreiben! Zu häufiges Peelen zerstört den hauteigenen Schutzmechanismus.

Pinsel: Unüberschaubar scheint auf den ersten Blick die Spannbreite an unterschiedlichen Beauty-Pinseln. Meine Favourites sind: Foundation-Pinsel, Concealer-Pinsel, Puderpinsel, Blush-Pinsel und Augenbrauenpinsel. Ganz wichtig: die Pinsel immer gründlich und regelmäßig reinigen!

Primer: Der Primer kann vieles: Er sorgt dafür, dass das Make-up länger hält, zaubert ein ebenmäßiges Hautbild, überspielt Rötungen, verhindert das Nachdunkeln der Foundation und verleiht dem Gesicht einen tollen Glow. Es gibt auch speziellen Lip- und Eye-Primer.

Puder: Während die Foundation die Basis deines Make-ups ist, bildet Puder das Finish. Dabei geht es nicht nur darum, einem möglichen Glanzeffekt entgegenzuwirken. Zudem kaschiert es vergrößerte Poren, Flecken und Rötungen. Damit dein Make-up länger hält, sorgt Puder für dessen Fixierung.

Schlupflider: Wenn die beweglichen Augenlider bei geöffneten Augen kaum oder gar nicht sichtbar sind, werden diese als Schlupflider bezeichnet. Was hat das für Folgen? Die Augen können dadurch kleiner und der Blick müder wirken.

Schuppen: Schuppen sind nicht gleich Schuppen. Man unterscheidet zwei Schuppenarten: Trockene, weiße Schuppen entstehen hauptsächlich durch zu trockene Kopfhaut, fettige Schuppen durch erhöhte Talgproduktion.

Schwämmchen: Zum Auftragen von unterschiedlichen Beauty-Produkten, wie beispielsweise der Foundation, eignen sich neben Pinseln auch Schwämmchen, die es in unterschiedlichen Farben und vor allem Formen gibt. Teste aus, womit du am besten klarkommst. Finde deinen eigenen Weg!

Sonnenschutzprodukt: Bei Sonnenschutzprodukten geht es nicht nur darum, dass du keinen Sonnenbrand bekommst. Ein Sonnenschutzprodukt beugt zudem Hautschäden und Hautalterung vor. Wähle – je nach Hauttyp – zwischen Sonnencreme, -milch, -öl und -gel aus.

Spliss: Beim diesem gefürchteten Phänomen splitten sich die Haarenden. Das hört sich zunächst nicht schlimm an. Allerdings lässt Spliss die Haare strohig und ungepflegt erscheinen.

Verblenden: Glaub mir: das A und O beim Schminken! Gemeint ist damit, dass nach dem Auftragen der unterschiedlichen Beauty-Produkte deren jeweilige Übergänge fließend gestaltet werden, sodass keine harten Kanten zu sehen sind. Denn nur so erzielst du ein natürlich wirkendes Make-up. Mit welchen Hilfsmitteln du arbeitest – ob beispielsweise mit einem Pinsel oder Schwämmchen –, hängt vom Beauty-Produkt und deiner Schminkroutine ab.

Waxing: Entfernung von Haaren für bis zu 28 Tage beispielsweise an den Beinen mithilfe von Wachs. Dabei kommt es auf die richtige Technik an – sonst: autsch!

Wimpernzange: Für schön gebogene Wimpern. Ganz wichtig: Damit deine Wimpern nicht brechen, bitte die Wimpern mit der Zange behutsam bearbeiten und die Zange nicht zu exzessiv benutzen.

IMPRESSUM

CALL OF BEAUTY

© 2018 Community Editions GmbH
Reinoldstraße 6
50676 Köln

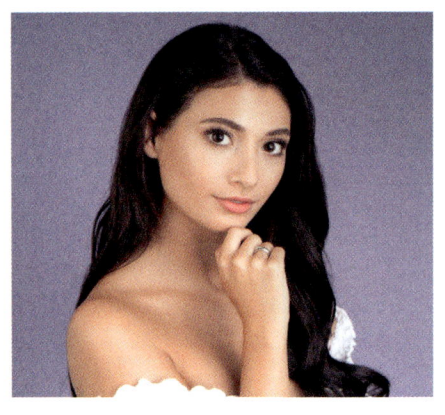

Alle Rechte der Verbreitung, auch durch Film, Funk, Fernsehen, fotomechanische Wiedergabe, Tonträger aller Art, auszugsweisen Nachdruck oder Einspeicherung und Rückgewinnung in Datenverarbeitungsanlagen aller Art, sind vorbehalten. Die Inhalte dieses Buches sind von der Autorin und dem Verlag sorgfältig erwogen und geprüft, dennoch kann eine Garantie nicht übernommen werden. Eine Haftung von Autorin und Verlag für Personen-, Sach- und Vermögensschäden ist ausgeschlossen.

Texte: Paola Maria
Make-up & Hairstyling: Paola Maria, Julia Krämer
Hair Assistent: Maria Schenker
Styling: Paola Maria, Jessica Smieja
Bildretusche: Anzhelika Zandt
Illustration, Layout, Design & Satz: Sue Hiepler – Arts From Sue
Lektorat: All you can read – Kreativ-Agentur Anke Hennek
Projektleitung: Yasmin Reddig
Redaktion: Denise Nonnast

Fotografie: © Oliver Rudolph: Cover, alle Fotos außer:
Shutterstock: S. 15, 80
iStock: S. 81
Fotolia: S. 97
© Alina Schessler: S. 10, 20, 27, 199, 201

Gesamtherstellung: Community Editions GmbH
ISBN 978-3-96096-031-7
Printed in Poland
www.community-editions.de

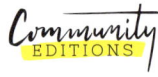

Paola Maria gehört zu den erfolgreichsten Beauty-Stars im deutschsprachigen Raum. Über 3 Millionen Fans verfolgen ihre Postings auf Instagram. Bereits als Jugendliche hat sie sich von ihren Vorbildern inspirieren lassen und Produkte und Techniken rund um das Make-up ausprobiert. Seit 2013 teilt sie ihre Erfahrungen und Tipps auf ihrem YouTube-Kanal. Ihr Video-Format „Call of Beauty" hat sich als Marke positioniert. Sie arbeitet mit den weltweit größten Beauty-Konzernen zusammen und konnte bereits eigene Produkte launchen.
2017 hat die Italienerin ihre Traumhochzeit auf Sardinien gefeiert. Sie lebt mit Ehemann Sascha (bekannt vom YouTube-Kanal „DieAussenseiter") und den Hündchen Briochi und Bianco in Köln.

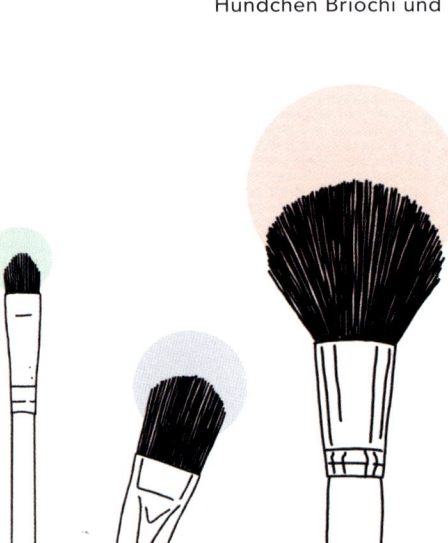